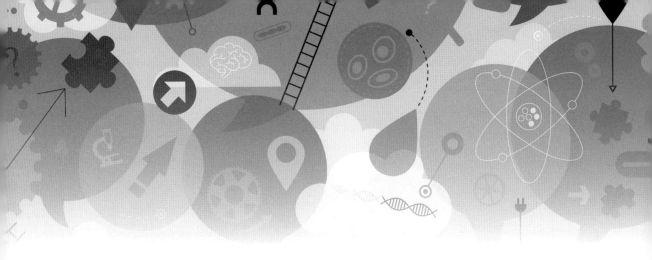

治療・援助における
二つのコミュニケーション
作業を用いる療法の質的エビデンスの証明

新版

山根　寛
白岩　圭悟

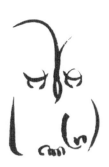

三輪書店

新版プロローグ——臨床の知のエビデンスを求めて

　私たち一人ひとりは，ただ一つの身体をもって生まれる．自分の思いを伝え，思いを実現できるのも，その自分という身体を通して成される．自分の身体を通してしか成されない．私が存在するということは，わたしが私という身体を生きているということにほかならない．
　予期せぬ病いや障害により，自分と身体の関係性を失い，ときには奪われる．それは，自分と身体のかかわりの喪失，生活や社会とのかかわりの喪失である．作業療法は，その失い，奪われた自分と身体のかかわり，生活や社会とのかかわりを取りもどし，生活をふたたび建てなおすために，日々のいとなみに必要な意味ある「生活行為の再体験」の場と，病いを忘れひとときの安らぎをもたらす「良質な休息」の場を提供する．
　ひとは，この作業療法が提供する生活行為の再体験と休息の場で，主体的に作業に取りくむことを通して，身体が「わが（思う）まま」に動いてくれるかどうかを確かめる．そして身体が「ともにある身体」として確かめられ，リアルな存在となることで，その身体を基盤に，生活の回復，再建がなされる．
　この病いや障害により失われ，奪われた生活とのかかわりを取りもどすプロセスは，「自己と身体との語らい（コミュニケーション）」「自己と生活との語らい（コミュニケーション）」といってもよい．作業療法は，「意味ある生活行為の再体験」と「良質な休息」を提供し，その二つの「語らい（コミュニケーション）」の場をつくり，作業という共有体験をコミュニケーションの基盤とし「ひととひとの語らい（コミュニケーション）」により治療や援助，支援をおこなうリハビリテーションの一つである．
　そうした意味において，治療や援助，支援は，失われた身体や日常との関係性を取りもどす，対象者自身の「自己と身体，生活，日常とのコミュニケーション」と，治療や援助，支援をよりよい関係で，効果的に成りたたせるための「治療や援助，支援にあたる者と対象者とのコミュニケーション」という二つのコミュニケーションプロセスから成りたっていると言えよう．
　この二つのコミュニケーションの構想が，初めて形になったのは2008年夏，『治療・援助における二つのコミュニケーション』であった．それから10年，リハビリテーションの場ではエビデンス・ベイスドが声高に述べられるようになり，科学性，客観性とは何かが問われ，個人療法，集団療法，さらに，引きこもりや高次脳機能障害，うつによる就労への影響，急速に進む少子高齢化にともない認知症障害にどのように取りくむか，対象者だけでなく，共に暮らす家族の支援など，初版の時期の予想を超えた多くの課題が見られるようになった．
　Ⅰ章は初版と同様に，身体の意識，身体観，身体図式と身体像，作業と脳内現象などから，ひとは存在としての身体をどのようにとらえてきたのか，身体と作業の関係を見なおし，そし

て，病いや障害により身体や生活との関係性喪失のプロセスと，失った関係性を取りもどすプロセスを，作業を介した自分の身体とのコミュニケーションプロセス，身体を介した生活や社会とのコミュニケーションプロセスととらえることで，作業をもちいる療法の基盤となる身体と作業の機能や役割を考える章として構成し書き改めた．

　Ⅱ章も初版と同様に，作業療法の治療や援助，支援におけるコミュニケーションに焦点を当て，コミュニケーションのしくみ，コミュニケーションに必要な機能と構造，手段・方法などの基本事項と，治療や援助，支援関係における対象関係とコミュニケーションの障害，治療や援助，支援におけるコミュニケーションの基本やコツなどについて考える章として構成し書き改めた．

　日々の章は，Ⅱ章で記したコミュニケーションの基本的なコツに気づく背景となった臨床における出会いのエピソードを10例紹介し，日々の臨床における出会いとかかわりのはじまり，そしてどのようにコミュニケーションが展開し，治療や援助，支援の関係が生まれたか，それぞれのエピソードを通して解説することを試みた．

　そして，初版の「コミュニケーションとしての身体・作業」と「治療や援助，支援におけるコミュニケーション」という構成に加え，これらが臨床で体感されているとき，脳のどこが活性化し，脳にどのような変化が起きているのか，脳機能の客観的な変化とそれらを示す臨床研究から，本書『二つのコミュニケーション 新版』のエビデンスを明らかにする試みをⅢ章「臨床で体感されていることのエビデンスを示す試み」として加えた．

　特別な場や手法をもちいない，作業という平凡で豊かな日常性が，人間の自然な治癒力を引きだし，病いを「治す」ということから「治る」，さらには「病いを生きる」という視点を照らしだす．

　ひとが人に関わる，その治療機序と関係性の構築の「うひ山ぶみ」の新たな書として，さらに臨床の質を高める一助になればと願う．

目次

新版プロローグ—臨床の知のエビデンスを求めて iii

序章　1

- その一：うひ山ぶみの 2
  - 「いつ帰ってきますか」とNさんは言った　2
  - 両親の死で忘れられた時間と人生　3
  - Nさんとの出会い，かかわり，そして別れ　4
  - 「帰ってきましたか」「長い出張でしたね」　6
  - 治療や援助，支援における二つのコミュニケーション　8
  - うひ山ぶみの　8
- その二：おかしいもんやねぇ 9
  - Aさんのエピソード：一瞬の気のゆるみが奪った匠の人生　9
  - 失われた身体との関係性　10
  - 生活の回復は身体を通して　12
  - わたし自身の体験　13
  - 外傷性脳障害：崩れたジグソーパズルのような　13
  - 作業療法のアプローチ　14
  - かかわりの糸口　16
  - 作業療法の治療機序　17
  - 作業の平凡で豊かな日常性の力　18
  - 二つのコミュニケーションという視点　19
- その三：治療や援助，支援は中動の中に拡がる世界 20
  - 中動態とは　20
  - 臨床体験は中動の中に拡がる　20

I章　コミュニケーションとしての身体・作業　23

1　身体と作業　27

1・1　身体における意識の違い 28

- 1・1・1 　身体が意識されるとき　29
- 1・1・2 　身体が意識されないとき　30

1・2　身体観の違い　32
- 1・2・1 　心身二元論の世界　32
- 1・2・2 　心身の相関　34
- 1・2・3 　心身一如の世界　35
- 1・2・4 　身体観の比較　36
- 1・2・5 　近代日本哲学の身体観　36

1・3　身体と作業　38
- 1・3・1 　身体図式と身体像　39
- 1・3・2 　たとえばリンゴを　42

1・4　作業という脳内現象　46
- 1・4・1 　作業開始前の現象　46
- 1・4・2 　作業途中の現象　47
- 1・4・3 　作業終了後の現象　49

2　作業をもちいる療法と身体・作業　51

2・1　ひとと作業　53

2・2　病いや障害による関係性の喪失　55
- 2・2・1 　ひとは何を失うのだろう　55
- 2・2・2 　関係喪失のプロセス　58
- 2・2・3 　器質的要因による関係性の喪失　59
- 2・2・4 　機能的要因による関係性の喪失　60

2・3　失われた現実を取りもどす―関係性の回復　61
- 2・3・1 　関係性回復のプロセス　61
- 2・3・2 　作業―生活機能モデル　62
- 2・3・3 　身体の取りもどしと作業　64
- 2・3・4 　生活の立てなおしと身体　68

2・4　心身の乖離と作業をもちいる療法のアプローチ　69
- 2・4・1 　麻痺―思うように動かない身体　70
- 2・4・2 　不随意運動―思いとは異なる動きをする身体　71
- 2・4・3 　身体失認―実在を無視される身体　72
- 2・4・4 　半側空間無視―実在するものを無視する身体　73
- 2・4・5 　ファントム現象―幻の手足をもつ身体　74
- 2・4・6 　摂食障害―受けいれられない身体　75
- 2・4・7 　離人症状―実感のない身体　77

2・4・8　転換症状―こころの声を語る身体　77
　　　2・4・9　幻覚―実在しないものを見聞きする身体　78

II章　治療や援助，支援関係におけるコミュニケーション　81

1　コミュニケーションとは　85

1・1　ひととコミュニケーション　86
　　　1・1・1　コミュニケーションがはたす機能　87
　　　1・1・2　コミュニケーションに必要な機能と構造　88
　　　1・1・3　コミュニケーションとことば（言語）　91
　　　1・1・4　ことば（言語）の成りたち　94

1・2　コミュニケーションのしくみ　96
　　　1・2・1　「伝え」のしくみ　97
　　　1・2・2　「伝わり」のしくみ　98
　　　1・2・3　コミュニケーションに必要な条件　98
　　　1・2・4　たとえば初めて象を見た子どもが　99

1・3　コミュニケーションの手段・方法　100
　　　1・3・1　言語メッセージの種類と特性　100
　　　1・3・2　非言語メッセージの種類と特性　102

2　治療や援助，支援関係とコミュニケーション　107

2・1　治療や援助，支援における対象関係　109
　　　2・1・1　一者関係：自己との対峙　109
　　　2・1・2　二者関係：個人に対する治療や援助，支援　112
　　　2・1・3　三者関係：集団における治療や援助，支援や場の利用　114

2・2　治療や援助，支援における対象関係とコミュニケーション　115
　　　2・2・1　治療や援助，支援の一者関係におけるコミュニケーション　115
　　　2・2・2　治療や援助，支援の二者関係におけるコミュニケーション　117
　　　2・2・3　治療や援助，支援の三者関係におけるコミュニケーション　120

2・3　治療や援助，支援関係におけるコミュニケーションの障害　121
　　　2・3・1　共同作業の関係に支障をきたすコミュニケーションの障害の原因　121
　　　2・3・2　転移，逆転移の影響　123

3　治療や援助，支援におけるコミュニケーションのコツ　125

3・1　治療や援助，支援におけるコミュニケーションとは　126

- 3・2 整える 128
  - 3・2・1 心理的態勢（意識，注意，関心，意欲） 129
  - 3・2・2 物理的態勢（距離，向き，位置） 129
  - 3・2・3 身体的態勢（機能，構造，体調） 131
- 3・3 まなざす―気持ちの伝え 131
- 3・4 共にある 133
- 3・5 待つ―関係の成りたち 134
  - 3・5・1 観せて待つ，観られて待つ 135
  - 3・5・2 整いを待つ 136
- 3・6 知る―評価の原点 137
  - 3・6・1 聴く 137
  - 3・6・2 観る 142
  - 3・6・3 集める 145
  - 3・6・4 問う 145
  - 3・6・5 読む 147
- 3・7 伝える―非言語メッセージ 149
  - 3・7・1 声―ことばの表情 150
  - 3・7・2 身体―からだの表情 153
  - 3・7・3 物―拡張した自我 158
- 3・8 話す―言語メッセージ 159
  - 3・8・1 ことばを物として手渡す 160
  - 3・8・2 訓読み（大和言葉）を活かす 160
  - 3・8・3 ことばを活かす作業 161
  - 3・8・4 作業を活かすことば 162
  - 3・8・5 ことばが活きるタイミング 163

Ⅲ章　臨床で体感されていることのエビデンスを示す試み　167

1　作業をもちいる療法の治療機序　169

1・1　学習性不使用と脳の可塑性 169
1・2　どのような環境でAさんの作業療法はおこなわれたのか 171
1・3　運動のイメージ（内部モデル）の再構築 172
1・4　運動をイメージする課題の特性：なじみの課題 174
1・5　運動イメージとワーキングメモリ 175
1・6　強化学習：適切な報酬 176

- 1·7 作業の没我性とフロー体験 177
  - 1·7·1 Fmθ (frontal midline theta rhythm) 178
  - 1·7·2 脳内のネットワーク 179
  - 1·7·3 ワーキングメモリネットワークとFmθ 180
  - 1·7·4 ワーキングメモリと社会脳 180
  - 1·7·5 作業活動におけるFmθ出現時の自律神経活動 181
- 1·8 Aさんの治療機序のまとめ 182

2 作業をもちいる療法の治療関係の構築 183

- 2·1 自己の治療的利用（therapeutic use of self） 183
  - 2·1·1 自己の治療的利用とはプラセボ効果の積極的利用である 185
  - 2·1·2 むすび 186

日々の章 出会いとコミュニケーション 191

1 出会い，かかわり，そして展開 192

- 事例1：お腹に金魚飼ってます―統合失調症（慢性） 194
- 事例2：おニャン子クラブ知ってますか？―反応のない少年（不明） 198
- 事例3：かまわないでください―合併症にともなううつ状態 201
- 事例4：歩けないの何もできないの―転換性障害 204
- 事例5：どうして話さないの？―緘黙症 208
- 事例6：人形を抱いて過ごす―アルツハイマー型認知症 210
- 事例7：枯れ枝のような身体―神経性無食欲症 213
- 事例8：モモちゃんを治して―知的障害をともなう統合失調症 217
- 事例9：止まらない悪言―トゥレット障害 220
- 事例10：見えてるのに，さわってもわからへん―高次脳機能障害 223

2 何がコミュニケーションのきっかけだったのか？ 226

- 2·1 コミュニケーションのきっかけ 227
- 2·2 コミュニケーションの共通事項 227

終章 229

付表　ICFに基づいたカンファレンスシート 237
新版エピローグ―二つのコミュニケーションという視点 240

序 章

その一：うひ山ぶみの
- ・「いつ帰ってきますか」とＮさんは言った
- ・両親の死で忘れられた時間と人生
- ・Ｎさんとの出会い，かかわり，そして別れ
- ・「帰ってきましたか」「長い出張でしたね」
- ・治療や援助，支援における二つのコミュニケーション
- ・うひ山ぶみの

その二：おかしいもんやねぇ
- ・Ａさんのエピソード：一瞬の気のゆるみが奪った匠の人生
- ・失われた身体との関係性
- ・生活の回復は身体を通して
- ・わたし自身の体験
- ・外傷性脳障害：崩れたジグソーパズルのような
- ・作業療法のアプローチ
- ・かかわりの糸口
- ・作業療法の治療機序
- ・作業の平凡で豊かな日常性の力
- ・二つのコミュニケーションという視点

その三：治療や援助，支援は中動の中に拡がる世界
- ・中動態とは
- ・臨床体験は中動の中に拡がる

その一：うひ山ぶみの

　作業をもちいる治療や援助，支援とは何か？　それをひとに伝わる言葉で表したいという言語化への思いは，わたしが作業療法士養成校の学生時代に始まった．

　日々のくらしのいとなみとしての作業や作業を共にすること，生活とその障害，ひとの集まりや場にはたらく力，治療構造，治療や援助，支援の関係といった作業療法に関することについて，これは何かと考えていると，いつも作業療法のプロセスはコミュニケーションそのものではないかという思いにおよんでいた．そして，臨床の場において，思わぬ病いや事故などで途方にくれている人，傷ついた心を護るように心を閉ざしている人，自分の思いなどだれにもわかるはずがないと思ってかたくなになっている人，自分の思ったことが意志とは関係なく人にわかられてしまうと言って恐怖にさいなまれている人，そうした多くの人たちに出会うとき，いつも頭に浮かんできたのは，作業療法士養成校の臨床実習で初めて担当した患者さん，作業療法士として駆け出しの時分に担当した患者さんたちとのかかわりである．

「いつ帰ってきますか」とNさんは言った

　それは，8週間にわたる作業療法の臨床実習が終わり，担当したNさんに別れを告げる日が来たときのことだった．

　いつものように作業場*1で雑巾を縫っているNさんに，実習が終わるので大阪に帰って次の実習に行きますと，最後のあいさつをしたときのこと，

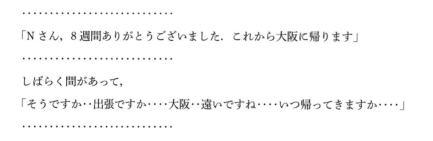

　実習が終わりに近づいた1週間前から，もうすぐ実習が終わり大阪に帰って次の実習が始まるということを告げ，病棟や作業療法担当者，作業場のスタッフにも，Nさん同席で引き継ぎをすませていた．その最後の別れのあいさつに対して，Nさんから返ってきた返事が「出張ですか」「いつ帰ってきますか」という言葉だった．実習で来ているということが理解できていなかったのだろうか，それとも実習が終わるということを受けいれられないのだろうか．いずれ

にしても，予想もしていなかった返事で，どのように返してよいか困った．

すでに次の実習の予定に追われている身にとっては，そのときそれ以上にNさんの気持ちに思いを重ねるゆとりはなかった．いや，なんとか実習を終えた，できるだけのことはしたという安堵の気持ちがあったことを否定はできない．

両親の死で忘れられた時間と人生

Nさんは，慢性分裂病（現在の統合失調症）と診断され，2回目の入院以来20数年をその病院で過ごし，作業療法の処方は出ていたが，その病院に作業療法士が雇用されて作業療法が開設される前から，生活療法[*1]としておこなわれていた作業の一つである雑巾縫いを，古い作業場の片隅で何年もしていたという．

20年以上も入院が必要な精神分裂病（当時のママ使用する）とはいったいどのような病気なのだろうか．教科書で文字を通して習っただけで，短期間の見学や評価実習程度の出会いで，精神分裂病という病気の本質は理解できることではなかった．Nさんがわたしの実習担当患者として決まり，作業を共にすることになってから，Nさんを知る手がかりとして，Nさんが初めてその病院に入院したときのカルテに記載されていた記録を読み，生育歴などの社会的背景や現病歴，治療歴から，Nさんのライフストーリーを追うことにした．一生懸命Nさんのこれまでの生活について聞いて回る実習生に，事務の人がカルテはすべて事務用の倉庫にまとめて置いてあると教えてくれた．幸いにして，Nさんが初めてこの病院に入院したときからのカルテがすべて倉庫に残されていた．倉庫の片隅に，だれも見ることがなくなり埃に覆われたNさんのカルテが20冊あまりまとめて置いてあるのを見つけた．

いつからかだれにも読まれることがなくなり，積み重ねられていた古いカルテ．20年あまりの埃をかぶったまま積み重ねられていることが，その存在すら忘れられたことを物語っていた．その最初のページ（入院時の記録）に，Nさんは昭和初期に裕福な家庭に生まれるが，幼少時より人と話すのが苦手で吃音があったと書かれていた．生活歴には，学校の成績はあまり芳しくないが音楽が好きで，高等小学校[*2]時代にアコーデオン，バイオリン，木琴，ハーモニカなどを，家族の依頼で特別にNさんが通っていた小学校の教師が家庭教師として教えに来ていたと記されていた．その時代からすれば，通っていた学校の先生を家庭教師に頼むということは，特別な扱いであったと思われる．それほど，裕福でありながらも遠方の親戚に奉公に出

[*1] 作業場，生活療法

1970年代後半，日本に作業療法士教育が始まり国家資格が生まれて15年あまり，作業療法士の有資格者が全領域で1,000人にも満たず，精神科領域で勤務する作業療法士は200名たらずという時代，1950年代半ばに医師小林八郎によって提唱された，生活指導（しつけ療法），レクリエーション療法（あそび療法），作業療法（はたらき療法）を総括した「くらし療法」ともよばれた生活療法が，作業指導員によって実施されていた．そのため，資格を得た作業療法士が認可施設としてもちいる作業療法室などのほかに，生活療法として作業をおこなっていた作業場があった．

されたり，措置入院となったのは，やむを得ないなんらかの家庭の事情があったものと推測される．

　兄や姉たちが師範学校に進学するなかで，Nさんは高等小学校卒業後，14歳の時に，なんとか手に職を手につけることができればというご両親の思いからであろう，親戚が営んでいた縫製業に奉公に出され，縫製の手伝いをすることになった．その後，針を使って手縫いができるようになり，縫製の仕事の関連で洋裁店で働くことになったようであるが，20代半ばに精神変調をきたした．初めての入院治療で，電気ショック療法やインシュリンショック療法を受けたとカルテに記されていた．精神変調の原因については何も記載はなかった．

　初回の入院では，精神変調が治まった後は実家に帰って過ごしていたようであるが，30歳を前に再燃し，2度目の入院となった．再入院時は，無為内閉的で病識なく，常同行為，支離滅裂，衝動行為があり，3日に1度の電気ショック療法を受けていると記載があった．クロルプロマジン系の向精神薬が発見され，わが国でも販売が始まったばかりの時代のことである．再入院し，父親が亡くなった時に，兄弟によりそれまでの任意入院から措置入院に切り替えられたとある．そして母親が亡くなってからは，それまで年一度程度はあった外泊もとだえがちになったことがわかった．経済的に措置入院にしなければならない家庭環境ではないため，ご両親の死去により，他の兄弟たちはNさんとの関係を絶とうとしていたものと思われるが，事実は不明である．そうしてNさんは，身内からも見捨てられたように遠ざけられ，社会から隔絶された長期の社会的入院生活が始まった．

Nさんとの出会い，かかわり，そして別れ

　Nさんがわたしの臨床実習における実習担当患者と決まり，自己紹介のためにいつもNさんが雑巾縫いをしているという作業場を訪れた．そこは作業療法士によって運営されている新しい作業療法がおこなわれていた部屋ではなく，生活療法時代からおこなわれている古い作業場の一室だった．病状が慢性化した患者は，新しい作業療法のプログラムではなく，生活療法でおこなわれていた作業場の作業に参加していた．病院の一角にあるその作業場には畳敷きの部屋があり，Nさんはその部屋の片隅に，入り口に背を向けるようにして座り，古布で雑巾を縫っていた．

　これから8週間，作業療法の実習生として共に過ごすことになると，わたし自身の紹介を兼ね，Nさんに声をかけた．作業場の部屋のあちこちから，いくつもの視線が声をかけたわたしのほうに向けられたが，Nさんは背を丸めてうつむいたまま雑巾を縫い続けていた．

---

*2 高等小学校
　　明治から昭和初期にかけて存在した後期初等教育・前期中等教育機関．1886年（明治19年），小学校令により修業年限各4年の尋常小学校・高等小学校が設置された．その後何回かの改訂で，1907年に尋常小学校6年，高等小学校2年になり，1941年（昭和16年）に国民学校に切り替えられた．高等小学校には，当時の中流以上の家庭の子息が通っていた．

わたしの声が聞こえなかったのだろうか．自分にかけられた声だとは思わなかったのだろうか，反応がないことが応えなのだろうかと，さまざまな思いがよぎる．生活療法担当の指導員からも看護の担当者からも，これまでも何度か実習生がNさんを担当したが，何も変わることはなかったと言われた．

その病院は，いくつもの逸話が伝説の実習地[*3]として学生間で語り継がれてきた病院だった．本当に精神科作業療法の実習をしたいのなら，そこは日本で一番いい実習ができるから，涙が涸れるほど厳しいことを覚悟して行くといいと言われた病院である．軽自動車に2か月分の生活用具と実習資料を積み込んで，大阪から山梨の病院に向かった．そのときは，不安より自分が希望した精神科病院で臨床実習ができることに対する期待のほうが大きかった．そうしてわたしの養成校最後の精神科領域の臨床実習が始まったが，そのときはまだ，それらの伝説のように語り継がれてきたことが本当にそのとおりに厳しいものとは思ってもいなかった．それからの実習で事実として実感することになったのだが，そのときはまだ知るよしもなかった．

Nさんは，病棟生活での基本的な身辺処理や生活管理は自立しているが，他の患者さんとの交流はほとんどなく，中腰で足のつま先を手で叩いたり，水道の蛇口に口をつけ長時間チュチュチュチュと音を立てるなどの常同的で奇異な行動がいつも見られると，病棟のカルテに書かれていた．吃音があり，話しかけには常同的に「はいはい」と返事するだけで，理解しているわけではなく，緊張が高まるとNさんのほうから他者と距離をとるといったようすが見られた．

その病院では音楽療法が常時の活動としておこなわれていたので，いろいろな楽器やレコード，楽譜，音楽雑誌などが置いてあった．雑巾縫いの作業にいっしょに加わりながら，休憩時間に休憩室に置いてあった鉄琴を叩いて遊んでいると，そのうちNさんがそばに来るようになった．休憩時間の鉄琴遊びは，高等小学校[*2]時代に音楽を習っていたと記されていた古いカルテの生育歴をたよりに，何かきっかけになるかもしれないと，すがるような思いから始めたことである．マレット1本の小学唱歌の演奏，ある日わたしがメロディを間違えてマレットの動きが止まったとき，そばにいたNさんが一つの音盤をそっと指さした．そこを叩くと，Nさんがゆっくりと「そう，そこが正しい場所」というように，首を縦に振った．「Nさん鉄琴演奏したことがあるの，この唱歌知っているのですか」と聞いたら，Nさんは首を横に振った．

小学校の時の逸話にはふれないほうがいいようなので，それ以上のことは聞かないことにして，休憩時間になると鉄琴を通していっしょに過ごすようになった．そうして，首を横に振ったNさんが，自分から昔音楽を教わったことなど，幼少時の話が少しずつ訥々と語られるよう

[*3] 伝説の実習地
　毎日の指導を実習担当作業療法士に受けながら，治療経過は，主任作業療法士と病院長それぞれに，1週間おきに交互に報告しながら，夕刻から深夜に渡るスーパービジョンを受け，自分と担当患者との関係やかかわりについて，分析洞察するという形態がとられていた．また，精神科医療に関連するあらゆる職種が研修に来ていて，研修のための職種を超えた診断，治療計画会議など，多くの研修システムがあった．鬼の○○，地獄の□□，生きて帰れぬ△△，といったような言葉がいくつかあった．

になった．20冊あまりのカルテを丹念に整理して，主治医や作業担当が替わったり，お父さんやお母さんが亡くなられた時などに，奇異な常同行為などが増え，人との交流が減っていることもわかった．

　出会いから1か月が過ぎた頃に，ナスもぎや梅の収穫など，作業場でみんなでおこなう作業にもいっしょに参加するようになった．Nさんがこうした共同作業へ参加するのは初めてのことだと，作業を指導している職員から聞かされた．散歩ではNさんが自分から先に立って院内のあちこちを案内してくれるようにもなり，途中で顔見知りの他の患者や病院の職員に出会うと，手をあげて「やぁ」とあいさつする場面も見られるようになった．縫製の経験を活かして刺し子を勧めると，Nさんも熱心に取りくみ，布巾やハンカチなどを何枚か作った．その布巾をNさんの状態の紹介を兼ねて，いくつかを病棟の詰め所で使ってもらうように，看護詰め所にいっしょに持って行った．

　実習が始まって1か月が過ぎた頃に，病棟預かりのNさんのお小遣いを借り受けし，入院以来初めてという院外への買い物にも出かけた．初めてという買い物に緊張し，時間はかかったが自分の欲しいものを選んで買った．刺し子の作品を病棟の詰め所で使ってもらう以外に，同室の足の悪い患者さんのためにと，ベッドに上がる踏み台をいっしょに作って喜ばれたりもした．そうした今まで見られなかったNさんの一面に，病棟職員のNさんに対する見方にも変化が見られ，病棟にいっしょに行くと「Nさん，何を作っているの」「あれ（布巾）使っているよ，ありがとう」といった声をかけられ，Nさんはうなずき，恥ずかしそうに，嬉しそうにしていた．

　そうして実習も終わりを迎え，「出張ですか，大阪は遠いですね，いつ帰ってきますか」というNさんの言葉に後ろ髪を引かれながらも，次の実習の準備に向けて大阪に帰った．

「帰ってきましたか」「長い出張でしたね」

　その後わたしは，大阪に帰りすべての臨床実習を終え，作業療法士の資格を取り，大阪の精神科主体の総合病院に勤務することになった．勤務して5か月目の夏，山梨の病院での実習から1年後の夏，Nさんが入院している病院の近くまで，研修で行く機会があった．懐かしさと同時に，Nさんのその後が気になってもいたため，足を伸ばして病院を訪れることにした．

　組織の変遷はあったが，病院の周りの景色や病院の構造は何もかも1年前と同じだった．あの作業場を訪れると，畳敷きの部屋の片隅で，1年前と同じ姿勢で背を丸めて座り，古布で雑巾を縫っているNさんの姿があった．一瞬そこだけは時間が止まっていたかのような思いにとらわれた．

　‥‥‥‥‥‥‥‥‥‥‥‥‥‥‥
　「Nさん‥‥」
　思い切ってその背中に声をかける．

‥‥‥‥‥‥‥‥‥‥‥‥
振り返ったNさんの顔がほころび
「ああ，帰ってきましたか」「長い出張でしたね」
‥‥‥‥‥‥‥‥‥‥‥‥

　Nさんは，本当に実習だったということがわかっていなかったのだろうか．「長い出張でしたね」ということばに一瞬衝撃を受ける．
　あれから，学校を卒業し，作業療法士になって大阪で勤務していること，研修で近くに来たので立ち寄ったことを告げた．そして実習の時のことを思いだしながら話をし，1年という空白が埋まりかけた頃，ふたたび別れの時間が近づいた．
　「そろそろ帰る時間になりました」と告げたときだった．Nさんがゆっくりと立ち上がり，覚えているかというように休憩室の鉄琴を指さしてから，うなずきながら誘うように病棟のほうに歩き始めた．手を引かれるような思いでついて行くと，病室にあるわずかな手荷物の中から，小さく折りたたんだ布のようなものを取り出した．手渡されたその布を広げてみると，それは，1年前に二人で作った刺し子の布巾だった．
　その布巾を目にして，急に堰を切ったように涙が流れ，止まらなかった．実習生としてできるかぎりのことをしたと思っていた自分がしたこと，あれは本当によかったのだろうか．症状という殻に護られるようにそっと病院で暮らしていたNさん，そのそばにいさせてもらうことで，Nさんの気持ちが納められていた殻をゆるめてしまった．配慮をしたとはいえ，わずか2か月あまりで去る実習生，自分を護っていた殻をゆるめたNさんにとって，実習の終了を出張と思わなければ，ゆるめられたことへの気持ちの処理ができなかったのではないだろうか．僕はNさんに関わり，その閉ざされていた心の扉を開いただけで，そのまま去って行っただけではないかという思いに胸が痛んだ．主治医や担当看護スタッフなど何人もの人間が，Nさんの閉ざされていた心の扉を開き去って行ったことだろう．

‥‥‥‥‥‥‥‥‥‥‥‥
「Nさん‥‥，僕もあのときいっしょに作った刺し子もっています」
あれはいっしょに過ごした記念の作品ですからと告げる．
何ともとってつけたような言葉だった．
‥‥‥‥‥‥‥‥‥‥‥‥
ゆっくりうなずきながら
「帰られますか‥‥大阪は遠いですから‥‥」
「仕事は大変ですから，身体に気をつけてください‥‥」
‥‥‥‥‥‥‥‥‥‥‥‥

　ああ，Nさんは，わたしが実習に来ていて，大阪に帰って行くということもわかっていたの

だと，その言葉で気がついた．

治療や援助，支援における二つのコミュニケーション

　治療や援助，支援という日常とは異なるかかわりにおいて，対象となる人を知る，病いや障害により閉ざされた心と向き合い，その人が自分の身体や生活，社会とのかかわりを取りもどすプロセスを，医療の知識と技術をもち生活の障害をみるパートナーとして歩みながら，必要な知識・技術を提供し，相談に応じる．そうした作業や作業を共にすることを手段とする治療や援助，支援を，対象者自身の，生活，社会，自己とのコミュニケーションプロセス，そして治療や援助，支援をする者と対象者との相互の関係の構築も一つのコミュニケーションとしてみる，二つのコミュニケーションプロセスの基本とコツを，作業療法の臨床経験からまとめる試みを本書でおこなうことになった．

　「患者に学ぶ」ということが安易に口にされることがあるが，わたしは病いや障害を生きる人に寄りそうとは，関わるとはどういうことなのかを，Nさんとの出会いにより身をもって教えられた．

うひ山ぶみの

　本居宣長が，学問は自発的なものであると書いた学問の入門書『宇比山踏（うひやまぶみ）』の末尾に，新米の山伏が初めて山に入るときのように，学問の道に初めて入る人のために，ごく基礎的なことを述べたものであるがはたしていかがなものであろうかという意味の言葉を残している．この二つのコミュニケーションという視点から記した，作業を介した治療や援助，支援における臨床経験からの覚え書きが，これから同じ道を歩む人たちにとって，なんらかの指標になればと願う．

　　　　「いかならむ　うひ山ぶみの　あさごろも　浅きすそ野の　しるべばかりも」
　　　　　　　　　　　　　　　　　　　　　　　　　　　　本居宣長『宇比山踏（うひやまぶみ）』より

その二：おかしいもんやねぇ

　ひとが作業することを治療や援助，支援の手段とする，リハビリテーションの一翼を担う作業療法という仕事をするようになり，いつも考え続けてきたことがある．
　それは，ひとにとって作業とは何か，作業をするとは何か，なぜ作業が治療や援助，支援の手段になるのかということである．たとえば，卓上の辞書に手を伸ばす，立ち上がって本棚の辞書を手に取る，自分が必要とする辞書を取るという目的は同じであるが，辞書がある場所が違うため，動作は異なる．しかしいずれの場合も，自分の身体やその動きや違いを意識することなく，目的とする辞書を手にしている．
　このように，わたしたちの日々のくらしにおける大方の行為や動作は，身体を意識することなくおこなわれている．なぜ意識しなくてもできるのか，意識しないとできないのはどのようなときなのか．何が原因で意識しないと目的とする行為や動作が自然な形でできなくなるのか．意識することなく日々の行為や動作ができていた日常と，病いや不慮の事故により失われた日常との格差はあまりにも大きい．意識しても適切な行為や動作ができなくなったとき，病いや不慮の事故により失われた日常の回復は，どのようにして始まるのだろうか．
　作業とは，ひとが作業をするとは何か，作業をするために心身にどのような機能が必要なのか，作業をすることが作業をする人の心や身体にどのような影響をおよぼすのか，作業をもちいた治療や援助，支援とは，その効果はと，作業療法の科学性，臨床の体感のエビデンスが問われるなかで，いつも自分に問いかけてきた．
　「ひとにとって作業とは何か？」．本書の初版で登場いただいた頭部外傷による広範な脳損傷の後遺障害をきたしたAさんのエピソードを振り返ることで，「二つのコミュニケーション」という本書の特性を示す序章の一コマとする．

Aさんのエピソード：一瞬の気のゆるみが奪った匠の人生

　Aさんの作業療法処方を受けて，導入面接をしたときのことである．どうされましたかという問いかけに，

　……………………
　「おかしいもんやねぇ，ここ見えてるのに，触ってもわからへん．ぜんぜんわからへん．力入りませんわ」
　「いっつもね，足元見んとね，下（地面）に（足が）ついとるかどうかわからんから，よう転びかけます」
　……………………

それまで特に意識することもなく動いていた自分の身体，それが見えているのに，触ってもわからない，自分の思うように動いてくれないと言う．Aさんは，自転車に乗っていて，何かに気をとられ電柱にぶつかり，そのはずみで転倒して地面で頭を打ち，脳に障害が遺った．そして，自分と自分の身体との関係性を失い，生活や社会との関係も失った．生活の基盤そのものを失った．いったい，Aさんに何がおきたのだろうか．

Aさんは，寺社仏閣の屋根や雨樋から伝統的な装飾金具まで，機能美と建築技術のハーモニーといえる高度な技能を必要とする建築板金の仕事を請け負って，何人もの職人を使って仕事をしていた建築板金の熟練職人，匠の親方だった．そのAさんの粋な匠としての人生が崩れたのは，わずかな，本当にわずかな一瞬の気のゆるみが原因だった．

事故当日のAさんの記憶がさだかではないため，詳細は不明であるが，自転車に乗っていて電柱にぶつかり，そのはずみで自転車ごと倒れて，地面に頭部を打ちつけたようである．ゴツンと電柱にぶつかったときの右側頭部は骨折，電柱にぶつかったはずみでユラリと倒れ，地面に頭を打ったときの左側頭葉の脳挫傷．外傷性の脳内出血やくも膜下出血，硬膜下血腫など，頭部に広範で多様な外傷性の障害をおった．その後遺症が，Aさんの匠としての人生を奪ってしまったのである．

事故がおきたときは，すぐにそのまま病院へ搬送され，緊急手術がおこなわれた．術後，時をおかずにリハビリテーションも開始されたが，思わしい進展はみられず，意識の混濁，失見当識，失語や右片麻痺，右同名半盲などさまざまな後遺症が遺った．しかし，脳神経外科では治療は終了したと言われ，リハビリテーションでは回復は期待できないと言われ，入院の所定の期間（3か月）が過ぎるたびに，転々と医療機関を移された．転々と医療機関を移されたのは治療的な理由ではない．3か月過ぎると入院費の診療点数が下がるために，一旦退院させるという経営的な理由によるものであった．

そして，わたしたちが勤務する大学の医学部附属病院精神科神経科を紹介されたのは，受傷から1年あまり経ってのことであった．最初の通院先は身体障害のリハビリテーションをしている整形外科であった．しかし，転倒による脳損傷の後遺障害としての認知機能の障害が大きいため，精神科で週1回，臨床心理技術者による認知機能の障害に対するかかわりが始められた．当時は，高次脳機能障害に対する治療やリハビリテーションが一般に広まっていなかったことや，まだわたしたちの精神科神経科に作業療法の認可施設がなかったこともあり，わたしたち作業療法士との出会いはなかった．

失われた身体との関係性

Aさんとわたしたちが出会ったのは，それからさらに2年半後のことである．14年あまりおこなってきた自由診療の作業療法（梶原ら，1999）の実績が認められ，精神科作業療法が開設された最初の頃の患者であった．そのときには，事故後すでに4年あまりが経過していた．

精神科作業療法の開設と同時期に，高次脳機能障害の作業療法を専門とする教員が，わたし

が勤務していた大学の作業療法学専攻の身体障害作業療法の専任教師として赴任してきた．身体の治療と精神の治療の狭間のなかで，障害者手帳も申請できずに困っていた，リハビリテーション難民と言われていた高次脳機能障害に悩む人たちに対する対処を検討していたこともあり，身体障害領域の作業療法部門と連携し，開設されたばかりの精神科作業療法においても高次脳機能障害へのリハビリテーションを開始することにした．その最初の患者として，Aさんの処方を受理したのである．

作業療法の初診時評価で，頭部，背部，腹部のいずれの部位でも，身体の左側から右側に向けて指で触ると，ちょうど身体の正中線を越えたところから，まったく感覚がないことが明らかになった．

右手は，意識しないときには軽い物をつかむ程度のことはできるが，意識して右手を使おうとすると力が入らず振戦がおき，実用手としては機能していないに等しかった．握手をしても，握り返すことができない．自立歩行はなんとか可能であったが，右足の足底感覚がないため，常に右足が地面についたかどうかを目で見て確かめなければ右足に体重をかけることができなかった．また，毎回通っている病院への道を覚えることができなかったり，受診手続きや治療費の支払いが一人ではできないため，毎回の受診も家族のだれかが送り迎えしなければならない状態だった．

作業療法の手続き記憶を利用したアプローチを試みるために，銅板細工の下絵を写すための鉛筆を渡して，これは何でしょうと聞いたとき，しばらく鉛筆をじっと見つめ，

....
「何やろね，何かな？　ウサギ‥ウサギですわ，これ」
「ウサギですか，何するものでしょうね？」と聞くと，首をかしげ
「いあやぁ〜　わかりませんわ」
....

それまで2年あまり，毎週顔を合わせ，毎回1時間あまりリハビリテーションの訓練でいっしょに過ごしている臨床心理技術者の名前も覚えていなかった．だれから何か治療を受けているのかと聞いてみても，

....
「あ，あれね，女の人ですわ‥‥だ，だれやったかな，女の人やけど」
「来てますで，毎週‥‥毎週，1回来て‥‥何してたかな‥‥なんや，話してますわ．いっしょにね」
....

と治療者の名前と受けていた治療も定かではなかった．頭頂葉の損傷はほとんどなかったが，広範な脳損傷の後遺障害が生活に大きな支障をきたしていた．転倒により頭を打ったことで微

細な脳損傷が生じているものと思われた．

　一瞬の気のゆるみ，電柱にぶつかり自転車ごと倒れたことにより，Aさんは，自分の身体との関係性を失った．身体との関係性の喪失は，それまでの自分の人生との，家族の生活を支えてきた現実生活との関係性も奪った．それは，それまで共に働いた人たちや仕事など，生活世界のすべてのものやできごととのかかわりの喪失でもあった．

生活の回復は身体を通して

　わたしたちが対象を把握し，自分の意志を実行するのは，すべて自分の身体を通しておこなわれる．身体があるから対象を把握し操作できる．身体があるから自分の意志を実行できる．予期しない病いや不慮の事故により，対象を把握する感覚の入力や思いを実行する身体機能に支障が生じると，ひとは自分と身体との関係性を失い，生活や社会とのかかわりを失う．

　その病いや不慮の事故などによって失われたり，奪われた生活，その失われた生活や社会とのかかわりを取りもどす試みは，自分の身体が思うように，わがままに動いてくれるかどうか，「自己の身体の確かめ」から始まる．そして身体の表象である，空間像が対象との関係のなかでよみがえり（身体図式[*4]の現実的な更新），わが身が「ともにある身体」としてリアルな存在になることで，あるべき生活の回復もしくは新たな生活の再建へと向かう（山根，2006；2008）．

　あるべき生活の回復，すなわち主体性の回復は，自己の身体性の回復により，身体との関係性を回復することであり，生活の再建は，生活との関係，社会との関係を回復することである．身体を通して，すなわち作業にともなう五感のフィードバックを確かなものとして体感し，感知し，主観としての自己との相互関係として対象を認識する，そのプロセスを通して，わたしたちは「いま，ここ」にある自分を確認できる．この回復プロセスは，自分と身体とのコミュニケーション，自分と生活とのコミュニケーションに他ならない．

　自分と身体とのコミュニケーション，すなわち五感を通して自分の「からだの声」に耳を傾ける身体の確かめには，作業における対象操作が手段となり，そして現実生活との関係の回復にあたっては，対象を操作することにより確かめられリアルな存在となった身体が，自分と生活とのコミュニケーションの手段となる．日々のくらしにおける作業で，身体を使う，道具を使うという経験の繰り返しが，世界と対比する自己の基盤となる身体図式を作る．作業により，自己の基盤が作られる．

　そうした意味において，作業療法は，作業・身体を介して，わたしとわが身，そして対象世

[*4] 身体図式（body schema），身体像（body image）
　ひとが自分の身体について抱く表象ないしは空間像．身体図式の障害には，身体空間の認知障害である身体失認，四肢の麻痺や切断などに現れる幻肢，脳器質性疾患，疲労時，統合失調症で体験される自己像幻視などがある．身体図式は直接体験されず意識されない過程であるのに対し，身体像 body image は体験され意識化された身体の空間像をさす．

界との関係性の回復という，コミュニケーションプロセスをファシリテートする役割をはたすものといえる．

わたし自身の体験

　わたし自身も，これまでに人生において数度，原因は異なるが事故や病気で数日間，意識不明の状態になったことがある．いずれもその回復の過程において，意識が戻り始めたとき，自分の手を握ったり開いたり，指で自分の頬に触ってみたりして，ちゃんと動くかどうか，何か変わった感じがないかを試した．身体を起こし立ち上がることができるようになると，足が自分の体重を支えてくれているかどうか，自分の身体に問いかけるように，足にそっと体重をかけて確かめたことを思いだす．

　日常の生活に戻り始めるときには，それまでの日々の生活においておこなっていた作業を，一つひとつ，以前のようにできるのか，何か変わったところはないかと，おそるおそる試してみた．日常の行為・動作を通して身体を確かめ，リアルな存在として確かめられた身体により，生活に必要な作業がどの程度できるかという，身体への問いかけである．それは，自己と身体との語らい（コミュニケーション），自己と生活との語らい（コミュニケーション）と言ってもよいものであった．

外傷性脳障害：崩れたジグソーパズルのような

　Aさんの生活に大きな支障をきたしていた脳損傷による後遺障害は，感覚・運動失語，視覚失認，エピソード記憶や意味記憶の障害，右同名半盲，右感覚麻痺，観念失行・観念運動失行など広範なものであった．Aさんの脳におきたことは，たとえてみれば，一度組み立てられたジグソーパズルがなんらかの衝撃で繋がりが崩れ，しかもピースの一部は失われてしまったような状態と言える（**写真1～3**）．

　そうした崩れたジグソーパズルのような状態になった脳の障害は，一人では修復できないが（**写真1**），いくつかのピースが失われていたとしても，崩れたパズルのそれぞれのピースの図柄には熟練職人としての匠の技の記憶が遺っているはず（断片としての記憶）であるから，手がかりとなる記憶の繋がりを手助けするような援助をすれば，関連することを思いだしたり（**写真2**），いくつか想起できない記憶があっても（**写真3**），元に近い生活ができるようになる可能性はある．Aさんは，両手をもちいる目的のある作業をしたことがないということだったが，もしやという思いから，匠としての身体を介した記憶が残っている可能性に望みをかけて，建築板金と類似性のある銅板細工を導入してみた．熟練した建築板金の匠として体得した体験，身体を使って覚えた（手続き記憶）パターン認識（pattern recognition）として習慣化されたものが，すべて失われているとは思えなかったからである．

　崩れたパズルのピースの図柄，すなわちパターン認識を構成する熟練職人として脳に刻まれ

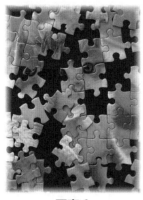 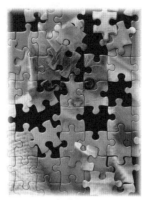 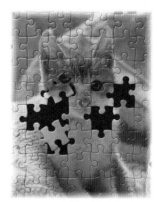

写真1　　　　　　　　**写真2**　　　　　　　　**写真3**

た「手続き記憶」の断片を活かすことができないだろうかという，作業療法士の直感的な思いからであった．それは，熟練職人としての匠の技の記憶により，崩れたジグソーパズルのピースを組み立てなおす試みのようなものであった．

作業療法のアプローチ

木槌や銅板を見せても，不思議そうに眺めて首をかしげる．

………………………
「なにやろね‥‥知りませんわ」
「わかりませんわ」
………………………

作業療法士の直感から導入を試みた銅板細工であったが，最初は鉛筆を見てウサギですと言ったときと変わらず，木槌を見ても，銅板を見ても，見ただけでは何に使うものか，どう使うものかもわからなかった．しかし，実際に手にとってもらい，木槌で銅板を打つモデルを示すと，見たことがない，何かわからないと言いながら，手は，持たされた木槌とたがねを使い，見よう見まねであるが銅板を打ち始めた（**写真4，5**）．

そして，銅板に少しずつ模様が現れると，自分が打ち出した銅板の模様を，不思議そうに見ながら，嬉しそうに，

………………………
「なんや，できてるね．こうするんかな」
「なんで，できるんかな」
………………………

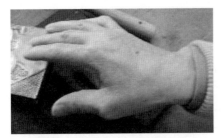
写真4 「なんやわからへん」

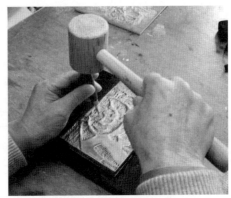
写真5 「こうするんかな」

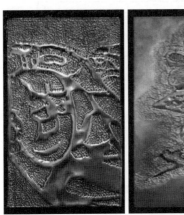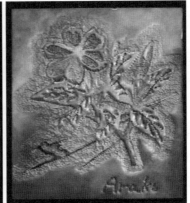
写真6 初めての作品

　しばらくは，力が十分入らなかったり，逆に力が強すぎて銅板に穴が開いたりしていたが，しだいに身体がなじみの動作を思いだしたのか，力のいれ加減も適切になり，2か月あまりかけて2つの作品ができあがった（**写真6**）．迎えに来られた奥さんに見せると，「本当にこの人が，この人がこれを‥‥」．

　半年あまりの訓練で，Ａさんは一人で通院し，受診受付や治療費の支払いもできるようになった．作業療法に一人で通うようになってから，Ａさんは家に帰ると毎日玄関先に椅子を出し，パート勤務から帰ってくる奥さんを待つようになったという．Ａさんが事故で職を失ってから，一家の生活は奥さんがパート勤務で支えていた．

....
「前はね．わたしが働いてね．今は反対ですわ．今は奥さんが働いてね」
「大変ですわ」
と屈託なく笑うＡさん．
....

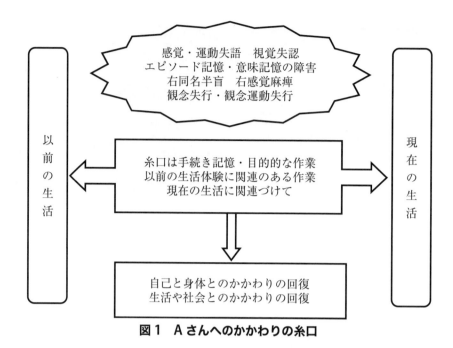

図1 Aさんへのかかわりの糸口

「大変ですわ」というAさんと向き合う大変さを暮らすのは，奥さんや子どもたち．それでも，毎日玄関で待っていて「お帰り」と言うAさんの笑顔に救われると，家計を交代した奥さんが言う．今も認知のプロセスに歪みや途切れはあるが，右半身の感覚も回復し，右手も実用手として機能するようになり，日常生活に大きな支障はみられなくなった．

かかわりの糸口

自分の身体との関係，生活との関係を失ったAさんに対するかかわりの糸口は，手続き記憶と目的的な作業であった．受傷前の建築板金の熟練職人としての経験に関連のある素材や道具，動作をもちいた作業により，その作業で導き出された身体の動きを，生活で使用するペンケースや家族にプレゼントする物を作るなど，今の生活に関連させながら新たな作業へと応用した（**図1**）．

崩れたとはいえ，長年建築板金で培われた身体図式（body schema）[*4]は，木槌とたがねを取りこんだ身体像（body image）[*4]を立ち上げ，少しずつ身体が素材や道具に応え始めた．記憶障害，観念失行，観念運動失行などに対する対処をし，両手の協調動作や目と手の協調性を段階的に高めながら，機能を賦活するように作業種目を組み替えた．

実際にもちいた作業活動は，銅板細工に始まり，スタンピングによる革細工，皮を使ったモザイク，切り絵，そして導き出された身体の動きを応用し，奥さんをはじめとし，家族や関連のある人たちが実際に使用するペンケースやメガネケースなどの革細工（**写真7，8**）であった．**写真7**は，作業療法を担当した一人であるわたし（筆者）にと，Aさんが最後に作ったメガネケースである．

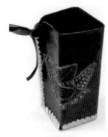 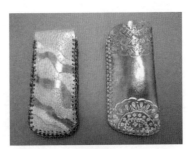

写真7　　　　　写真8

　記憶障害や認知機能の障害に対しては，メモ帳の利用など通常の高次脳機能障害に対するリハビリテーションの手段がもちいられた．いずれも自己と身体とのかかわりの回復，生活や社会とのかかわりの回復を目的としたもので，作業療法としては特別なことではない．

　一人で修復することは困難であった．崩れたジグソーパズルの修復を援助するように，身体と具体的な作業との関係のなかで，Aさん個人の生活背景，現在の生活との相互性を十分に考慮したかかわりを丹念におこなった．そして多少のピースの不足（傷つき失われたニューロン）による脳機能の不具合（認知障害）はあるが，少しずつ元の図柄がみえてきた．

　　　………………………
　　Aさんは自分の右手を見ながら，
　「これ？　そう，わたしの手．前はね，ちゃんと動かんし，触ってもわからんかったけど，今はね，もうわかるようにね，なりました」
　　　………………………

と実習に来ていた学生たちに，自分に起きたこと，大変だったことや今していることなどを楽しそうに話していた．受傷から5年，リハビリテーションによる回復は期待できないと言われて4年，作業療法の処方を受けてから1年あまり経ってのことであった．

作業療法の治療機序

　Aさんに対する作業療法の治療機序としては，効果器としての感覚・運動機能の改善とともに，
　①身体図式，脳地図の修正
　②外界からの感覚情報の入力システム，知覚・認知機能の改善
　③ニューラルネットワークの強化・形成
といったことがなされ，回復した心身の統合機能をもちいた生活の再建，社会参加の促進といったことがなされたものと考えられる．これらは，神経心理学レベルから生活にいたる，作業を介した心身の機能，活動と参加に関する生活機能の再学習にあたる．

```
┌─────────────────────────────────┐
│  効果器としての感覚・運動機能の改善  │
└─────────────────────────────────┘
┌─────────────────────────────────┐
│ ●身体図式や脳地図の修正           │
│ ●感覚情報の入力システム・知覚・認知機能の改善 │
│ ●ニューラルネットワークの強化・形成 │
└─────────────────────────────────┘
┌─────────────────────────────────┐
│  回復した機能による生活の再建・社会参加の促進 │
└─────────────────────────────────┘
```

神経心理学レベルから生活にいたる，作業を介した
心身の機能，活動と参加に関する生活機能の再学習

図2　作業療法の治療機序

この作業療法の治療機序は，簡略には**図2**のようにまとめることができる．これは，作業にともなう身体からの内部情報と環境や対象からの外部情報の知覚のカテゴリー化とアウトプット，その影響のフィードバックという一連の作用によるもので，生活機能の喪失と回復における脳機能と作業の関係を示すものである．

作業の平凡で豊かな日常性の力

こうした自分の身体や生活とのかかわりを取りもどすプロセスにおいて，もちいる作業や作業をおこなう場は特殊なものではない．病いや不慮の事故などにより日々の生活の作業に生じた障害に対する治療や援助，支援は，現実生活に限りなく近い場で，日々の生活でなじみのある作業をもちいることがもっとも理にかなっているからである．

その，生活の場で日常的な作業をもちいるという特性のため，作業療法には，治療という純粋な構造のなかに，生活，労働，余暇，作品，生産や収益といった，さまざまな日常的な問題が入りこんでくる．その平凡さ日常性ゆえに，作業療法という仕事は，最良であればあるほど，傍目にはあっけないほど単純で自然な人のかかわり，いとなみとして映る（山根，1998）．

作業療法は科学性がないと言われてきたのも，マイケル・ポラニーが暗黙知（Polanyi, 1966）と称したように，確かにわかっている，できるのに，言葉で説明することがむずかしい，単純に数値で示すことがむずかしいといった，生活や生活を構成する作業の平凡で豊かな日常性が原因している．

たとえば同じような身体の動きであっても，それ自体が生活上の意味や目的をもたない運動と，意味や目的のある作業の一部としておこなわれる行為とを比べてみれば容易にわかる．運動は数値化ができるが行為の数値化はむずかしい．しかし，生活を構成するのは運動ではなく，意味ある行為である．特別な場や手法をもちいない，作業という平凡で豊かな日常性を活かしたかかわりだからこそ，人間の自然な治癒力を引きだし，病いを「治す」ということから「治る」，さらには「病いを生きる」という視点を照らしだすのである．

二つのコミュニケーションという視点

　作業を介した治療や援助，支援では，対象者が予期せぬ病いや不慮の事故，避けることのできない加齢などにより失われた日常性を取りもどすために，日々のいとなみに必要な「生活行為の再体験」と，長い療養生活のなかに，病いを忘れひとときの安らぎをもたらす「良質な休息の場」を提供する．

　そして，対象者自らが自分で作業をすることで確かめ，試す，すなわち作業を通して，自分の身体とコミュニケートする，生活とコミュニケートする「語らいの場」をつくる．そうした意味で，作業をもちいた治療・援助や支援は，病いや不慮の事故により失われたさまざまな関係性を取りもどすための，作業を介した自分の身体との，身体を介した生活や社会とのコミュニケーションプロセスといえる．

　作業療法に限らずリハビリテーションは，物理的に身体に介入する治療医学と異なり，施され，受ける医療ではない．本人が主体的に取りくみ，対処する，対象者自身の納得と主体性を前提とした，サービスを提供する者と利用する者との協力関係によって成りたつ（山根, 2017）．

　それは「cure, care」に対し「do, cope」にあたる．そしてリハビリテーションが必要な対象者が，すべて自発的にその援助を求めてくるとは限らない．病いに苦しむ人たちの多くは，不安や混乱のなかで困惑していたり，現実の世界から身を護るように内的世界に引きこもっていたり，自分を襲う被害感や不安から他者との接触を避けていることのほうが多い．

　そのためリハビリテーションのかかわりにおいては，いかに相互の協力関係を築くかが問われる．そうした意味において，リハビリテーションのプロセスは，治療や援助，支援する者と対象者との相互のコミュニケーションプロセスとも言える．

　作業をもちいる療法は，病いや不慮の事故により失われたさまざまな関係性を取りもどすための，対象者自身の自分の身体や生活，社会とのコミュニケーション（第1のコミュニケーションプロセス），そして治療や援助，支援する者と対象者との相互のコミュニケーション（第2のコミュニケーションプロセス），この二つのコミュニケーションプロセスにより成りたっている．

　作業療法士は，言葉が意味記号としてのコミュニケーション機能を，十分はたさない状況においても，身体の構造・生理的共通性，五感と身体を介した共有体験を「伝え」「伝わり」の手だてとしてきた．

　身体が世界（対象）を感受し，感覚，知覚する．そして身体が対象をどのように扱う（操作する）か，それは対象がアフォードしているクオリアを，わたしが自分の身体によりどのように認識（身体的認識）しているかによって決まる．あらためて，作業療法における作業と作業することの精神性と身体性の意味を問いなおしたい．

二つのコミュニケーション
対象者自身の身体・生活・社会とのコミュニケーション
治療・援助・支援者と対象者との相互のコミュニケーション

その三：治療や援助，支援は中動の中に拡がる世界

　治療や援助，支援は，失われた身体や日常との関係性を取りもどす，対象者自身の「自己と身体，日々の生活，社会とのコミュニケーション」と，治療や援助，支援をよりよい関係で，効果的に成りたたせるための「治療や援助，支援にあたる者と対象者とのコミュニケーション」という二つのコミュニケーションプロセスから成りたっている．

　本書は，臨床の場で体感される臨床の知のエビデンスを示す試みと，臨床の知の質を向上させる試みとを，二つのコミュニケーションという視点で示す試みをしたものであるが，中動という状態が，この二つのコミュニケーションの視点を理解するうえで重要なキーワードになる．

中動態とは

　日本家屋の部屋は，いわば，空（うつ）なる空間と言われる（枡野，2014）．それは，日本の家屋の部屋は多くの西洋家屋に比べ，部屋自体の用途が固定されたものではなく，調度品を入れかえれば，居間にも寝室にも食堂にもなる．部屋と部屋の仕切りも，襖や障子のような紙と木でできたもので，簡単に開けたり打ち破ることができるにもかかわらず，その紙と木の仕切りは，そこにいる者の意志のあり方によって，強固で高い鉄壁のようにもなる．その仕切りの扱いはわたしたちに委ねられていると言ってもよい．「ある」か「ない」か，「する」か「しない」かどちらにでもなる，中間的な存在である．自由に開けたり簡単に打ち破ることができる襖や障子，それらを強固な打ち破ることができない壁と思えば，そこには越えてはならない結界が生まれる．しかし，決めるまでのプロセスではどちらでもない，どちらにもなりうる，その決定も自分が「した」のか「させられたのか」どちらとも言えない状態にある．決定そのものも，多くの場合，自分が能動的に決めたのか，受動的に決めざるをえなかったのか不明である．そうした能動とも受動とも判断できない中間的な状態が，中動態（國分，2017）という概念，中動態という状態である．

臨床体験は中動の中に拡がる

　中動態についてもう少しわかりやすい例をあげてみよう．たとえば事故で手を失った人が義手を使うのか使わないのか，使うとすれば装飾義手なのか作業義手なのか．あるいは，理解されにくい病いである精神障害と診断された人が，職さがしで自分の病いを開示するのかしないのかといったときに何が起きるかを考えてみる．作業療法の臨床においては，日常茶飯事なことであるが，そのような場合，作業療法士もその作業療法を受ける者も，いずれもが「する」

か「しない」か，その「意志」が問われる．そして，どちらかを選択した時点から選択したことに対する「責任」が生まれる．

　しかし，ここにいくつかの疑問がある．それは，選択されたことは，はたして本当に本人の主体的な意志によって「能動的」になされたのだろうかという疑問である．対象者が自分の意志で能動的に判断しているようにみえるが，作業療法士という専門職の意図を汲んで，すなわち「受動的」になされたのではないだろうかという疑問である．それは，病いや障害を生きる人たちの生活の立てなおしに携わってきた者として，「その人が本当にそうしたのか，わたしがさせたのではないか」という思いが常にあるから生まれる疑問である．

　仮に，対象者の心身の機能を補うには装飾義手より作業義手のほうがよいとか，就労するなら精神障害であることを開示したほうがよいと客観的状況から判断されたとする．しかし，それをそのまま対象者の治療や援助，支援の方針やリハビリテーションの目標にすることはできない．わたしたちにできるのは，専門職としての客観的な判断とその理由を正しく対象者に説明することだけである．

　他人が見て，手がないとわかりにくい「手」がほしいと望む人には，その人にあった装飾義手の使い方を教えるだろう．そして同時に，その義手を使うことのメリットとデメリットも説明する．病いや障害を開示しないで職を探したいと願う人には，どのような仕事があるかを共に探すだろう．そして同時に，開示しないことのメリットとデメリットも説明する．

　この例にあげたリハビリテーションのようなかかわりのなかで，対象者が下した決断は，能動的なものなのか，受動的なものなのか？　いや，そもそもそのような共同決定といえるようなことを能動や受動という，「ある」か「ない」か，「する」か「しない」かと，デジタル的に判断したりとらえること自体が間違っているのではないだろうか．

　選択という結果にいたるには，それまでの経緯や環境，そのときの対象者の心身の状態など，背景にはさまざまな要因が重なっている．背景が違えば，まったく違う方向の選択がなされることもある．要するに主体的な「意志」というものは，絶対的なものではないのである．

　病いや障害を生きる人たちは，いつも障害を受容「する」「させられる」というストレスフルな問題とともに暮らしている．そして治療医学とは異なり，リハビリテーションに携わる専門職には，常に自分が提示した方法や目標が本当にそれでよいのか，対象者が選択したように見えるが「させた」のではないかという思いがある．このように，障害の受容を含む治療や援助，支援においては，評価し関わる側には，その決定までのプロセスにおいては，いや決定後も気持ちの中は，本当にそうかそれでいいのかという自己との語り合い，自問自答という自己の頭の中でのコミュニケーションプロセスがある．そして治療や援助，支援をする者と対象者との相互の関係の構築においても，双方が共に共通の目標にむかう語り合い，インフォームド・コンセントと称されるコミュニケーションのプロセスがある．

　このように，治療や援助，支援という臨床において体験されることは，いずれも，能動態とも受動態とも異なる，中動という状態の中に拡がる世界である．

　本書は，そうしたリハビリテーションという治療や援助，支援における臨床で体験されるこ

との質を確かめ高めることを追求するもので、それが自己の精神内界でおこなわれるものであろうと他者との相互交流としておこなわれるものであろうと、そのプロセスは能動でも受動でもない、中動という状態にあるといってよいだろう。ある思考をまとめたり、何かを判断しようとしているとき、自己とのコミュニケーションと言えるが、そのようなときの脳内（自己の精神内界）は、まさに中動態の状態にある。他者との相互交流としておこなわれるコミュニケーションにおいても同様である。決定されたら方向が決まるが、決定されるまではどちらにもなりうる、何かが決定されるまでの状態は、中動態の状態にあると言える。

■ 引用文献

梶原香里, 山根　寛（1999）. 自由参加の作業療法の治療効果—治療構造の観点から. 作業療法 18, 212-217.
國分功一郎（2017）. 中動態の世界—意志と責任の考古学. 医学書院.
枡野俊明（2014）. 日本人はなぜ美しいのか. 幻冬舎.
Polanyi M（1966）. The tacit dimension. Routledge & Kegan Paul Ltd., London（佐藤敬三・訳, 1980.「暗黙知の次元—言語知から非言語知へ」紀伊國屋書店）.
山根　寛（1998）. 作業療法の移行対象的機能と試行探索を促す援助.「作業療法事例集」pp248-253. 日本作業療法士協会.
山根　寛（2006）. コミュニケーションとしての作業・身体. 作業療法 25, 393-400.
山根　寛（2008）. 心身統合の喪失と回復—コミュニケーションプロセスとしてみる作業療法の治療機序. 作業療法 27, 73-82.
山根　寛（2017）. 作業療法の治療・支援構造と治療機序.「精神障害と作業療法　新版」pp86-153. 三輪書店.

I 章
コミュニケーションとしての身体・作業

1 身体と作業
  1・1 身体における意識の違い
  1・2 身体観の違い
  1・3 身体と作業
  1・4 作業という脳内現象

2 作業をもちいる療法と身体・作業
  2・1 ひとと作業
  2・2 病いや障害による関係性の喪失
  2・3 失われた現実を取りもどす－関係性の回復
  2・4 心身の乖離と作業をもちいる療法のアプローチ

ひとは，生まれ，日々のくらしを営み，そのいとなみを積み重ねることでその人の人生が紡がれる．そして生を終えるまで，その一生において，予期せぬ病いや不慮の事故，避けることのできない加齢現象など，生老病死，さまざまな実存的状況と遭遇する．その実存的状況のなかにあって，自分と身体の関係の喪失により，ときにはそれまで築いてきた生活や社会とのかかわりを失い，奪われることもある．

　この失い，奪われた自分と身体の関係，日々のくらしや社会とのかかわりを取りもどす試みは，わが身が「わが（思う）まま」に動いてくれるかどうか，生活行為（目的と意味のある作業）を介した自己の身体の確かめから始まる．そして，わが身が「ともにある身体」として確かめられ，リアルな存在になることで，その身体を基盤として，それまで自分の生活を支えてきた，さまざまな生活行為（目的と意味のある作業）をふたたび試み，確かめる．そして今ある身体を生きるために，必要な生活技能を習得することで，あるべき生活の回復もしくは新たな生活の再建がなされる．

　作業をもちいる療法は，その失い，奪われた生活や社会とのかかわり，日常を取りもどし，生活をふたたび建てなおすために，日々のいとなみに必要な「作業の再体験の場」と，長い療養生活のなかに，病いを忘れひとときの安らぎをもたらす「良質な休息の場」を提供する．作業をもちいる療法が提供する「作業の再体験」と「良質な休息の場」で，対象者自らが主体的に作業に取りくむことを通して，自己の身体と語らい，生活と語らい，自分なりの生活を取りもどす試みがなされる．この失い，奪われた生活とのかかわりを取りもどす試行のプロセスは，作業を介した自己と身体との語らい（コミュニケーション），身体を基盤に作業をすることによる自己と生活との語らい（コミュニケーション）という，自分の身体や生活，社会とのコミュニケーションプロセスといってもよい．

　Ⅰ章は，作業をもちいる治療や援助，支援を，作業を介した自分の身体との，身体を介した生活や社会とのコミュニケーションプロセスとしてとらえることで，作業をもちいる療法の基盤となる身体と作業の機能や役割を考える章として構成した．

ひとは
生老病死のさだめのなかで
予期せぬ病いや不慮の事故により
身体　生活　社会とのかかわりを失い
生きる望みを失う

ひとは
失われたかかわりの取りもどしに
自ら作業にむかい
道具を使い　からだを動かし
身体と語らい　生活と語らい
わが身を確かめる

わが身が「わが（思う）まま」に動き
リアルな「ともにある身体」となるとき
新たな生活の再建が始まる
失われた生きるかかわりの取りもどし
それは自己・生活・社会との対峙
　　　　身体とのコミュニケーション
　　　　生活とのコミュニケーション

作業をもちいる療法は
ひとときの良質な休息と
日々のいとなみに必要な作業の
再体験の場をととのえ
失われたかかわりを取りもどす
手助けをする

作業をもちいる療法
それは　身体や生活とのかかわりを取りもどす
コミュニケーションプロセス

I章　コミュニケーションとしての身体・作業

1
身体と作業

- 1・1　身体における意識の違い
  - 1・1・1　身体が意識されるとき
  - 1・1・2　身体が意識されないとき
- 1・2　身体観の違い
  - 1・2・1　心身二元論の世界
  - 1・2・2　心身の相関
  - 1・2・3　心身一如の世界
  - 1・2・4　身体観の比較
  - 1・2・5　近代日本哲学の身体観
- 1・3　身体と作業
  - 1・3・1　身体図式と身体像
  - 1・3・2　たとえばリンゴを
- 1・4　作業という脳内現象
  - 1・4・1　作業開始前の現象
  - 1・4・2　作業途中の現象
  - 1・4・3　作業終了後の現象

1 身体と作業

　わたしたち一人ひとりは，ただ一つの身体をもって生まれる．自分の思いを他者に伝えたり，その思いを実現できるのも，だれのものでもない，その「わたしであるただ一つの身体」を通して成りたっている．わたしという身体を通してしか成りたたない．したがって，わたしが存在するということは，わたしが自分という「身体を生きている」ということにほかならない．

　しかし，心身の機能や構造にさしたる支障が生じていない日々の生活においては，自分の存在すべてを自分の身体に依存しているにもかかわらず，その身体を意識することなく暮らしている．そして，病いや不慮の事故などにより，自分と身体や生活，社会との関係など，日常のさまざまな関係性が失われたり，奪われたりしたとき，わたしたちは自分と自分である身体との関係を否応なく意識することになる．

　身体を強く意識する（意識させられる），反対に身体がまったく意識されない場合とは，どのようなときなのか．ひとは自分の身体をどのようにとらえてきたのか．そしてその身体は，目的とする作業をどのようにして実行するのか．作業するときの最初の対象である自分の身体を操作して，自分以外の対象である素材や道具を操作する．そのとき，脳の中ではどのような現象がおきているのか．作業はその遂行において身体に何を求め，身体に何をもたらすのか．洋の東西における身体観の違いから，作業にともなって生じる人間共通の脳内現象まで，ひとは存在としての身体をどのようにとらえてきたのか，ひとと身体，身体と作業の関係を見なおしてみる．

> われわれは身体をもって生まれ，育ち，身体とともに学び，
> 教わることによって，初めて考えるものとしての自己を見いだす
>
> （三輪，1977：身体の哲学より）

1・1　身体における意識の違い

　日々の生活において，わたしたちは自分の身体を強く意識する（意識させられる）ことなく暮らしている．しかし，避けることのできない加齢現象，予期せぬ病いや不慮の事故などにより，ひとは「自分という身体」の存在を意識する（意識させられる）ことになる．

　必要に応じて自分の身体に意識をむければ，その実在が意識され適切に応えるはずの身体が，病いや事故による心身の乖離がおきると，わが身として確かな実感をともなった身体の意識がなされない場合や，実在とは異なる歪んだ身体が意識される場合がある．自分の身体を意

識する，自分という身体が意識されない，実在とは異なる歪んだ身体が意識される，それはどのような状態における現象なのだろうか．身体におけるそうした意識の違い，それは何が違うのだろうか．謎はさらに深まる．

1・1・1　身体が意識されるとき

　わたしたちは，自分の心身の機能や構造にさしたる支障がなく，生活に大きな変化もなく過ごしているときには，生活に関する大半の行為や動作は，反射的な活動や習慣的なものとしておこなわれている．このように日常的に繰り返されている作業においては，自分の身体やその動きを強く意識する（意識させられる）ことはない（山根，2015a）．
　身体を意識「する」のか「させられる」のかは，主体の問題であるが，それはさておき，成長，発達の過程において，
・身体の成長が著しい思春期
・身体機能が低下し始める青年期の終わり
・加齢による身体機能の低下が著しい初老期から老年期

など，実際の身体と自己の身体図式（body schema）（1・3・1「身体図式と身体像」で詳述する）とに差が生じるときには，自分の身体を強く意識する（意識させられる）ことになる．
　また，そうした発達上の身体の機能や構造の変化以外に，
・身体の不調
・四肢の損傷など身体構造の急激な変化
・中枢神経系の障害による感覚・運動機能の障害
・末梢神経系の障害による感覚・運動機能の障害

など，病いや不慮の事故などで身体が不全になったり，心身の機能や構造が損なわれたときにも，ひとは身体の存在を否応なしに意識する（意識させられる）ことになる（山根，2015a）．
　思春期という人生の春には，わたしたちの身体はアンバランスに，急激に，右肩上がりに発達する．その身体の変化を後追いしながら修正される身体図式が，初夏に草木が伸びるような成長著しい身体の発達に追いつかないため，平均的な身体図式として脳が記憶している情報より実際の身体機能のほうが先に進んでいるために，できるという自覚と実際にできることの間にズレが生じる．
　右肩上がりの発達の時期は，自分の身体にとまどい，身体をもてあましながらも，ゆとりある身体機能を謳歌できる有能感にあふれた時代である．同じ発達の後追いのズレでも，発達の頂きを越える青年期の途中になれば，それまでの身体図式に基づいて，これくらいなら大丈夫という思い込みで行動するたびに，その思いに身体がついていくことができなくなり，若さを失いはじめているという身体の現実を思い知らされるときが訪れる．気持ちはあるけど身体がついてこないという，だれもがある年齢になると体験する，青年期の心身機能のピークを越えかけるときに感じるあの体験である．

そして初老期から老年期にかけては，豊富に経験が蓄積される一方で，加齢により枯れるように崩れ落ちていく心身の機能に気づき，認め，受けいれざるを得なくなるときがくる．ひとは，病いや事故以外に，普通の成長過程において，この発達の初めと終わりの二つの時期に自分の身体を意識する（意識させられる）ことになる．ちょうどその時期を厄年として，生活のしかたや自分に注意をむけさせる習慣があるのは，くらしの中で生まれた人間の知恵なのだろう．

　また，このようなだれもがたどる，避けることのできない実存的状況における身体の意識とは別に，予期することもできない病いや不慮の事故などでは，予期しない心身の機能や構造の喪失という形で，否応なく身体を意識する（意識させられる）ことになる．身体の機能に，放置できない不調が生じている場合には，その不調を知らせるかのように，その不調が生じている身体の部位が意識される（させられる）．また，四肢の切断のように身体の突然の損傷などの場合には，失われたり，奪われたりして存在しないはずの身体の名残が，幻の形状（幻肢）を脳内にとどめ，幻の手足が疼き痛んだりする（幻肢痛）．精神疾患では耐えられないストレスに対して，自分を護るために身体が受けとっている現実の感覚情報を脳が遮断する（知覚しているものを認知しない）といったことがおきる．そうした場合，脳は身体からの情報が届かなくなったなかで，より危機的なことを考えて対処しようとする．実在しないものが見えたり（幻視），だれもいないのに自分を非難する声が聞こえたり（幻聴），自分に予期しない危険が迫っていると感じたり（被害妄想などの錯覚），身体に奇妙な感覚がおきたり（体感幻覚），ときには自分がおこなっているにもかかわらず自分がしていると認識できない，自己と身体の乖離を体験する（離人感）．

1・1・2　身体が意識されないとき

　自分の心身の機能や構造にさしたる支障がなく，生活に大きな変化もなく過ごしているときに，自分の身体を意識しなくてもすむのは，健康である証である．しかし，病いや不慮の事故などで身体が不全になったり，心身の機能や構造が失われたり，奪われたりしたときには，わが身がリアルな身体として意識されなくなることがある．現実の身体があるがままに認識されないことがある．

　そうした病いや障害により，身体が適切に意識されない状態には，すでに述べたような
- ・統合失調症をはじめとする精神疾患
- ・自己の否認
- ・現実からの防衛

といった精神的，心理的な機能的原因による場合と，
- ・中枢神経系の障害による感覚・運動の麻痺
- ・末梢神経系の障害による感覚・運動の麻痺

など身体の器質的な原因による場合がある．

　精神的，心理的な機能の原因により，身体が感受した感覚情報を知覚・認知することを無意

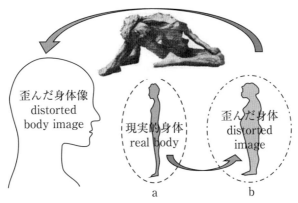

図1-1-1　身体像の歪み

識に避けている場合は，防衛的な逃避にあたる．たとえば統合失調症のように現実世界との意味ある関係が保てなくなるとき，ひとはその主観的身体を自分ではないと感じたり，自分の身体を使いながら自分がしているという実感がなくなったり（解離症状としての離人体験），自分の身体を，人格を包む鎧のようなものに変じ（Minkowski, 1953），外刺激を遮断して，脆く侵襲されやすい自我を守ろうとする（感情鈍麻）．

　また大きな精神的疲労や気がかりなことがあるときにも，自分の身体は意識されないことが多い．身体に意識をむけるほど気持ちのゆとりがないためであろう．さらに意識されないというより，違和を感じた自分の身体への強い意識が，その違和の強さゆえに抑圧され，意識から遠ざけられ，身体に対して間違った認識がなされることがある．摂食障害（eating disorder）にみられる心身の統合の喪失がその一つの例である．身体のふくらみが消え，骨が浮き出るほどやせながら，自分の存在と命をかけてでも，食べることを抑制しているかのような神経性無食欲症（anorexia nervosa）（山根，2002；水島，2001）などがそれにあたる．神経性無食欲症の患者は，身体のふくらみが消え，骨が浮きあがるほど痩せながら，決して食欲が失われているのでも，食べ物に関心がないわけでもないが，命をかけて食欲を抑制しているかのように食べようとしなかったり，空腹感から夜中にこっそり冷蔵庫の中が空っぽになるほど食べ，食べては太ることへの恐怖から指を喉の奥に突っ込んで吐きだしたり（自己嘔吐），大量に下剤を使ったりする．実際の身体は痩せ細っている（**図1-1-1のa**）にもかかわらず，自分は太っていると自分の身体について歪んだ認識をしている（**図1-1-1のb**）．

　そうした精神的，心理的な機能的原因のほかに，神経系の障害により感覚・運動系に麻痺が生じると，行為や動作をおこなうために必要な，外界[*1]や自分の身体の位置や動きを認識する

[*1] 外界
　　哲学用語を基にした，自分以外の環境や対象を外界という．本書では，内臓感覚や前庭覚，深部感覚など自分の状態を示す情報である内部情報に対し，自分を取り巻く環境や自分以外の対象からの情報を外部情報という．内部情報は直接脳幹や視床下部，自律神経中枢に送られ，外部情報は脳の一次皮質や二次皮質に送られ，この内部情報と外部情報が知覚のカテゴリー化により，自分の状態や自分が今どのような状態におかれているかを過去の体験情報から判断し，どう対処するかを決める．

感覚情報が十分に感知されない，思うように身体が動かないといったことから，自分の身体が意識されない，無視されることがある（I章の2・4「心身の乖離と作業をもちいる療法のアプローチ」で少し詳しく述べる）．

1・2 身体観の違い

　病いや不慮の事故により失われたり，奪われている自分と身体や生活，社会との関係において，ひとは，身体をどのようにとらえてきたのだろうか．臓器移植における脳死をめぐって交わされたさまざまな論議の背景にも，洋の東西における宗教観の違いを背景とした身体観の大きな違いによるものと思われる現象がみられた．それは，脳死判定の論議を越えて，臓器移植を成りたたせている西洋医学的な身体観と，心と身体は分けることはできない不可分なものであるとする心身一如（mind-body correlation）[*2]のような東洋的身体観との違いである．西洋医学的な身体観には，心と身体は別なものとする心身二元論（mind-body dualism）を基盤とした身体のとらえ方が背景にある（美馬，1989）．キリスト教圏の世界で，わが国でおきたような移植に対する抵抗感が少なかったのは，臓器は心とは別の身体の部品としてみる心身二元論に基づいた身体観の影響と思われる．

　そうした心身二元論的な身体観に対して，東洋的身体観には，『チベットの死者の書』（川崎・訳，1989）にみられるように，遺体は単なる物質ではなく，ひとが亡くなっても霊があの世に落ちつくまで，一定の手順と時間を経る必要があり，遺体は死者の生命と深く関わっているという身体のとらえ方，心身一元論，心身一如という身体観がある．また，日本には父母から授かった身体を傷つけてはならないという儒教文化の影響が深層構造にまだ残っていると思われる．そうした心と身体を単純に分けて考えることをしない身体観があるため，遺体を傷つけ，臓器を取り出すことに強い違和を覚えるものと考えられる．

　ここで，その身体観の違いの背景を簡単にまとめてみる．

1・2・1　心身二元論の世界

　まず最初に，二元論的な身体観とはどのようなものかを振り返ってみよう．

　[*2]　心身一如（しんしんいちにょ）
　　　禅の瞑想における内面的瞑想と外的行動の両者が向かう理想的境地．心と身体は不可分で，心と身体に見出される二元的で両義的な関係が克服され，そこから意識にとって新しい展望がみえてくることを意味する（湯浅，1990）．

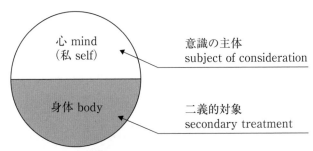

図 1-2-1　哲学的身体観

1）古代ギリシャの哲学的身体観

心身二元論は，プラトン Platon（古代ギリシャ，BC428 or 427-BC348 or 347）の『対話編』にみられる理性的霊魂の不滅や，その弟子アリストテレス Aristoteles（古代ギリシャ，BC384-BC322）の霊魂論（山本・訳，1968）など，古代ギリシャの哲学的な霊魂観にさかのぼる．

古代ギリシャの哲学的な身体観は，**図 1-2-1** に示すように，意識の主体としての魂や精神を重視し，身体を第二義的に扱うというものである．プラトンは，人間が死ぬと，魂には生前の業によりいろいろな動物に入りこむが，哲学など知的な人生を過ごした者の汚れのない魂は神々の下に帰る，という仏教の輪廻転生観的な考えをもっていた．アリストテレスは，霊魂を生命の元である「栄養的霊魂（植物的霊魂）」，感覚や運動の元になる「感覚霊魂（動物的霊魂）」，思考力の原理としての「理性的霊魂」に分け，「理性的霊魂」があるかどうかが人間と他の生物との違いであると考えた．こうした哲学的な霊魂観は，BC539 年のバビロン捕囚終焉後のユダヤ教やキリスト教などにおける霊肉二元の宗教思想と結びつき，西洋の思想的な中核を形成してきた．

2）デカルト的心身二元論と近代科学

「われ思う，故にわれあり（cogito, ergo sum）」という命題で知られるデカルト Descartes（フランス，1596-1650）は，「精神は物体に，物体は精神に，いかなる意味においても依存しない」と言い，ひとの本質は意識（コギト）の主体，すなわち心にあるとした．デカルト哲学では，肉体を罪の源泉とし，霊魂だけが神に通ずるとする道徳的判断を取り払い，心や心がからむ科学的に扱えない問題を科学の対象から切り離し，ひとの精神を除くすべての現象を科学の対象としたのである．

近代合理主義や近代科学は，このデカルト哲学の心身二元論との出会いにより普及したと言ってもよい．ハーヴェイ Harvey（イギリス，1578-1657）の血液循環論に始まったとされる近代（西洋）医学も，身体を精神から分離し，機械論的な見方をすることにより，めざましい発展を遂げた．近代（西洋）医学は，物体としての身体の生理的構造・機能，その異常としての病気を対象とすることで，幾多の感染症を克服し，さまざまな病気の治療法の開発に寄与した．

現代（西洋）医学の「命の贈り物」と言われる移植，再生，遺伝子治療などの先端医療も，

そうした文脈のなかで誕生した．しかし，デカルトは，心と身体は相互に依存しないと二元論を唱えながら，大きな矛盾を抱えていた．それは，「われ思う，故にわれあり」といった，あの命題そのものに含まれている矛盾である．

3）デカルト的心身二元論への批判

「わたしが思うことができるのは，この身体があるから可能なので，身体を抜きにわたしというものはありえない．したがって，この命題自体が，すでに心身の相互性を抜きには成りたたないという事実を含んでいたのである」というデカルトの心身二元論，この二元論が含む矛盾が，ニーチェ Nietzsche（ドイツ，1844-1900）をして「近代人は身体の重要性を忘れている」と言わしめ，ベルクソン Bergson（フランス，1859-1941）やスピノザ Spinoza（オランダ，1632-1677）ら，一元論者によるデカルト的心身二元論に対する批判がおきた．

そして，メルロ・ポンティ Merleau-Ponty（フランス，1908-1961）の『知覚の現象学』（Merleau-Ponty, 1945）により，それまで第二義的にみられていた身体は，「生きられる身体」として現象学の主題となった．そうした心身の相関をめぐる動きは，医学においてもみられるようになり，19世紀初頭にドイツで，人は心（psyche）と肉体（soma）とが一体をなすものであり，心の健康なしには肉体の健康もありえないという立場から，広く臨床各科の疾患を心身の両面から総合的に病態把握し，それぞれが関与する因子の比重に応じて治療をおこなおうとする心身医学が誕生した（Heinroth, 1818）．

1・2・2 心身の相関

心身医学は，フロイト Freud（オーストリア，1856-1939）のヒステリーや神経症研究による心身相関を理論的背景として，1930年代にアメリカで体系化された（筒井，1979；中川，1985）．近代（西洋）医学は，「病める人（patient with illness）」から「疾患（disease）」を客体化することで，原因の究明や治療法の開発に多くの成果をあげた．しかしその一方で，高齢化や生活環境の変化により，生活習慣病や心身症などが増えたことで，心身相関を考慮し心身全体を管理する総合的な医療の必要性がクローズアップされるようになった．このように，心身二元論を基盤とした近代（西洋）医学の身体機械論的見方の行きづまりによって注目されるようになったのが，心身医学と関連の深い補完・代替療法（complementary and alternative medicine）[*3]である．

[*3] 補完・代替療法 complementary and alternative medicine
米国の国立補完統合衛生センター（NCCIH）は，補完代替医療を，①インドのアーユルベーダや中国などにみられる伝統医学に類する代替医学システム，②精神と身体の相互作用にはたらきかけるもの，③食べ物や薬草などの生物学的作用を利用するもの，④手技・身体を介するもの，⑤気功など自己内外に存在するエネルギーを利用するもの，の5領域に分けて研究をおこなっている．

表 1-2-1　補完・代替療法の分類例

代替医学システム	：中国伝統医学，アーユルベーダ，ホメオパシーなど
心身への介入法	：瞑想療法，ヨーガ，イメージ療法，芸術療法，ダンス療法など
生物学的療法	：食事療法，サプリメント，アロマ，薬草療法など
手技的療法	：カイロプラクティック，マッサージ，指圧，あんま，整体など
エネルギー療法	：気功，セラピューティック・タッチなど

　補完・代替療法は，大学医学部で教育されている近代（西洋）医学以外の療法を総称したもので，1970年代に米国でその模索が始まり，1980年代には欧州各国にも広がった．補完・代替療法には，道教と関係の深い中国伝統医学やヨーガ哲学を基盤としたインドのアーユルベーダなどの代替医学システム（alternative medical systems），そして，瞑想療法やイメージ療法など心身への介入をはかるもの（mind-body intervention），食事療法やサプリメントなどの生物学的療法（biologically based therapies），カイロプラクティック，マッサージ，指圧や整体などの手技的療法（manipulative and body-based methods），エネルギー療法（energy therapies）と言われる気功などが含まれる（蒲原，2002）（**表 1-2-1**）．

　それらの多くは，禅やヨーガの修行など東洋思想の伝統的な身体観を背景としたものである．ウィルバー Wilber（アメリカ，1949-　）らが中心となって理論化されたトランスパーソナル心理学[*4]も，東洋の修行法や宗教と西欧の心理学とを包括することで，身体機械論的な人間観の行きづまりを乗り越えようという試みとみることができる．

　身体観の変化という視点からすれば，精神と身体を区分し，身体を第二義的な物体として扱ってきた古代ギリシャから近代合理主義にいたる身体観が問いなおされて，心身の相関に対する新たな認識と近代科学が意図的に軽んじてきた身体のリアリティの復権といえる．

1・2・3　心身一如の世界

　二元論的な身体観に対する東洋的身体観とはどのようなものなのだろう．東洋思想においては，精神（心）と物質（身体）を明確に分ける二元論的な考え方はなく，わが国では，鎌倉時代の初期に臨済宗を伝えた禅密兼修の僧栄西（1141-1215）の「心身一如（しんしんいちにょ）」が理想とされてきた（湯浅，1990）．禅における修行は，厳しい拘束を自己の心身に課し身体で覚え込む，いわゆる体得によって悟り（意識の開き）の境地に達するというものである．日本曹洞宗の開祖道

[*4] トランスパーソナル心理学
　　ロジャーズやマズローらの人間性心理学の自己超越の概念から発展した，人間の究極的な目的は個を超えた自己超越（トランスパーソナル）の精神的統合にあるとする心理学．近代的な個人主義の行きづまりという時代的な背景もあって，スピリチュアリティを扱っているため宗教や神秘学だという批判もあるが，西洋科学（心理学）と東洋宗教（特に禅）を統合する見方がなされている．

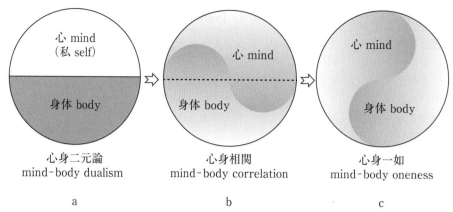

図 1-2-2　身体観のイメージによる比較

元（1200-1253）も，その著『正法眼蔵』〔道元（水野・翻訳），1990-1993〕で「身と心とをわくことなし」と言い，修行のはじまりは身体のあり方が心のあり方を決めていくことにあるとした．

このような禅の修行における身体で覚え込む体得の思想は，芸の道でも稽古に取りいれられるようになった．室町時代初期の猿楽師世阿弥（1363？-1443？）は，父の観阿弥とともに猿楽，現在の能を完成させ，多くの書を残した．その能楽論『風姿花伝』〔世阿弥（野上ら・校訂），1991〕において，「心」の動きと「身体」の動きを一致させることが能の稽古や修行であると書き残した．心と身体の相互性を考慮するだけでなく，身体を整えることで精神を整える，そうした心身一如における心と身体のありようは，作業療法の効果の重要なエビデンスに通じるものがある（Ⅰ章の1・3「身体と作業」参照）．

1・2・4　身体観の比較

心身二元論，心身相関，心身一如のそれぞれのイメージを図で比較してみると，心身二元論は，図1-2-2のaのように心を意識としてとらえ，身体は運動をおこなうもので，両者は独立した実体とみている．それに対して，心身相関は，心身二元論を基盤に，心身二元論の心と身体は相互に独立しているという矛盾に対して，図1-2-2のbのように心と身体は相互に関係しているということを示そうとしたものといえる．そして，心身一如は，図1-2-2のcのように心と身体は分けることはできない不可分なものであり，さらに言えば，身体という制約のなかにわたしが存在するというものである．

1・2・5　近代日本哲学の身体観

こうした東洋的身体観は，近代日本哲学の背景となった．西田幾多郎（1870-1945）は，「身体といふものなくして，我といふものはない」「身体があるから見ることができる」のだとい

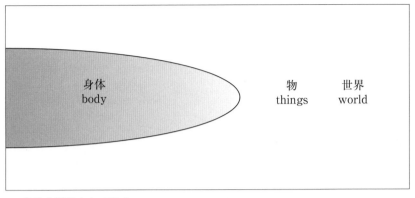

a：身体を道具としてみる

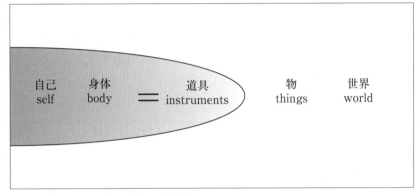

b：物（道具）を身体の機能の延長としてみる

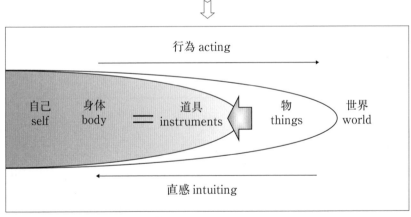

c：自己，身体，物，世界の関係

図 1-2-3　西田哲学における自己，身体，物，世界の関係

い，ひとは常に身体をもつという制約の下に存在するもので，ひとが何かを考え，実行するのも身体の制約の下において可能なのだとした（西田，1935）．

　西田は，自己の存在は身体と不可分なものであり，「わたしの手を使う」「身体が思うように動かない」などと言うように，ひとにとって身体は道具としての特性をもって存在し（図1-2-3のa），また物を道具として使用するときに，自分の身体の一部として，また身体機能の延長として，その道具を取りこみとらえたのである（図1-2-3のb）．そして，その行為的直感の理

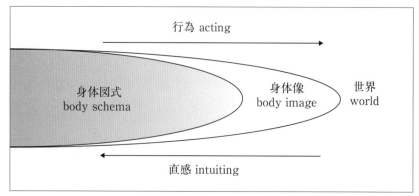

図1-2-4　西田哲学の身体観と身体図式・身体像の関係

論において，ひとは外界の事物，すなわち自分を取り巻く環境や自分以外の対象を，身体に備わった感性的な直感でとらえ，直感で把握した外界に対して行為すると言った．この行為と直感は，同時に，そしてともに，身体の制約の下に不可分なものであるとした（**図1-2-3のc**）．

この西田哲学における自己，身体，物，世界（西田哲学では外界と同義）の関係に対する認識は，**図1-2-4**のように置き換えることができる．すなわち，道具として存在する自分の身体，その道具である自分の身体を基盤（身体図式 body schema）とし，身体が物（自分の身体が手にした道具）を身体の機能の延長ととらえたときの身体のイメージが身体像（body image）に相当する．これは後述する身体図式と身体像の関係そのものである（Ⅰ章の1・3・1「身体図式と身体像」参照）．

1・3　身体と作業

　目をつむって，手をあげる．自分の手を見なくても，自分の手がどのくらいの角度で，身体に対してどの方向にあり，どのような状態になっているのかがわかる．また，目をつむったままで，パジャマを脱ぎシャツに着替えてボタンをはめることもできる．シャツと自分の位置関係，左右の手の位置関係などを目で見て確かめなくても，服を脱いで着替えるという空間行動が適切にできる．

　ひとが自分の身体を意識するのは，二日酔いの朝や突然襲ってきたぎっくり腰のように，身体の機能に支障が生じたとき，もしくは経験したことがない新しい動作やむずかしい動作をしなければならないときなどで，日常の生活においては，身体を意識しなければ必要な行為や動作ができないことはほとんどない．

　わたしそのものである身体を，わたしが意識することなく日々過ごすことができる．それは，身体図式（body schema），身体像（body image）（Head et al, 1911；Schilder, 1923；Simmel, 1961；Gallagher, 1986）と称される，脳内にあるわたしの身体の表象，空間像のはたらきによるものである．身体図式，身体像とは何か，ひとが作業をすること，その作業をすることを治

療や援助，支援の手段とする作業療法にとって，身体図式，身体像はどのような意味をもつのだろうか．

1・3・1　身体図式と身体像

　身体図式と身体像の違いは，ヘッド Head（イギリス，1861-1940）らが提唱（Head et al, 1911）したとされる．哲学や精神医学，心理学など，扱われる領域によりその定義のニュアンスは多少異なるが，ともに，自他の認知や空間認知，模倣，道具の使用などに重要な役割をはたしている．

1）身体図式（body schema）

　領域により多少のニュアンスの違いはあるが，身体図式は，メルロ・ポンティ Merleau-Ponty が「習慣的身体（le corps habituel）」といったように，日々の生活において身体を意識することなく目的とする行為や動作ができる．その基盤は，日々の行為や動作において身体を使うことで体得された身体の構造や機能の情報，すなわち習慣としての身体の表象と考えてよい．身体図式は，わたしたちが生活においてさまざまな行為や動作をする，生活に必要な道具を使用する，その日々繰り返される身体の感覚的経験や運動的体験の蓄積により，個人の身体の各部位の大きさや運動機能，部位間の関係といったものが組み替え更新され，幼児期から青年期を経て，老年期へと，各個人の発達にともなう身体の変化に応じて形成される．序章の「その三：治療や援助，支援は中動の中に拡がる世界」の「変わらないために変わり続ける」という中動態の概念で述べた身体図式の特性にあたる（國分，2017）．

　したがって年を隔てて比較すれば，そのときどきの身体図式は異なることが実感できるが，連続的な変化のなかでは恒常性，安定性が保たれて変わらないものと認識されているため，わたしたちが身体を使用するとき，その平均的な身体図式が，身体の基本的な構造や機能の尺度として，身体の空間的なイメージを成立させる役割を担っている．通常は，身体を自分の身体として意識しなくても，身体の各部位が協調して必要な機能をはたすように，そのときに必要な身体像が身体図式に基づいて立ち上がる．

　だれでも「やる気はあるけど，身体がついてこない」といった年齢の自覚を，青年期の終わりの時期から各年代で何度か体験する．年齢の自覚というが，正常な発達プロセスにおいて，自分の思いとそれを実行できない身体機能とのズレを強く意識する体験である．

　これは繰り返し述べてきたように，身体図式が経験の積み重ねによって発達を後追いするように修正されながら形成されるために生じる現象である．それまで右肩上がりで成長してきた身体機能が青年期に下降期に入り，機能の低下がおきているのに，まだその現実の身体機能が身体図式に十分に反映され修正されていないため，結果的に自分の身体の空間的なイメージをつくる尺度が現実の心身の機能より上回ることになったため，その違和が「気持ちはあるけど‥‥」になるのである．

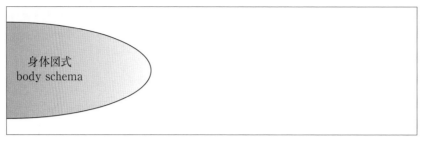
a：感覚・運動の蓄積により恒常性を保っている身体の尺度（身体図式）

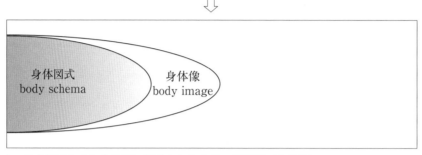
b：身体図式とそれを基盤に構成された身体の設計図（身体像）

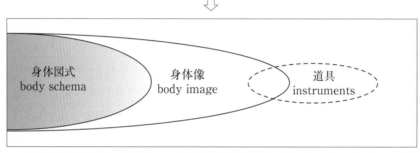
c：道具を使用する前にそれまでの道具を使用した経験に基づいて立ち上げられた初期身体像

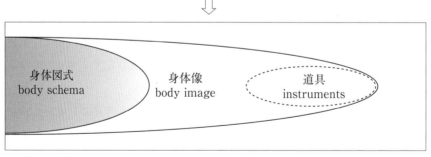
d：道具が身体の延長として取りこまれ修正された身体像

図 1-3-1　身体図式・道具・身体像の関係

2）身体像（body image）

　身体像（body image）は，その恒常性を保っている身体図式（body schema）を基盤として構成される身体の実用的な設計図にあたる．身体を意識してはたらかすことが必要な状態におい

て，身体像が身体図式を基盤に立ち上がる．また道具を使用する場合には，それまで類似の道具を使用した経験から，とりあえずの初期身体像（initial body image）が立ち上がり，実際に手にした道具を使い始めると，そのときに使っている道具を身体の延長として取りこみ，身体像はダイナミックに，手にしている道具に対応して修正される．

道具の使用における身体像の変化は，入來らによるサルを使った体性感覚受容野と視覚受容野に関する実験で確認されている（Iriki et al, 1996；入來，2004；Maravita et al, 2004）．この身体図式，道具，身体像の関係を，簡単に図で示すと**図 1-3-1**のようになる．

3）日常生活における身体図式と身体像

このように，わたしたちは，対象との相互性のなかでダイナミックに変動しながら安定性を保っている身体図式や身体像により，環境や状況に適応した生活をおくることができる．たとえば，物と物の間を通り抜ける場合でも，歩いているのか，自転車に乗っているのか，自動車に乗っているのかの違いに応じて，そのとき，通り抜けることができるか，一旦停止したほうがいいか，瞬時に判断することができる．それぞれ通り抜けることができる物と物の間は異なるが，その隙間を見ただけで通り抜けることができるかどうか判断したり，横に張られたロープをまたいで越えるか，くぐり抜けるかといったことも，そのロープの高さを見ただけで瞬時に判断できる．階段の一段一段の高さを確認することなく上り下りできる．

こうしたことが可能なのは，身体図式が恒常性・安定性を保っており，その身体図式を基盤として立ち上がる身体像が，必要に応じて自転車や自動車などを身体の延長として取りこみ，対象との相互性のなかで，道具を手にした瞬間に道具を身体の延長として取りこんだ身体像が立ち上がり，用が終わって道具を離した瞬間に道具を持たない身体像に戻るという，ダイナミックに変動し対応するからなのである．

そして身体図式も，その習慣としての恒常性を保ちながら，加齢や心身の機能・構造の変化に応じて，身体の動きと連動した情報を系に組み込み，ゆるやかに身体の状況の変化に対応した身体図式へと日々更新される．この対象との相互性のなかでダイナミックに変動しながら安定性を保っている脳内にある身体の表象，空間像により，わたしたちは環境や状況に適応した生活ができるのである．

　息子たちが小学にあがるようになったとき，都会で生まれて都会で育った息子たちに，自分が子どもの頃にした遊びをいっしょにしてみようと思ったことがある．鎮守の森の木に作った秘密のツリーハウス，ヤマメを追って潜った暗い淵，夜の鰻釣り，懐かしい記憶の蘇りを昨日のことのように語りながら，何十年かぶりに故郷の鎮守の森や川を訪れた．過疎化のため開発の手がそれほど入っていない故郷の山や川は，少し荒れていたが昔の面影のままだった．しかし，たった一つだけ大きな落差があった．それは，大きいと思っていた鎮守の森や広くて深かった淵が，縮小されたように感じたことだった．ガリバー体験である．それは，小さな子どもだったときの身体図式（body schema）により体験された森や川をイメージしながら，何十年もの間に修正された成人した身体図式（body schema）

により森や川を見たから生じた現象だった．

(ガリバー体験)

1・3・2 たとえばリンゴを

実際に身体図式，身体像がどのようにはたらいているのか，たとえばリンゴの皮をむいて食べる場合を例にあげて考えてみよう．

? ? ? ?

なぜ　ひとはそれをリンゴだと判断できるのだろうか？
なぜ　ひとはナイフでリンゴの皮をむくことができるのだろうか？
そのとき，身体図式と身体像はどのような関係にあるのだろうか？　脳の中では何がおきているのだろうか？

---

1) リンゴの感覚的クオリア

目の前にリンゴがある．ひとは最初からそれがリンゴだと認識するわけではない．最初は，目の前のテーブルの上にある一つの物体の視覚情報が脳幹の上丘と外側膝状体に届く．脳幹の上丘に届いた情報はその物体の空間知覚に関与し，その物体の位置を把握し，物体を詳しく確認するためにその物体に目を向けたり，身体をそちらに向けることを可能にする．そして外側膝状体に届いたさらに詳しい視覚情報は，視覚皮質の第一次視覚野に向かい，Ungerleiderらが提唱（Ungerleider et al, 1982）したように，「Where（どこに）」という頭頂連合野にいたる背側経路（dorsal pathway）と「What（何が）」という側頭連合野にいたる腹側経路（bentral pathway）に分かれてさらに上部に伝えられる．

「Wherer（どこに）」経路は，見ている物体の空間関係の認知に関するもので，それがリンゴとわかった後で皮をむくために手を伸ばしてつかむことを可能にする．そして「What（何が）」経路は，見ている物の色，形や大きさ，表面のツヤなど，何を見ているのか物体認知に関する経路である．

「What（何が）」経路では，下側頭皮質で色相と彩度が認識され，扁桃体ではリンゴに対する個人の好き嫌いなどの感情や情動が判断され，ウェルニッケ野やその他の領域から，その個人のリンゴに対するさまざまなイメージが思いおこされる．最初に視覚に入った，赤くて丸く，ソフトボールくらいの大きさといった色，ツヤ，形，大きさなどが，その物の示す質感で，それを感覚的クオリア（sensory qualia）[*5]という（**図1-3-2**）（茂木，1997；2001）．

2) リンゴの志向的クオリア

その物の示す質感（感覚的クオリア）により，目の前の物体が過去の経験からどうもこれは

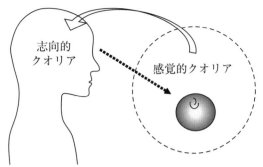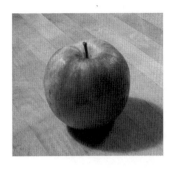

図1-3-2　リンゴを見たとき

　リンゴらしいと知覚,認知した人は,その個人的経験から,リンゴに関するいろいろな思いが,扁桃体やウェルニッケ野,その他の領域から浮かんでくる.それまでリンゴを見たことがない,初めてそのリンゴという物を目にした人にとっては,見えているのは,丸くて赤いものというその物の質感(感覚的クオリア),その物体が示している形や大きさ,見て得られる視覚情報しか判断できる情報はないので,それが何かを判断しようといろいろ思いをめぐらすことになる.

　そうした対象が示す質感(感覚的クオリア)により,脳内にわきおこるさまざまな感じを志向的クオリア(intentional qualia)というが,志向的クオリアは,わたしたち一人ひとりのリンゴに対するさまざまな思いや体験が,その人の主観的体験として固有の意味をもち蓄積された情報からおきるものである.

　たとえばわたしがリンゴを見たとき,わたしのなかにあふれる志向的クオリアがどのようなものか紹介してみよう.

　ああこれはリンゴだと知覚した瞬間,いつもわたしの脳の中にわきおこるものは,リンゴの香りとシャクッと一口噛んだ瞬間に口の中に広がる甘酸っぱい果汁,シャクシャクと噛む歯触りである.
　しかし,それは最近の大きくて薫り高いリンゴのものではない.わたしの脳を満たすリンゴの志向的クオリア,それは,紅玉や国光という,少し小ぶりで酸味の強い,やや硬めのリンゴだ.しかも丸のままのリンゴではなく,六切りや八つ切りにし,皮にV字の切れ目を入れてウサギの耳に見立てた,遠足の弁当や祭りのごちそうの膳に載せられていたウサギリンゴである.
　わたしたちが子どもの頃には,リンゴの産地か裕福な家庭でないかぎり,リンゴを一個丸ごと食べるという経験はなかった.
　そして,リンゴを見るといつもある歌を思い出す.「赤いリンゴに口びるよせて…」,戦後初めてつくられた映画「そよかぜ」の主題歌として,並木路子が歌った「リンゴの歌」だ.わたしが生まれる

---

*5　クオリア qualia
　　ある対象や経験などの意識体験の具体的な内容(感じ,質感)を表す.物の色合いや肌触り,音の質感のような感じを「感覚的クオリア　sensory qualia」,その物の質感により心の中に生じる感覚を「志向的クオリア intentional qualia」といい,感覚的クオリアは後頭部の第一次視覚野,志向的クオリアは下側頭葉を中心とするニューロンの発火のクラスターによって生じるとされる.

4年前にできた映画で，物心ついたときに，よく祖父の真空管ラジオから流れていた．

そしてその歌とともに思いおこすのは，進駐軍のジープや脱脂粉乳のミルク給食．ミルク給食は昭和31年「米国余剰農産物に関する日米協定」により寄贈が決定され，昭和33年から学校給食に脱脂粉乳が供給されるようになった．大きなバケツに入れて教室に運ばれた脱脂粉乳を湯に溶いたものが，アルマイトのカップに注がれたもの．家畜の飼料として作られたもので，まずいものだったが，今となっては懐かしい記憶である．

> リンゴの歌
>
> 赤いリンゴに
> 口びるよせて
> だまってみている
> 青い空
> リンゴはなんにも
> いわないけれど
> リンゴの気持は
> よくわかる
> リンゴ可愛いや
> 可愛いやリンゴ
>
> 昭和二十年戦後初の映画
> 「そよかぜ」主題歌
> 歌：並木路子
> 作詩：サトウハチロー
> 作曲：万城目正

（個人的なリンゴに関する志向的クオリア）

これらが，リンゴの質感（感覚的クオリア）により脳のニューロンが発火し，わたしの脳内にわきおこるリンゴに対する個人的な思い（記憶），志向的クオリアである．

3）ナイフと初期身体像

さてリンゴに関する少し個人的な回想に走りすぎたので，話を元に戻そう．このような個人にわきおこるリンゴの志向的クオリアに満たされ，さまざまな思いを抱きながらリンゴを手に取り，ナイフを手にする．そうすると，習慣としての身体の表象である身体図式（body schema）を基盤に，それまでにナイフで果物や野菜の皮をむいた類似経験から，初期身体像（initial body image）が立ち上がる．この初期身体像は，これからナイフでリンゴをむくための，とりあえずの身体の構えである．

そしてこの初期身体像により，リンゴの皮をむくための運動企画（motor planning）が立てられる（図1-3-3）．その運動企画に基づいて，それぞれの手を動かす運動神経に最初の指示がだされる．ここまでの動作は，ナイフで果物や野菜などの皮をむいた経験がある者にとっては，ほとんど意識することなくおこなわれる．ナイフを使った経験が少ない人，果物や野菜の皮をナイフでむいた経験があまりない人にとっては，適切な初期身体像が立ち上がらない．

また，序章で紹介したAさんが，鉛筆や木槌を見ても名前も使い方もわからなかったように，脳の機能障害により，感覚的クオリアからその対象を判断する脳の知覚・認知経路に障害がある場合にも，リンゴの皮をむくための適切な初期身体像は立ち上がらない．

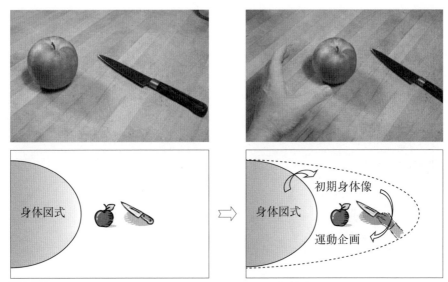

図 1-3-3　ナイフと初期身体像

4）ダイナミックに修正される身体像

　そして，とりあえず立ち上げられた初期身体像による運動企画に基づいてリンゴの皮をむき始める．そうすると，むき始めたリンゴの皮の厚み，使っているナイフの切れ具合，ナイフを操作する手の動きなどから，手にしたリンゴとナイフの実際の感覚情報が，刻々と脳にフィードバックされ，それまでとりあえず立ち上がっていた初期身体像は，新しくフィードバックされた実際にリンゴを手にしてナイフで皮をむいている感覚情報により，今手にしているナイフを取りこんだ新しい身体像へと，瞬時にダイナミックに修正される．そして，今リンゴの皮をむいているナイフを，身体機能の延長として取りこんで修正された新たな身体像により，運動企画も刻々と修正される．

　この繰り返されるフィードバックと修正により，リンゴを持つ左手とナイフを持つ右手の動きはなめらかに協調し，手に持っているナイフはまるで手の機能の延長であるかのように，リンゴの皮をむいていく．皮をむき終え，リンゴを切り分け，ナイフをテーブルの上に置き，手を離す．ナイフから手を離した瞬間に，それまで使っていたナイフへの身体の拡張は一瞬にして消える．ナイフを身体の延長として取りこんでいた身体像は消え，ふたたび元の基本的な身体図式が機能を始める（**図 1-3-4**）．

　そして，皮をむかれ，切り分けられ，皿に盛られたリンゴがもたらす，新たな感覚的クオリアにより，志向的クオリアも修正される．このような体験が日々積み重ねられることにより，それまでの身体図式は，習慣的身体としてその時期のもっとも平均的な基準となる新たな身体図式へと，ゆるやかに修正される．

　作業療法における作業や作業のプロセスと結果の意味や価値を活かしたかかわりは，ヒトとしての生理学的構造・機能の類似性に基づいた身体図式，志向的クオリアの類似性，そして作業活動の共有体験，類似体験の活用にあたる．

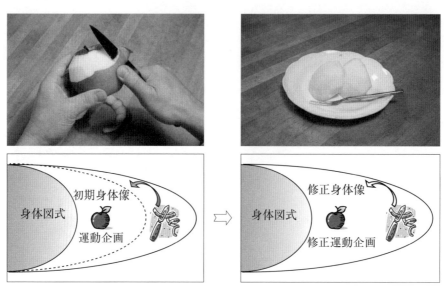

図1-3-4　ダイナミックに修正される身体像

1・4　作業という脳内現象

　このリンゴの皮をナイフでむくという何気ない行為・動作の背景にある，作業療法のかかわりの理論的背景ともなる，作業にともなう脳と身体の相互関係を表すシステム，感覚・運動情報のフィードバックシステムを簡単に示すと，**図1-4-1**のようになる（山根，2006）．

　その一つひとつの矢印と囲みには，めまいを覚えるほど無数の神経細胞の活動が相互に作用しあっている．図の詳細な説明は省略するが，前述したナイフでリンゴの皮をむくという作業において，脳内では，いったいどのような現象がおきているのか，中枢神経（脳内）を覗いてみることにする．

1・4・1　作業開始前の現象

　まず，テーブルの上に置かれた物体を見て，視覚情報によるその物体の質感（感覚的クオリア）から，知覚・認知系において，その物体がリンゴだと判断されると，それまでの主観的体験として固有の意味をもち蓄積された記憶との照合から，リンゴに関するその人固有の志向的クオリアが生じる．

　そして身体図式を基盤に，リンゴを左手に持ち，右手でナイフを握って，リンゴの皮をむくという，これからおこなうであろう行為・動作に必要な，初期身体像が立ち上がる．この初期身体像により，運動前野において，リンゴの皮をむくための身体の運動プログラムにあたる初期運動企画がなされる．

1 身体と作業　47

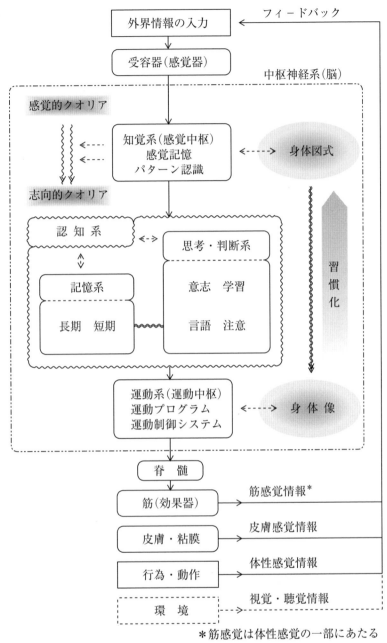

図1-4-1　感覚・運動情報フィードバックモデル

1・4・2　作業途中の現象

　その初期運動企画に基づいて，神経筋骨格系に運動情報が送られる．そして，左手でリンゴを持ち，右手に握られたナイフでリンゴの皮をむき始める．皮をむき始めると，両手の協調動作のために姿勢を保っている体幹や手を中心とする身体の動き，リンゴやナイフの感触などから筋感覚情報や皮膚感覚情報と，皮がむかれていく状態を見ている視覚情報，そしてリンゴか

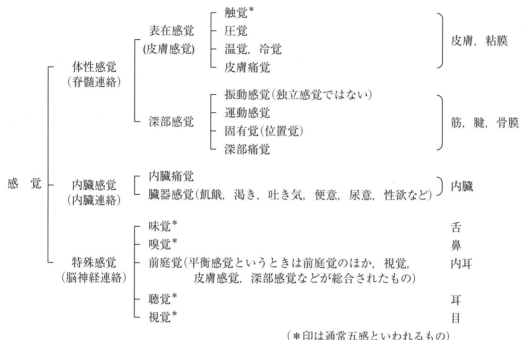

(山根, 2015b) より

図1-4-2 感覚の種類・連絡路・受容部位

ら香る嗅覚情報などが，それぞれの感覚受容器（図1-4-2）とその受容器からの脳への連絡経路により，脳にフィードバックされる．

　たとえば，筋感覚情報は，リンゴの皮をナイフでむくという身体の動きにともなって，筋，腱，骨膜にある感覚受容器から，脊髄連絡で脳にフィードバックされる深部感覚と称される体性感覚情報である．筋感覚情報には，振動感覚，運動感覚，固有覚（位置覚），深部痛覚があり，肢位や身体の動きなどに関する情報となる．また，その他の身体の動きや位置に関する情報としては，内耳から脳神経連絡で脳にフィードバックされる前庭覚がある．前庭覚は，視覚，皮膚感覚，深部感覚などと総合され平衡感覚とよばれる．そして物質の認知に関しては，脊髄連絡で脳にフィードバックされる皮膚や粘膜の感覚受容器による，触覚，圧覚，温覚，冷覚などの皮膚感覚（表在感覚），舌や鼻，目，耳などの感覚受容器から脳神経連絡で脳にフィードバックされる味覚，嗅覚，聴覚，視覚などの特殊感覚がある．

　これらのさまざまな感覚が受容器からそれぞれの神経経路を通して，脳にフィードバックされた情報から，ナイフの握り具合，切れ具合，重さ，重心，長さや，むかれていくリンゴの様

子，身体の動きなどが総合的に判断され，初期身体像は，今手にしているナイフとリンゴを取りこんだ身体像へと，刻々と修正される．その修正された身体像が，リンゴの皮をよりうまくむくことができるように運動企画（motor planning）を修正し，新たな運動プログラムにより運動制御システムから身体の効果器（筋）に指示がだされる．

リンゴの皮をナイフでむくという作業の目的性により，無数の神経細胞の活動が相互に作用し，この情報のフィードバックシステムがはたらき，身体図式（body schema）を基盤に身体像がダイナミックに修正され，リンゴの皮がむかれていく状態に対応することで，ひとは，リンゴを手に取り，皮をむき，切り分けることができる．

1・4・3　作業終了後の現象

そうして，このナイフでリンゴの皮をむいた体験は，これまでのナイフを使い果物や野菜の皮をむいたという類似体験を再確認するとともに，新たな体験として集積される．このようなさまざま日々の生活における活動を通して，身体図式は，習慣的に確認されたわたしの身体の特性を新たな情報として取りいれ，現実のわたしの身体の平均的な機能・構造を反映するように少しずつ修正される．病いや不慮の事故による心身の機能や構造の障害・異常は，この感覚・運動情報フィードバックシステムに支障をきたす，もしくは，このシステムのどこかの故障が，心身の機能の障害を引きおこす．

I章の2「作業をもちいる療法と身体・作業」で詳しく述べるが，作業療法は，ひとが作業をするという行為・動作を通して，心身の機能，感覚・運動情報フィードバックシステムとその障害や異常を評価し，作業をするという行為・動作をもちいて，病いや障害により失った生活の再建をめざす自律と適応を援助する．

■ 引用文献

道元（水野弥穂子・翻訳）（1990-1993）．正法眼蔵 1-4．岩波書店．
Gallagher S（1986）．Body image and body schema：A conceptual clarification. J Mind and Behav 7, 541-554.
Head H, Holmes GM（1911）．Sensory disturbances from cerebral lesions. Brain 34, 102-254.
Heinroth JCA（1818）．Lehrbuch der Störungen des Seelenlebens oder der Seelenstörungen und ihrer Behandlung, Vogel, Leipzig（西丸四方・訳，1990．「狂気の学理」中央洋書出版部）．
Iriki A, Tanaka M, Iwamura Y（1996）．Coding of modified body schema during tool use by macaque postcentral neurons. Neuroreport 7, 2325-2330.
入來篤史（2004）．道具を使うサル．医学書院．
川崎信定・訳（1989）．原典訳 チベットの死者の書（心の本）．筑摩書房．
蒲原聖可（2002）．代替医療—効果と利用法．中央公論新社．
國分功一郎（2017）．中動態の世界—意志と責任の考古学．医学書院．
Maravita A and Iriki A（2004）．Tools for the body（schema）. Tr Cogn Sci 8, 79-86.
Merleau-Ponty M（1945）．Phénoménologie de la perception. Gallimard, Paris（中島盛夫・訳，1982．「知覚の現象学」法政大学出版局）．
美馬達哉（1989）．臓器移植—バロック的技術としての．医療人類学 5, 4.

Minkowski E（1953）. La Schizophrénie：Psychopathologie des Schizoïdes et des Schizophrénes. Nouvelle édition. Desclée de Brouwer, Paris（村上　仁・訳，1954.「精神分裂病―分裂性性格者及び精神分裂病者の精神病理学」みすず書房）.
水島広子（2001）.「やせ願望」の精神病理―摂食障害からのメッセージ．PHP研究所．
三輪　正（1977）. 身体の哲学―意味・言葉・価値．行路社．
茂木健一郎（1997）. 脳とクオリア―なぜ脳に心が生まれるのか．日経サイエンス社．
茂木健一郎（2001）. 心を生みだす脳のシステム―私というミステリー．日本放送出版協会．
中川哲也（1985）. 心身医学の歴史．石川　中・編「心身医学のすすめ」筑摩書房．
西田幾多郎（1935）. 西田幾多郎哲学論集1-4．岩波書店．
Schilder P（1923）. Das Körperschema：ein Beitrag zur Lehre vom Bewusstsein des eigenen Körpers. J. Springer, Berlin（北条　敬・訳，1983.「身体図式―自己身体意識の学説への寄与」金剛出版）.
Simmel ML（1961）. The absence of phantoms for congenitally missing limbs. Am J Psychol 74, 467-470.
筒井末春（1979）. 心身医学の歴史．石川　中，末松弘行・編「心身医学」pp12．朝倉書店．
Ungerleider LG & Mishkin M（1982）. Two cortical visual systems. Ingle DJ, Mansfield MS, Goodale MS eds：The Analysis of Visual Behavior. pp549-586. MIT Press, Cambridge.
山本光雄・訳（1968）. アリストテレス全集6―霊魂論・他．岩波書店．
山根　寛（2002）. 精神障害にともなう食の異常・障害へのアプローチ．「食べることの障害とアプローチ」pp20-35．三輪書店．
山根　寛（2006）. コミュニケーションとしての作業・身体．作業療法 25, 393-400．
山根　寛（2015a）. 身体と作業．「ひとと作業・作業活動　新版」pp61-70．三輪書店．
山根　寛（2015b）. 作業のクオリア．「ひとと作業・作業活動　新版」pp84-86．三輪書店．
湯浅泰雄（1990）. 身体論―東洋的心身論と現代．講談社．
世阿弥（野上豊一郎，西尾　実・校訂）（1991）. 風姿花伝．岩波書店．

I章　コミュニケーションとしての身体・作業

2

作業をもちいる療法と身体・作業

2・1　ひとと作業
2・2　病いや障害による関係性の喪失
　2・2・1　ひとは何を失うのだろう
　2・2・2　関係喪失のプロセス
　2・2・3　器質的要因による関係性の喪失
　2・2・4　機能的要因による関係性の喪失
2・3　失われた現実を取りもどす―関係性の回復
　2・3・1　関係性回復のプロセス
　2・3・2　作業―生活機能モデル
　2・3・3　身体の取りもどしと作業
　2・3・4　生活の立てなおしと身体
2・4　心身の乖離と作業をもちいる療法の
　　　アプローチ
　2・4・1　麻痺―思うように動かない身体
　2・4・2　不随意運動―思いとは異なる動きをする身体
　2・4・3　身体失認―実在を無視される身体
　2・4・4　半側空間無視―実在するものを無視する身体
　2・4・5　ファントム現象―幻の手足をもつ身体
　2・4・6　摂食障害―受けいれられない身体
　2・4・7　離人症状―実感のない身体
　2・4・8　転換症状―こころの声を語る身体
　2・4・9　幻覚―実在しないものを見聞きする身体

2　作業をもちいる療法と身体・作業

　生活に必要な大半の作業は，自分の身体を常に意識して確認しなくても遂行できる．それは，経験の積み重ねによる身体情報のフィードバック機能や，そのときしている作業にともなう感覚情報により再修正された身体図式（body schema）が，現実の身体の「ものさし」となり，生活のさまざまな活動に際して，身体像（body image）が適切に立ち上がるからである．すなわち自分と身体との関係，コミュニケーションがよい形で成立しているためといえよう（Ⅰ章の1・3・1「身体図式と身体像」参照）．本書では，何度か繰り返しているように，何かの繋がりをコミュニケーションととらえてきた．ここでも，自分と身体の関係を一つのコミュニケーションとしてとらえる．

　「おかしいもんやねぇ，ここ見えてるのに，さわってもわからへん．ぜんぜんわからへん．力入りませんわ」「いっつもね，足元見んとね，足が地面についとるかどうかわからへんから，よう転びかけます」．それまで意識することもなかった自分の身体，見えているのに，触ってもわからない，自分の思うように動いてくれないと言ったAさん（序章で紹介）．自転車で転倒し，広範な脳損傷の後遺障害により自分と自分の身体との関係を失い，自分の身体とのコミュニケーションが成りたたなくなってしまった．身体との関係の喪失は，それまでの自分の人生との，家族の生活を支えてきた現実生活との関係も奪った．それは，それまで共に働いた人たちや仕事など，生活世界のすべてのものやできごととのかかわりの喪失でもあった．

　作業をもちいる療法は，このような病いや不慮の事故，加齢などで失われたり奪われたりした，自分と身体や生活，社会との関係をふたたび取りもどし，その人なりの生活の再建を支援するリハビリテーション技法の一つである．この身体や生活，社会との失われたり奪われたりした関係を取りもどす，作業をもちいる療法のプロセスは，目的と意味がある具体的な作業を介した「自己の身体の確かめ」から始まる．作業にともなう五感を確かなものとして体感し，感知し，主観としての自己との相互関係として自分の身体や自分以外の対象を適切に認識することで，わたしたちは，「いま，ここ」にある自分を知ることができる．わが身がリアルな存在として確認されることで，あるべき生活の回復もしくは新たな生活の再建がなされる（山根，2006）．

　失われた身体との関係を取りもどし，身体を介した自分以外のモノ，自然，人，コト，時間，生活や社会との関係を回復する，この作業をもちいる療法のプロセスは，身体とのコミュニケーション，身体を介した生活，社会とのコミュニケーションそのものといえる．

　　　　わたしたち一人ひとりは
　　　　ただ一つの身体をもって生まれ

ただ一つの身体として或る

その身体を通して
世界と向き合い
世界を知り
わたしを知る

その身体を通して
わたしと世界との関係を知り
なすべきことを判断し
自分の思いを他者に伝え
その思いを実現する

そのすべては
だれのものでもない
わたしという
ただ一つの身体を通して成りたつ
わたしという
身体を通してしか成りたたない

わたしが或るということ
それは
わたしという身体を
わたしが生きているということ
（*世界は哲学用語で自分のまわりの環境や自分以外の対象を言う）

2・1 ひとと作業

　わたしたち一人ひとりは，ただ一つの身体をもって生まれる．日々の生活において，自分を取り巻く環境や自分以外の対象との関係から，自分の状態や自分がおかれている状況から，自分がどのような状態にあり，自分が何をすればいいのか，どうしたいのかを判断し対処する．それはすべて，この自分という唯一の身体を介して成りたっている．このひとと環境や対象との関係は，1950年代から1980年代に理論展開がなされ（Miller et al, 1988），関連モデルも提示されてきた（Kielhofner, 1985；1995；2002）が，それらは人間と作業に関する基本理念を示すもので，モデルはいずれも概念モデルである．

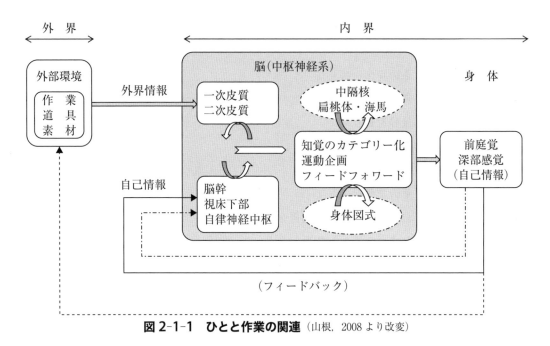

図 2-1-1　ひとと作業の関連（山根，2008 より改変）

図 2-1-2　ひとと作業のオープンシステム

　これらの概念モデルの基盤となっているひとと作業の関係は，**図 2-1-1**，**図 2-1-2** のようなオープンシステムとして示すことができる（Edelman, 2004；山根，2008）．作業にともなう身体からの自己情報と環境や対象からの外界情報が，身体を介して感覚情報として入力される．その情報から対象との関係を判断し，対処が決まると身体を通して実行するということを示したものである．

図 2-1-1 は外界情報と自己情報の関係を簡略に表したもので，図 2-1-2 は図 1-4-1 で示した感覚の種類と連絡路，脳内におけるフィードフォワード機能[*1]，身体の生存に関係の深い呼吸や消化などの内部情報としての内臓感覚の影響などを組み込んだものである．

2・2 病いや障害による関係の喪失

予期せぬ病いや不慮の事故，避けることのできない加齢などにより，このオープンシステムに支障が生じると，自分と身体との関係をはじめとして，生活や社会との関係が失われる．何が，どのように，何により，それぞれの関係は失われるのだろうか，そのプロセスと要因を概観する．

2・2・1 ひとは何を失うのだろう

病いや事故などにより，自分と身体との関係，生活や社会との関係が損なわれるが，ひとは何を失うのだろう？

1）生活に必要な機能

病いや障害により，ひとは心身の機能をはじめ，さまざまな生活に必要な機能を失う．生活に必要な機能とは，「国際生活機能分類（International Classification of Functioning, Disability and Health：ICF）」[*2]（WHO, 2001）の生活機能にあたる．したがって生活機能の喪失は，身体，生活，社会との関係性の喪失を意味する．

国際生活機能分類（ICF）は，人間と環境との相互作用を枠組みとして，ある個人の健康状態を系統的に分類したもので，図 2-2-1 に示すように，「心身機能・身体構造（body functions and structures）」「活動（activities）」「参加（participation）」の 3 次元と，「環境因子（environmental factors）」「個人因子（personal factors）」の 2 因子からなる．これらすべての構成要素の相互作用としてひとの健康状態をとらえるものである．

3 つの次元を生活機能（functioning），2 つの因子を背景因子（contextual factors）と言い，その関係を，臨床的な視点から構成しなおすと，図 2-2-1 は図 2-2-2 のように表すことができる．その共通の概念的枠組みをマザーモデルとして，生活機能の構成要素と背景因子の下位要

[*1] フィードフォワード機能
　　フィードフォワード機能とは，セルフモニタリングに相当するもので，情報に対して対処行動が想定された場合，そのまま行動に移されず，まず脳内でその対処行動が適切なものかどうかを確かめる機能を言う．

[*2] 国際生活機能分類 International Classification of Functioning, Disability and Health：ICF
　　1980 年に WHO（世界保健機関）が試案として発行した国際障害分類 ICIDH の改定版．約 5 年間にわたる系統的なフィールドトライアルと国際的な議論を経て開発され，2001 年 5 月 22 日に第 54 回世界保健会議（WHO 総会）によって承認された．ひとの健康と障害に関して共通言語と概念的枠組みを提供したもの．

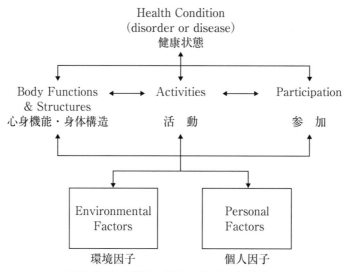

図 2-2-1　ICF の構成要素間の相互作用

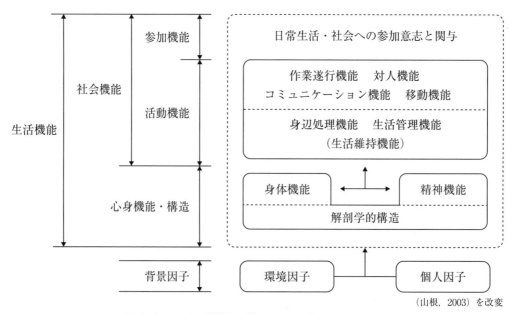

（山根，2003）を改変

図 2-2-2　生活機能の構成要素・背景因子の関係

素を臨床的に整理しなおすと**表 2-2-1**のようになる（山根，2015a）.

2）生活維持機能の障害

　病いや障害により心身機能・構造に障害や異常が生じると，生活維持機能に障害がみられるようになる．生活維持機能は，食事，排泄（トイレ），睡眠，整容，衛生，更衣，入浴など，ひとが生活を維持するために基本的に必要な身の回りのことをおこなう身辺処理機能と，金銭，時間，物品，安全・健康などの管理に関する生活管理機能をいい，生活の自立もしくは自律に

表 2-2-1　生活機能の構成要素と背景因子

分類				基本的な内容
心身機能・構造		生理的		身体機能・構造
		精神的		精神認知機能
生活機能	社会機能	活動機能	生活維持機能　身辺処理	食事，排泄，睡眠，整容，衛生，更衣，入浴，基本的起居移動
				身辺処理関連器具の操作
			生活管理	金銭，時間，物品，安全・健康などの管理
			作業遂行機能　仕事機能	ワークパーソナリティに関する基本機能
			学習機能	学習の基本となる読み，書き，計算など
			家事機能	掃除，洗濯，整理整頓，調理，買い物など
			育児機能	子どもの成長に必要な栄養，養護，養育活動など
			対人機能　　　二者関係	対象の違いに応じた親愛関係や社会的な関係をもつ
			集団関係	場の規範や他者の欲求を理解した相互交流
			基本交流	近隣や職場などにおけるあいさつや日常的な受け答え
			コミュニケーション機能	意志表示，相手の話を理解した応答
			移動機能	交通機関などを活用した必要な場所への移動
			その他	公共サービス，法や制度を必要に応じて利用する
				楽しみや趣味など余暇をうまく利用する
		参加機能		個人が日常生活や社会生活に参加する意志と関与
背景因子		環境因子		交通機関，公共機関，住居など生活環境，家族，友人，知人などの人的環境，生活に関連するサービス，法律，社会制度など社会文化的環境
		個人因子		性別，年齢，生育歴，教育歴，職歴，経験，性格，使用言語，習慣，役割，趣味，特技などその個人の特徴

(山根，2003)

おける重要な基本的機能にあたる．

　したがって，生活維持機能の障害は，具体的には，自分一人で食事ができない，排泄やその処理ができない，入浴ができないといったように，生きるために必要な基本的な活動を自分でおこなうことに支障が生じ，日々の生活が大きく制限された状態をいう．

3）活動機能の障害

　また，心身機能・構造の障害や異常は，生活維持機能の障害のみならず，仕事や学業，炊事・洗濯・掃除・裁縫・整理整頓・献立・買い物・家族の世話といった家庭内の仕事にあたる家事，育児など生活に必要な作業をおこなう作業遂行機能，対象の違いに応じた関係や社会的な関係などを適切に保つ対人機能，コミュニケーション機能，移動機能など日常生活や社会生活に必要な機能にも影響する．このような活動機能の障害は，「生活との関係の喪失」を意味し，また目的の場所に行く移動機能の障害は，日常生活の障害（生活との関係の喪失）だけでなく，社

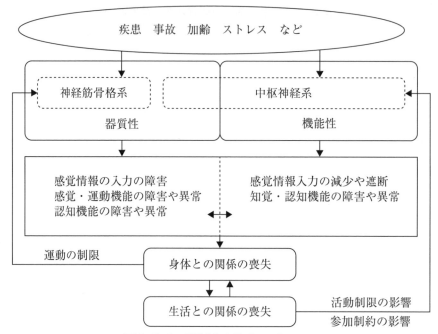

図 2-2-3　関係を喪失するプロセス

会への参加の障害（社会との関係の喪失）となる．

2・2・2　関係喪失のプロセス

　自分と身体，生活，社会との関係性が，病いや障害により失われたり，奪われていくプロセスを簡略に図示すると，**図 2-2-3**のようになる．身体の感覚や運動の障害には，器質性のものと機能性のものとがある．器質性のものは，疾患や事故，加齢，ストレスなどにより，中枢神経系や末梢神経・筋・骨・関節などの運動器系が，器質的に変化したことに起因するものを言う．それに対し，機能性のものは，身体に特にそうした器質的な変化はないのに，感覚や運動の障害が見られるものをいう．

　そうした器質性，機能性の感覚・運動障害により，身体が思うように動かないとか，思いとは異なる動きをする，自分の身体の実感や存在を感じない，といったさまざまな自分と身体との乖離が生じ，身体との関係性が失われる．また，自分の身体の実像が受けいれられず異なった身体像（body image）を確信する，失って存在しない身体の存在を感じるなど，精神病理的な原因による心と身体の乖離，自分と身体との関係の喪失もある．

　ひとは身体を通して自分の状態や外界の状況，自分と外界の相互性を判断し，身体により自分の思いを遂げる．身体として存在し，身体を生きている存在にとって，自分（意識している自己）と身体との関係性の喪失は，自分の思いを遂げることができなくなる，すなわち，日々の生活におけるさまざまな活動の制限が生じることを意味する．

　そして活動の制限は，社会的な活動にも影響する（参加の制約）．さらに，身体，生活，社会

表 2-2-2 自己と身体の関係性の喪失例

	要因	身体と現象	障害の例
器質的	神経筋骨格系の障害	身体が思うように動かない 身体の動きがわからない	末梢神経，筋，骨の疾患・障害による運動障害 末梢神経の疾患・障害による感覚入力の異常
	中枢神経系の障害・異常	身体が思うように動かない 身体が思いとは異なる動きをする 身体が誤った動きをする 実在を無視される身体 実在するものを無視する身体 実在しないものを見聞きする身体	中枢神経障害による ｛ 麻痺 不随意運動 失行 完全麻痺や身体失認 半側空間無視 幻視や幻聴
機能的		存るはずがない身体の存在を感じる 現実の身体とは異なる身体像をもつ 感覚情報が適切に入力されない 自分に実感がない 身体が心の声を語る 実在しないものを見聞きする身体	幻肢などにみられる身体に関する知覚の障害 摂食障害などにみられる身体に関する認知の障害 感覚に対する認知の障害，心因性の感覚障害 解離症状（精神症状）による離人性障害など 転換症状（身体化症状）による身体表現性障害など 精神疾患にともなう幻視や幻聴

との関係性の喪失は，状況を判断し行動するために必要な，環境や作業にともなう感覚情報（外界情報）のフィードバックにも影響を与え，適切なフィードバックがなされなくなるといった悪循環を引きおこす．

2・2・3 器質的要因による関係性の喪失

器質的要因による関係性の喪失とは，中枢神経系や末梢神経・筋・骨・関節など運動器系の疾患や外傷による，器質的な変化にともなう感覚や運動の障害による自分と身体の関係の喪失を言う．器質性の感覚や運動の障害には，表 2-2-2 の例にあげたように，運動器系にあたる神経筋骨格系の疾患や障害によるものと，脳などの中枢神経系の疾患や障害によるものとがある．

神経筋骨格系の疾患・障害によるものとは，末梢神経系の疾患や障害による筋緊張の低下や，運動麻痺などが原因で身体が思うように動かない，感覚麻痺のため目で確認しないと自分の身体の動きや四肢の位置がわからない，疾患や事故による四肢の損傷や変形などで身体のはたらきが不自由になるといったものをいう．

中枢神経系の疾患・障害によるものは，脳出血や脳梗塞などの脳血管性障害，頭部外傷による脳損傷，腫瘍，さまざまな神経疾患，器質性の精神疾患などに起因するものを言う．中枢神

経系の疾患・障害では，感覚情報の入力の減少や遮断，感覚・知覚機能の障害や異常，運動の企画や運動器系への伝達の障害や異常などにより，身体が思うように動かない運動麻痺，思いとは異なる動きをする不随意運動，身体が誤った動きをする観念運動失行や観念失行，身体の存在を無視する身体失認や患側無視，実在するものを無視する半側空間無視，実在しないものが見えたり聞こえたりする幻視や幻聴などが生じる．

2・2・4 機能的要因による関係性の喪失

機能的要因による関係の喪失とは，中枢神経系や末梢神経・筋・骨・関節などの運動器系に器質的な変化は見られないのに，感覚や運動の障害がみられるものをいう．機能性の喪失には，**表2-2-2**の例でもあげたように，身体に関する認知の障害・異常と精神病理を含む心因性によるものとがある．

1) 身体に関する認知の障害・異常

身体に関する認知の障害・異常は，身体図式（body schema）（Head et al, 1911；Merleau-Ponty, 1945）の機能障害といえるもので，切断などの事故により手足を失った者が，失われた手足がまだ存在するかのように感じたり，末梢神経が欠損しすでに身体に刺激を受容する神経細胞が存在しないにもかかわらず，その部位の知覚が生じる幻肢（phantom limb）や，現実の身体とは異なる身体像（body image）を抱き，極端な食事の制限や過度の摂取などによりさまざまな問題が引きおこされる摂食障害（eating disorder）などがある．

また，器質的要因によるものと同様，身体の知覚の異常，認知の異常として，実在しないものが見えたり聞こえたりする幻視や幻聴がある．

2) 精神病理を含む心因性のもの

精神病理を含む心因性のものとは，統合失調症などでみられる，強い緊張や不安から，身体が受けとめているはずの感覚が遮断されたり，適切に知覚・認知されないといった心理的防衛によるものや，ICD-10（中根ら，1994）のF44解離性[*3]（転換性）障害（dissociative [conversion] disorders）に類するものを言う．

ちなみにDSM-Ⅳ（American Psychiatric Association, 2000）では，解離性障害（dissociative disorders）と身体表現性障害（somatoform disorders）に相当する．解離性（転換性）障害は，従来はヒステリーと称されていたもので，離人感のような解離症状（精神症状），ヒステリー発

[*3] 解離性障害—乖離と解離
　DSM-Ⅲ（アメリカの標準的診断基準）のDissociative Disordersが翻訳されたとき，「解離性障害」とされたため，精神医学用語としては「解離性障害」がもちいられているが，意味とすれば「乖離」が相当する．本書では，医学的用語はそのまま使用するが，解け離れる「解離」とそむき離れる「乖離」は使い分ける．

作（身体化症状），転換症状（身体症状）がある．

解離症状（精神症状）は，心身の統合の喪失が精神的な症状として現れるもので，自分がしているという現実感がない離人性障害，自分の言動がだれかにさせられている被影響体験（作為体験），自分が自分であることに混乱する解離性遁走，トランス，憑依状態などがある．

転換症状（身体症状）は，心身の統合の喪失が身体的な症状として現れるもので，心因性の感覚障害や運動障害で，中枢神経系の器質的異常がみられないのに失立，失歩，不随意運動，麻痺などを呈する解離性運動障害，てんかんの発作に似ているが，意識消失や転倒による打撲・尿失禁もない解離性けいれん，神経支配からは考えられないような部分的な皮膚感覚の麻痺や脱失がみられる解離性知覚麻痺や知覚脱失などがある．

2・3 失われた現実を取りもどす―関係性の回復

予期せぬ病いや不慮の事故，避けることのできない加齢などにより，失われたり，奪われた現実，すなわち自分と身体との関係性をはじめとして，生活や社会との関係性は，どのように回復されるのか，必要な要素とプロセスを概観する．

2・3・1 関係性回復のプロセス

作業をもちいる療法は，作業・身体を介して，自分と身体，そして生活や社会との関係性の回復をはかるものである．作業をもちいる療法に関しては，Tromblyらの身体障害に対するもの（Trombly et al, 1977），Sievらの認知障害に対するもの（Siev et al, 1986），Kielhofnerの類別（Kielhofner, 1992），米国の教科書として改訂を重ねている『Willard and Spackmanの作業療法第10版』の17～19章（Elizabeth et al, 2003）や『Pedrettiの作業療法第6版』（Pendleton et al, 2006）など，さまざまな理論や仮説が示されてきた．

それらは人間と作業に関する基本理念や技法を示すもので，そこに共通する作業をもちいる療法の治療機序を，脳機能と生活機能という視点からみれば，

① 疾患や障害により現実の身体との乖離が生じた身体図式，脳地図の修正
② 疾患や障害により機能不全をおこしている自己情報や外界からの感覚情報の入力システム，知覚・認知機能の改善
③ ニューラルネットワークの強化，形成
④ 回復した心身の統合機能をもちいた生活の再建，社会参加の促進

といったことが考えられる（山根，2008）．

これらは，神経心理学レベルのものから生活にいたる，作業を介した心身の機能，活動と参加に関する生活機能の再学習にあたる．

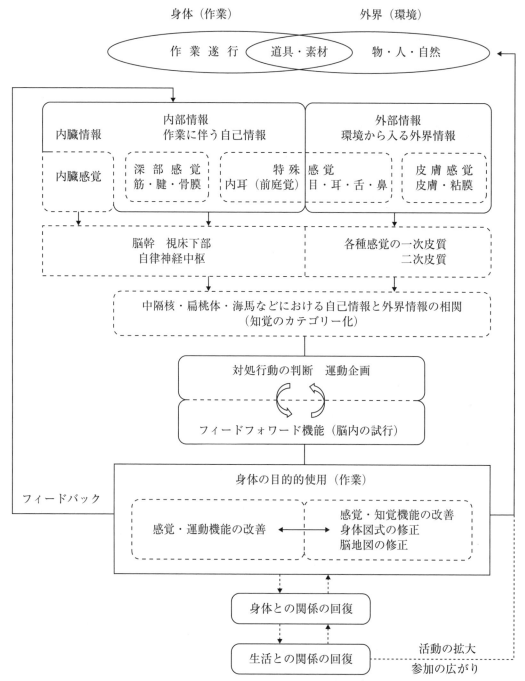

図 2-3-1 関係を回復するプロセス（作業−生活機能モデル）

2・3・2 作業—生活機能モデル

　自分と身体との関係性を取りもどし，生活を再建するプロセスを図示すると，**図 2-3-1** のようになる．これは，作業を介した生活機能（心身機能，活動，参加）の回復，すなわち作業療法の治療機序を示すもので，「作業—生活機能」モデルとして提唱する．

病いや不慮の事故などによって失われる生活，その失われた生活とのかかわりを取りもどす試みは，序章で述べたように，対象者自らが主体的に作業をすることで，自分の身体が思うように，わが思うまま（意思）に動いてくれるかどうか，「自己の身体の確かめ」から始まる．

1）自己の身体の確かめ

「自己の身体の確かめ」とは，病いにより閉ざされた感覚・知覚機能を呼びもどし，身体がどのように機能するかを確かめ，たとえ思うように動かない，元のように機能しないとしても，今ある身体を自分の身体として認識し受けいれることである．感覚・知覚機能の改善に必要な外界からの感覚情報は，ひとが作業により身体を目的的に使用することで発生する筋感覚情報やその他の体性感覚情報などの自己情報と環境や対象から入る外界情報とがある．

2）内部情報と外部情報

作業を介して生活機能の回復をはかるときに必要な情報には，ひとの身体内部の情報と外界からの外部情報とがある．

内部情報には，作業にともなう自己情報と，心血管系や呼吸器系，消化器系，尿路性器系などの内臓情報があり，自己情報には，筋，腱，骨膜にある感覚受容器から，脊髄連絡で脳に入力される筋感覚情報（深部感覚と称される体性感覚情報）と，内耳から脳神経連絡で入力される前庭覚情報（特殊感覚情報）とがある．いずれの情報も，四肢の位置や身体の動きなどに関する情報となる．環境や対象から入る外界情報（感覚情報）には，皮膚や粘膜の感覚受容器から脊髄連絡で入力される触覚，圧覚，温覚，冷覚などの皮膚感覚情報と，舌や鼻，目，耳などの感覚受容器から脳神経連絡で入力される味覚，嗅覚，聴覚，視覚などの特殊感覚情報がある．

身体内部からの自己情報や内臓情報などの感覚情報は，脳幹，視床下部，自律神経中枢に伝えられ，環境から入る外界情報としての感覚情報は，それぞれの感覚の一次皮質，二次皮質に伝えられる．この自己の身体と外界からの情報は，中隔核・扁桃体・海馬などでそれぞれ相互に作用し，知覚のカテゴリー化[*4]がなされる（Edelman, 2004；山根，2008；2015b）．

知覚のカテゴリー化により，状況や対象を認識するとそれに対する対処行動が判断され，運動企画（motor planning）がなされる．そして，実際に対処行動を遂行する前に，脳内で試行し遂行してもよいかどうかを確かめるフィードフォワード機能がはたらく．そうして，実際に身体により作業を遂行すると，その情報がフィードバックされるだけでなく，対象や環境がこの個人の活動の影響を受けて変化する．このようなプロセスが繰り返されることで，感覚・運動機能や感覚・知覚機能の改善，習慣的身体としての身体図式の修正，脳地図の修正[*5]などがな

[*4] 知覚のカテゴリー化
　感覚系と運動系の相互作用で形成されるもので，環境（外界）からの感覚情報と身体の使用にともなう自己情報を意味あるものとして再構成すること．たとえば，ある物の色や形，大きさ，重さ，手触りなど，さまざまな情報から，それを机とか本棚といった意味ある物として認識することを言う．

される.

そして,わが身が「ともにある身体」[*6]としてリアルな存在となることで,病いや障害により奪われた主体性を取りもどし,生活を再建する.今ある身体を受けいれたあるべき生活とのかかわり,回復が始まる.

3) 主体性の回復

主体性の回復は,まず,自分の今ある身体を認識し,受容し,自己と身体とのかかわりを取りもどすことから始まり,現実の身体機能に即した生活や社会とのかかわりを回復することである.そのために,リアルな存在となった身体により,作業にともなう五感のフィードバック情報を確かなものと体感,感知することで,病いや障害により現実の身体とのずれが生じている身体図式が作業をすることにより修正されることが必要になる.

修正された身体図式や身体像など,脳内にある身体の表象,空間像が対象との関係のなかで適切に機能し,修正され再分化された脳地図により作業にともなう五感のフィードバック情報を確かなものとして体感し,感知されることで,主観としての自己との相互関係として対象が認識される.

そのプロセスを通して,わたしたちは「いま,ここ here and now」にある自分を確認できる.「いま,ここ here and now」にある自分と対象との相互関係が適切に把握されることで,新たな生活の再構築へと向かう.この回復プロセスにおける自分と身体や生活との相互作用を,自分と身体とのコミュニケーション,自分と生活や社会とのコミュニケーションととらえてきた.

そうした意味において,作業をもちいる療法は,作業・身体を介して,わたしとわが身,そして自分がおかれている環境や状況,自分以外の対象との関係を取りもどすことを目的に,自己と対象とのコミュニケーションプロセスをファシリテートする役割をはたすことといえる.

2・3・3　身体の取りもどしと作業

自分と身体との関係を回復するコミュニケーションとはどのようになされるのか.自分と身体とのコミュニケーション,すなわち五感を通して自分の「からだの声」である感覚情報に耳

[*5] 脳地図の修正
　　切断肢をもつ患者に対して,脳磁図（MEG：magnetoencephalography）により,体表面への接触と脳の局所的な活動の関係を非侵襲的に調べた研究において,ペンフィールド Penfield の機能地図が変化していたことで脳地図が修正されることが確かめられている.

[*6] ともにある身体
　　ひとは身体として存在するが,安定した生活においては,その身体は常には意識されることなく自己と一体化したもので,自己と対象との関係は身体を通して把握され,対象へのはたらきかけは,自分の意志を身体が反映することによって具現化される.自己と身体は本来そうした位置関係にあるものということを表すためにもちいる.

を傾け，身体の声を聴き，身体の状態を確かめることであるが，それには，作業において対象を操作することがもっとも適切な手段となる．

作業において身体を使う，道具を使うという経験の繰り返しにより，自分がおかれている環境や自分以外の対象と対比する自己の基盤となる身体図式の，自分の身体を操作して，自分が置かれている環境や自分以外の対象を操作することにともなって体感された，現実的な身体を反映した修正がなされる．自分の身体を使って作業をする，そのことを通してしか，身体図式の修正，脳地図の書き換え，ニューラルネットワークの強化や形成もされない．

図2-3-1の自分と身体との関係性が回復するプロセスと作業の関係をシェーマにすると，図2-3-2のようになる．

1）心身が統合されている状態

図2-3-2のaは，ひとが身体として存在し，身体を生きている存在として，自分（意識している自己）と身体との関係性が統合されている状態である．自分（意識している自己）は，意識されていない部分もすべて含んだ存在全体である自己の一部として統合されている．

ひとが自分の思いを遂げる動作や行動は，必要に応じて，意識すれば自分の自由意思により調整できる．しかし，日常的には，水を飲みたいと思ったとき自然にコップに手が伸びているように，多くの動作は経験のなかで習慣化された行動として，意識しない神経活動によってなされている．それは，心臓の鼓動や呼吸など心血管系や呼吸器系，そして消化器系，代謝系，内分泌系など，意識の外でコントロールされている身体の存在を基盤に，その現実の身体を反映した脳地図，身体図式が適切に機能していることによるものである．

2）自分と身体の乖離

この連関，自分と身体の関係性が，病いや障害により失われたり，奪われたりすると，身体が思うように動かない，思いとは異なる動きをする，意識が身体の存在を無視する，といったようなことがおきる．図2-3-2のbは自分と身体が乖離した状態である．この失われた自分と身体との関係を取りもどすときに，目的のある作業をする，身体を使って対象を操作するということが，重要なはたらきをする．

3）心身統合の回復

作業をおこなうと，図2-3-2のcに示すように，対象操作にともなう自分の身体の動きによる筋感覚情報やその他の体性感覚情報などの自己情報，環境や自分以外の対象からの感覚情報が外部情報として入力される．

この自己と外界からの情報の相関により，病いや障害により現実の身体と一致しなくなった脳地図が描きなおされ，I章の1・3・1「身体図式と身体像」で述べたように，習慣的身体としての身体図式は，現実の身体を表す尺度として修正され（図2-3-2のd），ひとは身体として存在し，身体を生きている存在として，自分（意識している自己）と身体との関係性が回復す

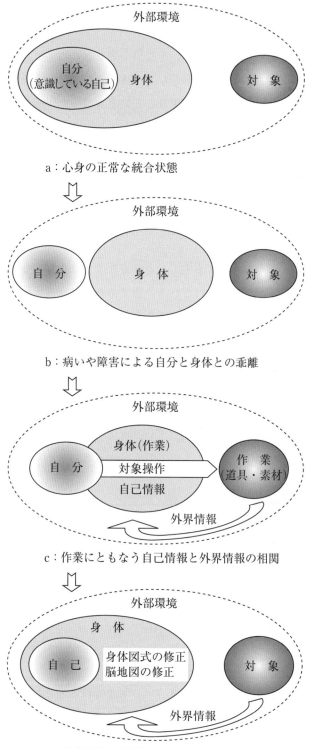

図 2-3-2　身体の取りもどしと作業

る．

　神経学的原因や精神医学的原因を背景とする器質性の障害や異常，機能的な障害や異常など，心身の乖離はさまざまな要因によって生じ，その現れ方も多様である．そのメカニズムは急速な脳科学の進歩により解明されたものも多いが，治療法の多くは模索の段階にある．そうしたなかにあって，作業遂行にともなう身体の使用と，感覚されるものの自覚が，身体図式の形成を助け，身体自我[*7]を強化する手がかりとなる．また，「わたしである身体」を意識することでなされる自己同一性の確立や，心身の混乱状態から自分を取りもどす場合の糸口となる（Ⅰ章の1・3・1「身体図式と身体像」参照）．

　作業は，身体を動かし，特に手で道具や素材などを操作する，対象に直接はたらきかけるものが多い．その合目的的な身体の使用が，自ずと身体の機能を維持し改善する．身体を動かすことで，呼吸にともなう心肺機能のはたらきが増し，循環器系の機能が改善されるだけでなく，代謝や自律神経系，内分泌機能も賦活される．機能維持のための特別な訓練メニューをこなさなくても，わたしたちの日々のくらし（生活）が適度な運動の持続となり，身体の基本的な機能を保つ役割をしている．

> 病いや障害により閉ざされた五感
> 混乱から自身を守るために閉ざした五感
>
> いま　失われた自分と身体の関係を取りもどすとき
> 五官を開き　対象に向かい
> 目的ある作業により　対象を操作する
> 対象から五官が受けとめる外界の情報
> 作業により自分の身体から生まれる自己情報
>
> 五官を開き　五感に聴き
> 身体を操る　目的にむけて操る
> 相関する外界情報と自己情報
> 脳の地図が描きなおされ
> 身体のものさし（身体図式）が修正され
> 身体が意味ある「からだ」としてもどってくる
> わたしが身体となり　身体がわたしになる

[*7] 身体自我 bodily ego
　　精神自我 mental ego と対比する自分の身体を通した自我の認識，身体的に自分を感じる場合の主観的な現象をさす．精神病などでは離人体験や体感異常など身体自我の障害が体験される．

　　　　そして
　　　　意味ある「からだ」となった身体により
　　　　聴きとられた五感が
　　　　世界をわたしに意味づける
　　　　（＊世界は哲学用語で自分のまわりの環境や自分以外の対象を言う）

2・3・4　生活の立てなおしと身体

　自分と日常生活との関係を回復し，ふたたび社会に参加する，生活の立てなおしにむけたコミュニケーションとはどのようになされるのか．自分と生活とのコミュニケーション，すなわち現実感を取りもどしリアルな存在として確かめられた身体により，日々おこなっていたことが，ふたたびできるかどうかを確かめ，不自由になったことがあれば，どのようにすればよいのか検証し，新たな生活技能として身につけることである．生活の立てなおしは，自分が主体的に体験する，身をもって学習する（体得による確からしさ）以外に方法はない．

　学習は，わたしたちが自らの行為で知覚経験したことを，選択してイメージとして定着させることであるが，「からだで覚える」ということばに示されるように，知覚経験に身体感覚と関連したある目的と方向性をもった運動や行為が大きく関与する．「できる」という感じ，「ああ，そうか」「ああ，これでいいのか」「これでいいんだ」といった確からしさは，自らが身体を操作し，その身体を使って道具を操作し自分以外の対象にはたらきかける，そうした具体的な行動にともなって知覚される身体感覚が確からしさという体感になるとき，いわゆる身体でわかる体験として認知される．

　身体感覚をともなった経験の繰り返しによる刺激が，脳のシナプス結合やニューラルネットワークを強化したり，新たなニューラルネットワークを形成し，記憶や学習を助ける（山根，2015b）．「からだで覚える」ということは，非宣言的記憶（nondeclarative memory）[*8]として脳が覚える（シナプス結合によるニューラルネットワークの形成），それが能動的な身体の活動による表象形成（種村，1998）である．目的のある作業をおこなうときに生じるさまざまな身体感覚が，そうした記憶（シナプス結合によるニューラルネットワークの形成）をより効果的に検証し強化する（渡辺，1978）．

[*8]　非宣言的記憶 nondeclarative memory
　　文字や言葉で十分表現し，伝えることがむずかしい記憶．たとえば，自転車に乗ることができるようになったり，テニスのボールをうまく打ち返すタイミングをつかめるようになる．そのときの乗り方やタイミングに関する記憶などをさす．手続き記憶とも言う．

病いや障害により失われた生活
　　　いま　失われた生活との関係を取りもどすとき
　　　身体を操り　目的にむけて操り
　　　もう一度試みる
　　　過ぎし日におこなっていたことを
　　　もう一度試みる

　　　「ああ　そうか」
　　　「ああ　これでいいのか」
　　　「これでいいんだ」
　　　「これでもいいんだ」
　　　と　身体が応える確からしさに
　　　生活の再建が始まる
　　　社会への参加が始まる

2・4　心身の乖離と作業をもちいる療法のアプローチ

　病いや事故などによる心身の乖離は，**表 2-2-2** で例を示したように，神経学的原因や精神医学的原因などによりおきる．信じられないような多様な現象が器質的にも機能的にもみられる．脳機能の解明はめざましい勢いで進んでいるが，心と身体の乖離に対する治療や援助，支援は，いまだ模索の過程にある．

　自己と身体の関係性を取りもどす，その自己と身体のコミュニケーションプロセスにおいて，作業をもちいる療法ではどのようなアプローチができるのか．自己（意識）と身体の乖離に対する作業をもちいる療法を，作業を介した身体，身体を介した生活とのコミュニケーションプロセスとしてとらえるという視点から，主な心身の乖離状態と作業をもちいる療法の基本的なかかわりを概観する．それぞれの疾患や障害に対する作業をもちいる療法の治療や援助，支援の詳細に関しては成書を参照されたい．

　病いや障害を生きる人たちの治療や援助，支援にあたる者とそのサービスを受ける対象者とのコミュニケーション（治療者・患者関係の成立）のコツに関しては，Ⅱ章の 3「治療や援助，支援におけるコミュニケーションのコツ」，臨床における具体的なアプローチに関しては，日々の章「出会いとコミュニケーション」で述べる．

> 脳が意識を生み　意識が身体を動かし作業する
> 脳は意識にのぼらない　身体の制御もおこなう
> その身体の動きが脳を育て
> 作業が適切な身体の動きを導く

2・4・1　麻痺―思うように動かない身体

　脳神経科医のオリバー・サックスは，骨折による左足の固有感覚障害で，左足の感覚がまったくなくなり，足そのものを失ったのではないが，見えているのにそれが自分の足だと自覚できなくなった．その左足の感覚を取りもどすまでの自分の体験を，『左足をとりもどすまで』という題名で本に書いている（Sacks, 1984）．末梢神経と中枢神経の違いはあるが，オリバー・サックスの体験は，序章で紹介したAさんと同じ体験である．

　この二人のように，神経系の問題で手や足の感覚がなくなったり，動かなくなったり，動きにくくなるものを麻痺と言い，脳や脊髄，末梢神経の損傷，神経の圧迫などにより生じる．神経の障害された部位により，片麻痺，対麻痺，単麻痺，四肢麻痺など症状の現れ方は，手足がまったく動かない，感覚がない完全麻痺から実用肢にはいたらないがわずかに動かすことができる不全麻痺までさまざまである．

1）麻痺における心身の乖離

　脳の損傷による感覚や運動の麻痺は，脳血管性の障害や脳腫瘍，その他神経疾患によって発生する．脳血管性の障害による麻痺などの症状は急に発症するが，そのほかのものは一般的にゆっくりと症状が進行する．感覚や運動機能の麻痺は，脳血管性の障害によるものがもっとも多く，麻痺は通常は片側の上下肢にみられ，麻痺が残らないものものから，手足が動かなくなるものまで，障害された箇所や大きさにより，後遺症の内容も程度もさまざまである．自分自身の身体に対するイメージ〔身体像（body image）〕が歪んだり，身体の一部を自分のものと認めないとか，麻痺側がないように振るまう身体失認，麻痺が軽いのに使わない患側無視などの症状もみられる．

　脊髄の損傷による感覚や運動の麻痺は，脊椎の骨折や打撲などによる脊髄の損傷や圧迫により生じる．原因は，スポーツや交通事故・高所転落などの外傷によるものが多く，腫瘍やヘルニアなどの病気によっても類似の障害がみられる．障害された部位により，感覚運動系から自律神経系まで広範な症状がみられる．頸椎レベルの脊髄神経の損傷では，手がしびれる，手が思うように動かない，身体がふらつくといった症状がおきる．重度の場合には，手足の筋力が低下し，完全麻痺や膀胱や直腸の機能障害をきたすこともある．腰椎レベルの損傷では，足のしびれや痛み，筋力低下，膀胱障害などがみられる．

　末梢神経の損傷による感覚や運動の麻痺は，腫瘍やその他の原因で神経の通り道が狭くなっ

たりすることで，神経が圧迫されて発生する．通常はしびれや知覚の低下をともない，筋力低下，筋萎縮，筋緊張低下，弛緩性麻痺などがみられる．

2）麻痺に対する作業をもちいる療法のアプローチ

　感覚や運動の麻痺により思うように機能しない身体との関係の回復とは，感覚運動系の協調性を回復することである．脳の損傷されていないニューロンにより新たなニューロンネットワークを形成し，損傷されたニューロンネットワークの役割を代行する可塑性発現がそのメカニズムで，脳の構造からすれば，麻痺した身体をもちいる再学習にあたる．

　可塑性発現には，麻痺した上肢や下肢を本人が意図して繰り返し動かすことが必要で，作業にともなう具体的で目的的な動作・行動をもちい，意図した運動に必要な神経回路に刺激が伝わるように，適切に動作・行動を介助することで神経路の促通をはかる．この方法は脳の可塑性が大きい，感覚や運動の麻痺が発生したらできるだけ早期におこなうほど効果が高い（塚田，1994）．

2・4・2　不随意運動—思いとは異なる動きをする身体

　何かをとろうとしたときや緊張したときに手がふるえる振戦，手足や体幹がねじれるように関節がバラバラに動き，話そうとすると舌までねじれるアテトーゼ，歩く姿がまるでダンスをしているような動きをし，なんとかしようと思えば思うほどバラバラな動きがさらにひどくなる舞踏病様運動，手足を身体の付け根から投げ出し振り回すような激しい動きが繰り返されるバリスムスなど，そうした自分の意思とは異なり，コントロールできない身体の異常運動が不随意運動であるが，不随意運動は発生部位や不随意運動の速さ，動きに，規則性があるものから不規則なものまでさまざまである．

1）不随意運動における心身の乖離

　不随意運動は，大脳基底核（線条体，淡蒼球，視床下核，黒質など）やその伝導路が神経変性疾患などで器質的に障害されたり，神経伝達物質が不均衡になって生じる錐体外路系の障害が中心であるが，パーキンソン病治療薬や抗精神病薬などの副作用，肝疾患などによる代謝異常，甲状腺機能亢進症などの内分泌異常，出産時の障害，先天性疾患，心因反応によってもみられる．

2）不随意運動に対する作業をもちいる療法のアプローチ

　不随意運動により思いとは異なる動きをする身体との関係性の回復は，その原因により，薬物療法がもちいられたり，外科的な治療がなされる．作業をもちいる療法のアプローチとしては，食事や更衣など日々の身の回りのことが自分でできるよう，自助具や補助具を活用したり，生活しやすいように環境を整備したり，衣服や動作の工夫をすることで，不随意運動の影響を

少なくするように援助する．

2・4・3　身体失認—実在を無視される身体

　身体失認は，自分が自分の身体の状態を認識していない現象を言い，実際に麻痺しているのに，その手が動いていれば麻痺があるということを認めようとしなかったり（病態失認），反対に，麻痺はそれほどひどくないのにまるで麻痺している手がないかのように振るまうといったことがみられる（患側無視などの身体失認）．『妻を帽子とまちがえた男』（Sacks, 1985）で紹介されている，自分の足を死人の足のように感じて，ベッドから払いのけようとして床に落ちてしまった男は，自分の身体の一部が自分のものでないと思っていた（身体失認）．

　このように，実際にある身体が間違って認識されたり，無視されたりするのは，失認（agnosia）といわれる，自己の身体やその一部の空間的位置の認知の障害で，失行や失語とともに重大な脳の局所的な病変によって生じる神経心理学的症状（小林，2003）である．病態失認や身体失認は，自分の身体が失認の対象となって生じたもので，自分（意識している自己）が自分の身体の状態を認めない状態といえる．

1）身体失認における心身の乖離

　身体失認（asomatognosia）は頭頂葉の病変によって生じ，病変が優位半球にあれば，手指失認とともに，左右障害や失書，失算などがみられる（ゲルストマン症候群）．病変が劣位半球にあれば，反対側の半側身体失認や麻痺の存在を否認する病態失認が生じる．劣位半球は普通脳の右側にあたるため，身体失認は左の半側身体失認が多いが，ゲルストマン症候群などでは両側性の身体失認もある．

　自分の身体を認知しないのは，記憶の障害ではない．一側性の身体失認は，体性感覚レベルにおける身体図式と身体像の統合の障害で，両側性の身体失認は，象徴的・概念的なレベルにおける身体図式と身体像の統合の障害といえる．

2）身体失認に対する作業をもちいる療法のアプローチ

　身体失認があると，麻痺した手足の存在を忘れて，寝ているときや座っているときに，麻痺した手を身体や尻の下に敷いたままにして圧迫による血行障害をおこしたり，車いすに乗るときに麻痺した足をフットレストに乗せるのを忘れて，けがをするといったことがおきる．こうした身体失認は何度注意しても忘れるため，家族など周りの者からは，認知症のように記憶の障害と勘違いされることが多い．

　このような身体の失認に対してアプローチするうえで問題なのは，半側を無視することよりも，無視していることに気がつかないことのほうにある．そのため何か行為をするときには，常に無視される側の手足に注意をむけるように促すことが大切である（患側無視の防止）．

2・4・4 半側空間無視—実在するものを無視する身体

スケッチをするときに対象物の半側を無視して描く，食事のとき，目の前のテーブルにおいてある食べ物の半側に気づかないで食べ残すなど，視力の障害はないのに，実際にそこにある，見えているはずの半側を無視してしまう現象を半側空間無視といい，大半が本人からみて左側の空間無視という形で現れる．

このように，実在するものが無視されたりするのは，失認（agnosia）といわれる視空間の認知の障害で，前述した病態失認や身体失認と同じく，脳の局所的な病変によって生じる神経心理学的症状である．自分の身体が失認の対象である身体失認に対し，半側空間無視は，自分（意識している自己）の環境が失認の対象となっている状態といえる．

1）半側空間無視における心身の乖離

半側空間無視は頭頂連合野の障害で，病変が劣位半球にあれば，反対側の半側空間無視が生じる．通常，劣位半球は脳の右側にあたるため，左半側が無視されるが，優位半球障害による半側空間無視もみられる．

左半側空間無視の場合，左側の空間を見落とすだけでなく，右側にあるものでも，目で見た空間の左半側を見落とすことがある．

2）半側空間無視に対する作業をもちいる療法のアプローチ

半側空間無視があると，食事で片側のものばかり食べる，歩行や車いす移動で無視している側が壁や人にぶつかるといったことがおきる．半側空間無視の患者に対するアプローチで問題なのは，身体失認と同様に半側を無視することよりも，無視していることに気がつかないことにある．

作業をもちいる療法では，囲碁やオセロ，将棋などの盤ゲームや，絵の模写などを通して，空間全体の配置と無視される側に注意をむけるようにしたり，日常生活においては，大切なものや室内の左側にあるものには何か目立つ印をつけて注意を促す．新しい試みとしては，楔形プリズムをもちいたプリズム順応課題（prism adaptation task）[*9]がある（鈴木ら，2006）．

プリズム順応課題は，臨床検証はまだ十分エビデンスがあるとは言えないが，侵襲性が少なく介入効果の般化と持続性にすぐれ，発症からの経過日数を問わず，慢性期の患者に対しても介入効果がみとめられることが大きな特徴とされている（Humphreys et al，2006；Rousseaux et al，2006；Nijboer et al，2011；太田，2013）．

[*9] プリズム順応課題 prism adaptation task
　　たとえば左半側空間無視の患者は，視野が右へ10度偏倚する楔型プリズムレンズの眼鏡を掛けてもらい，目の前に提示した左右二つの視標に対し到達運動をくりかえす．

2・4・5 ファントム現象―幻の手足をもつ身体

『脳の中の幽霊』(Ramachandran et al, 1998)や『妻を帽子とまちがえた男』(Sacks, 1985)で紹介されている幻肢(phantom limb)は，16世紀にフランスの外科医パレ Pare (1510-1590)が初めて記述したもので，事故などによって四肢を失った者が，現実には手足がないことを知りながら，存在しない手足に体感や運動感覚を感じ，手足があるかのように行動したり，痛みやかゆみを感じる現象である．

事故で手足を失った人が，朝，目が覚め，いつものように手をついて起き上がろうとしたとき，身体を支えるためにベッドについたつもりの手が，実際にはないために倒れてしまう．水を飲もうとして実体のない手でコップをつかもうとするといったことがみられる．この習慣的恒常性によって脳が錯覚している，もしくは記憶しているイメージの手足が幻肢とよばれるものである．幻肢は，身体図式が再修正されるまで，しばらくの間生活に支障をきたす．

1) ファントム現象における心身の乖離

幻肢は，断肢手術後の90%以上に発現し，自由に動かしたり，物をつかもうとするとつかむことができていると感じるなどの実在感があり，10〜20%くらいの人には，かゆみや痛みなどの感覚も実際にあるように感じるという．

幻肢があると，切断事故などで手足を失い，刺激を受容する身体の末梢の神経細胞が切断されて，そこから先がないにもかかわらず，失ったはずの身体部位が存在しそこからの感覚があるような症状をともなう．幻肢の発現のメカニズムには，切断された神経の末梢が神経腫を形成し，それが刺激を受けることで実在感や痛みなどが生じるとする末梢説，切断前の身体図式がそのまま残っているために生じるという中枢説，患者が四肢を失ったことを否認し心理的に生みだしたものという心因説がある．近年は，中枢説と心因説が発現に関係しているとみられている．

上肢の幻肢は，上腕部から短くなり手指の先端へと，身体の中心部から末端に向けて，時間の経過とともに消失していくが，個人差があり，何十年も実在感がある人もいる．

2) ファントム現象に対する作業をもちいる療法のアプローチ

四肢の切断事故に対するリハビリテーションでは，術後すぐに仮の義肢が装着されるようになった．その目的は，手足を失った身体形状の急激な変化による現実の身体の機能・構造と，脳が記憶している自分の身体図式との差異から生じる混乱を，最小限にとどめることにある．時間の経過につれて身体図式が再修正されると，幻の手足は消えていくが，仮の義肢を術後早期に装着することで，この混乱も少なく，混乱期も短くてすむという．仮の義肢が失われた四肢の代わりをすることで，急に四肢を失ったことで生じる脳の知覚・認知の混乱を防止するためと思われる．

仮の義肢装着とともに行われるリハビリテーションにミラーセラピー[*10]がある．腕を事故

で切断され失った人の，無いはずの腕の痛み（幻肢痛）への苦しみに対する対処療法としてラマチャンドランが報告した．ミラーセラピーは，その後，脳卒中で手が動きにくい人や痛みが強い人などへの応用も研究されている．仮義手やミラーセラピー，いずれも，麻痺した手や仮の義肢を装着した手を鏡の裏に隠し，健側の手の鏡像を隠したほうの手が動いているかのように脳に錯覚させることで，脳を刺激するものである．

2・4・6 摂食障害──受けいれられない身体

イギリスのリチャード・モートンが「神経性消耗症」と称して記載した摂食障害の神経性無食欲症（Vandereycken et al, 1994）の症例は，身体のふくらみが消え，骨が浮きあがるほどやせながら，自分の「現実的身体」を受けいれようとしないというものである（山根，2002）．

摂食障害には，神経性無食欲症（anorexia nervosa）と神経性大食症（bulimia nervosa）があるが，療法の症状が合併しているものも年々増加している（牛島，2000）．

体重と食べることへの病的なとらわれから，極端な食事制限をしたり，過激な運動をして，体重を増やさないための過剰な努力を払いながら，多くは満たされない欲求から過食し，自己嘔吐や下剤を乱用したりということがみられる．

1）摂食障害における心身の乖離

摂食障害はいわゆる心身症の一種で，遺伝的素因にストレスや未熟で強迫的なパーソナリティ，思春期における自己身体変化の受容や性的同一性の困難，肥満恐怖とやせ願望，潔癖な精神性への憧れなどの心性，家族力動や養育態度などが複雑に重なって発症する．発症モデルも，家族モデル，精神力動モデル，認知行動モデル，社会文化モデル，うつ病モデル，嗜癖モデルなどさまざまな変遷をたどり多くのモデルが提唱されている（西川，1988；西園，1988；鈴木，1988；高木，1988；舘，1988；切池，1988）．これまでに示されている多面的モデル（Halmi, 1995）をさらに改変したものを図 2-4-1 に示す．

摂食障害は，コーピングスキルの未熟さから葛藤への適応的な対処ができず，摂食が唯一自己コントロールできる体験として，不健康な自己コントロールの形で習慣化されたものとも言える．

自己概念や身体像は，本来の自分の現実の身体とは異なり歪んでおり，写真や鏡などで実像を見せても，やせていることを認めず，病気という認識がなく，周囲のアドバイスにも耳を貸

[*10] ミラーセラピー
　ミラーセラピーは鏡をもちいた脳の錯覚を利用する療法で，以下のような手順でおこなう．
　① 座った姿勢で，身体の正面中央付近に適切な鏡を設置する．
　② 患側を鏡の裏側に置き，健側が鏡に映るようにし，健側の鏡像が患側の位置に重なるようにする．
　① 健側でいろいろな動きをして，その鏡像を見ることに集中する（通常 15〜20 分）．

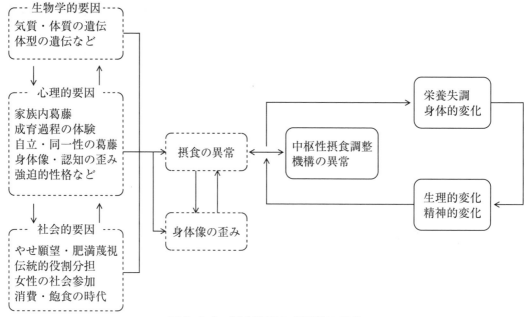

図2-4-1　摂食障害の多面的モデル

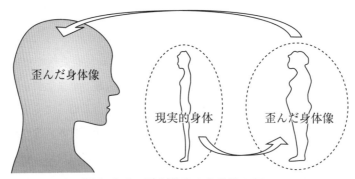

図2-4-2　摂食障害の身体像の歪み

さない．視覚レベルで修正されない摂食障害の身体像の歪みは，感覚レベルの障害といえる（図2-4-2）．

2）摂食障害に対する作業をもちいる療法のアプローチ

　興味関心を考慮した創作・表現的な作業により，体重への意識をそらし，楽しむ時間をもつことで，自己愛を満たし，自己表現の機会を提供する．グループ作業による対人関係の改善や買い物や調理による生活技能の獲得，自信の回復をはかる．そして具体的な作業を通して自分の体調や疲労具合，身体感覚を意識するようにはたらきかけ，現実的な身体像の認識を高め，自己コントロール力を育成する．

2・4・7 離人症状—実感のない身体

「自分がしているのに，自分がしているという感じがしない」「何か自分が自分じゃないような気がする」．このように自分という実感や自分が今存在している現実感が失われたような感じがしたり，自分の身体が自分のものではないように感じることもある．こうした体験は，通常でも体験されることがあるが，さまざまな精神疾患や薬物の乱用などでも生じ，離人体験といわれる．自分がしているのに，何か実感がないというが，日常生活も傍目には大きな支障があるようには見えないため，周りには理解されにくい．

1）離人症状における心身の乖離

離人症状は，統合失調症，重篤なストレス，パニック発作，解離性障害などの精神疾患や側頭葉てんかん，薬物によっても生じる．離人体験では，身体の動き（自分がおこなっている行為・行動）や自分の身体を，まるで他者の行為・行動や他者の身体を観るかのように観察している自分（意識している自己）がいるような，意識している自己と身体との乖離が見られる．

また，そうした自己に対する現実感の喪失だけでなく，自分が今いる環境，自分を取り巻いている世界に対する現実感が乏しくなることもある．

2）離人症状に対する作業をもちいる療法のアプローチ

離人症状をともなう人への有効な治療法は特になく，薬物療法や心理療法などが症状に合わせて併用されている．作業をもちいる療法では，具体的な活動にともなう身体感覚レベルの現実検討機能をもちいたはたらきかけが主になる．そのため，特に統合失調症における離人感のような体感レベルの離人症状に対して有効である．

2・4・8 転換症状—こころの声を語る身体

歩けない，手に力が入らないと言い，日常生活全介助状態にあった少女（山根，2000）は，1年以上使用しなかったことによる両手の手指に軽度の拘縮がみられたものの，これといった器質的な身体所見はなかった．話しかけには，首を振るか子どものような口調の返事が返ってくるだけで，食事や入浴，行為，排泄もすべて看護の手を借りているが，深夜にこっそり一人でトイレに入る姿も見かけられた．

転換症状は，一般にヒステリーとよばれていた症状で，DSM-Ⅳでは，身体表現性障害に分類されており，症状を説明できるだけの器質的な異常や障害はみられないが，随意運動障害や感覚障害などの身体の病気と区別がつかないような症状があり，社会生活に支障をきたす．

1）転換症状における心身の乖離

転換症状は，解決不可能なストレス，受けとめきれないこころの葛藤を身体が代弁するとい

われ，手足が動かない，声が出ない，目が見えない，吐き気や腹痛，下痢，便秘，などのさまざまな身体症状が現れる．精神的な問題を受けとめられないために，その自分のこころの不快が，精神症状ではなく身体症状に置き換えられたもので，身体症状とともに，極端に依存傾向が強くなり，自分の病気の苦痛を理由にひとに頼り，幼児的で甘えるような言動や要求がみられることがある．

こころの声の身体化という防衛により一次的な疾病利得を得，さらに退行し依存することで，二次的に疾病利得を得ると考えられる．

2) 転換症状に対する作業をもちいる療法のアプローチ

作業をもちいる療法では，このような身体化という防衛により身を護るしかない脆弱な自我を保護するため，身体症状を含む主訴を受けいれ，治療や援助，支援にあたる者が対象者の道具的役割をはたしながら，具体的作業をもちいて身体症状から注意を転換し，抑圧された攻撃衝動を身体エネルギーに変えて発散する．作業を介した直接病理に触れない対処は，「ほどよいかかわり」として心身両面のカタルシスを生み，無理のない気づきにより抑圧されたさまざまな思いの意識化を助ける．

2・4・9　幻覚—実在しないものを見聞きする身体

幻覚（hallucination）には，幻聴，幻視，幻嗅，幻味や体感幻覚などがある．実在するものを誤って感知する錯覚とは異なり，そこにだれもいないのに声が聞こえたり（幻聴），見えるはずがないものが見える（幻視）など，実在しない対象を感覚する（錯覚）ことを幻覚という．

長い療養のなかで，それが実在しないものから受ける感覚であると自覚されるようになることもあるが，当人にとっては，身体に入力された外界情報（感覚情報）と同じ現実として，自分の存在を脅かす恐ろしい体験となる．

1) 幻覚における心身の乖離

脳血管障害や脳腫瘍，認知症のように脳の器質的な病変，覚せい剤やアルコールなどの中毒症状，PTSD（心的外傷後ストレス障害）などの重篤な心因反応，通常でも入眠や出眠時などの半眠時など，幻覚はさまざまな原因でおきる．なかでも深刻なものが統合失調症にみられる幻聴である．幻聴は，実際にひとが話しかけてくるときのような距離感はなく，頭の中に響いてくるように聞こえ，自分が考えたことが声になったり，何かを命令したり（作為体験もしくはさせられ体験），何かしようとするとそれに対して否定する声（被害的幻聴）が聞こえると言う．

2) 幻覚に対する作業をもちいる療法のアプローチ

幻覚に対しては，覚せい剤や大麻などのドーパミン作動薬が幻覚を誘引し，ドーパミン拮抗薬が有効なことから，中脳辺縁系のドーパミンの過剰伝達によるというドーパミン仮説，セロ

トニンの代謝異常によるセロトニン欠乏が原因であるとするセロトニン仮説など，さまざまな仮説に基づいて薬物療法が適用されている．

　作業をもちいる療法では，統合失調症にみられる幻聴などに対して，作業を介し直接的な対人接触を回避することで，不用意に精神内界に侵入しない適度な心理的距離を保ちつつ，作業にともなう身体の動き（リズム）や感覚など，現実的な刺激により身体感覚レベルで自己内外の刺激を明確にし，周囲から入ってくる刺激を単純化し，減少させ，他の刺激からの保護をおこない，病状の軽減や現実感の回復をはかる（山根，2017）．作業にともなうリズムや身体感覚，使用される道具や行為の象徴的意味を含んだ身体エネルギーの使われ方（山根，2015c）などの利用にあたる．

■ 引用文献

American Psychiatric Association (2000). Quick Reference to the Diagnostic Criteria from DSM-Ⅳ-TR. American Psychiatric Association, Washington（高橋三郎，大野　裕，染矢俊幸・訳，2002．「DSM-Ⅳ-TR—精神疾患の分類と診断の手引」医学書院）．

Edelman GM (2004). Wider than the sky：The phenomenal gift of consciousness. Yale University Press, London.

Elizabeth BC, Ellen SC, Barbara A (2003). Willard and Spackman's occupational therapy 10th ed. pp201-242. Lippincott Williams & Wilkins, Philadelphia.

Halmi K (1995). Current concepts and definitions. Szmukler G, Dare C, Treasure J (eds)：Handbook of eating disorders：Theory, treatment and research. pp29-42. Willey, Chichester.

Head H, Holmes GM (1911). Sensory disturbances from cerebral lesions. Brain 34, 102-254.

Humphreys GW, Watelet A, Riddoch MJ (2006). Long-term effects of prism adaptation in chronic visual neglect：A single case study. Cogn Neuropsychol 23, 463-478.

Kielhofner G (1985). A model of human occupation：Theory and application. Lippincott Williams & Wilkins, Baltimore（山田　孝・監訳，1990．「人間作業モデル—理論と応用」協同医書出版社）．

Kielhofner G (1992). Conceptual foundations of occupational therapy. FA Davis, Philadelphia（山田　孝・小西紀一・訳，1993．「作業療法の理論」pp73-202．三輪書店）．

Kielhofner G (1995). A model of human occupation：Theory and application 2nd ed. Lippincott Williams & Wilkins, Baltimore（山田　孝・監訳，1999．「人間作業モデル—理論と応用　改訂第2版」．協同医書出版社）．

Kielhofner G (2002). A model of human occupation：Theory and application 3rd ed. Lippincott Williams & Wilkins, Baltimore（山田　孝・監訳，2007．「人間作業モデル—理論と応用　改訂第3版」．協同医書出版社）．

切池信夫（1988）．うつ病モデル．こころの臨床 17 増刊，348-350.

小林一成（2003）．神経心理とリハビリテーション用語の整理．大橋正洋，他・編「リハビリテーションMOOK 4：高次脳機能障害とリハビリテーション」pp163-168．金原出版．

Merleau-Ponty M (1945). Phénoménologie de la Perception. Gallimard, Paris（中島盛夫・訳，1982．「知覚の現象学」法政大学出版局）．

Miller BRJ, Sieg KW, Ludwig FM, Shortridge SD, Deusen JV (1988). Six Perspectives on Theory for the Practice of Occupational Therapy. Aspen Publishers, Rockville（篠田峯子，土田玲子，山田　孝・訳，岩崎テル子・監訳，1995．「作業療法実践のための6つの理論—理論の形成と発展」協同医書出版社）．

中根允文，岡崎祐士（1994）．ICD-10「精神・行動の障害」マニュアル．医学書院．

Nijboer TC, Nys GM, van der Smagt MJ, et al (2011). Repetitive long-term prism adaptation permanently improves the detection of contralesional visual stimuli in a patient with chronic neglect. Cortex 47, 734-740.

西川將巳(1988).認知行動モデル.こころの臨床17増刊,329-333.
西園マーハ文(1988).家族モデル.こころの臨床17増刊,335-337.
太田久晶(2013).半側空間無視に対するプリズム順応の臨床応用.臨床神経53,1270-1272.
Pendleton H, Schultz-krohn W (2006). Pedretti's occupational therapy: Practice skills for physical dysfunction 6 ed. pp2-25. Mosby, St. Louis.
Ramachandran VS, Blakeslee S (1998). Phantoms in the brain: Probing the mysteries of the human mind. Fourth Estate Ltd., London(山下篤子・訳,1999.「脳の中の幽霊」角川書店).
Rousseaux M, Bernati T, Saj A, et al. (2006). Ineffectiveness of prism adaptation on spatial neglect signs. Stroke 37, 542-543.
Sacks O (1984). A leg to stand on. Harper Collins Publishers, New York(金沢泰子・訳,1994.「左足をとりもどすまで」晶文社).
Sacks O (1985). The man who mistook his wife for a hat. Touchstone Books, New York(髙見幸郎,金沢泰子・訳,1992.「妻を帽子とまちがえた男」晶文社).
Siev E, Freishtat B, Zoltan B (1986). Perceptual and cognitive dysfunction in the adult stroke patient: A manual for evaluation and treatment 2nd ed. Slack Inc., New Jersey(宮森孝史,髙橋 正・監訳,1992.「失行・失認の評価と治療—成人片麻痺を中心に 第2版」.pp11-17.医学書院).
鈴木健二(1988).嗜癖モデル.こころの臨床17増刊,345-347.
鈴木孝治・他・編(2006).高次脳機能障害マエストロシリーズ④ リハビリテーション介入.pp48-49.医歯薬出版.
髙木洲一郎(1988).社会文化モデル.こころの臨床17増刊,338-341.
種村完司(1998).こころ—身のリアリズム.青木書店.
舘 哲朗(1988).精神力動モデル.こころの臨床17増刊,342-344.
Trombly CA, Scott AD (1977). Occupational therapy for physical dysfunction. pp1-42. Lippincott Williams & Wilkins, Baltimore.
塚田 稔(1994).可塑性神経回路とそのモデル.甘利俊一,酒田英夫・編「脳とニューラルネット」pp268-292.朝倉書店.
牛島定信(2000).摂食障害概念の歴史的展望.「臨床精神医学講座 摂食障害・性障害」pp11-22.中山書店.
Vandereycken W, van Deth R (1994). From fasting saints to anorexic girls: The History of self-starvation (eating disorders). Continuum International Publishing Group, Athlone, London(野上芳美・訳,1997.「拒食の文化史」青土社).
渡辺 慧(1978).認識とパタン.岩波書店.
WHO (2001). International Classification of Functioning, Disability and Health (ICF). Geneva(障害者福祉研究会・編,2002.「国際生活機能分類(ICF)—国際障害分類改訂版」中央法規出版).
山根 寛,他(2000).からだの声に耳を傾けて聴くこころの声—身体化症状によりADL全介助となった少女の回復過程より.作業療法19,546-553.
山根 寛(2002).精神障害に伴う食の異常・障害へのアプローチ.「食べることの障害とアプローチ」pp20-35.三輪書店.
山根 寛(2003).社会機能のいくつかのアスペクト.精神科治療学18,1015-1021.
山根 寛(2006).コミュニケーションとしての作業・身体.作業療法25,393-400.
山根 寛(2008).心身統合の喪失と回復—コミュニケーションプロセスとしてみる作業療法の治療機序.作業療法27,73-82.
山根 寛(2015a).生活機能の構成.「ひとと作業・作業活動 新版」pp114-118.三輪書店.
山根 寛(2015b).脳と作業.「ひとと作業・作業活動 新版」pp47-55.三輪書店.
山根 寛(2015c).作業の知.「ひとと作業・作業活動 新版」pp84-109.三輪書店.
山根 寛(2017).急性期作業療法.「精神障害と作業療法 新版」pp220-227.三輪書店.

II章
治療や援助，支援関係における コミュニケーション

1 コミュニケーションとは
　1・1　ひととコミュニケーション
　1・2　コミュニケーションのしくみ
　1・3　コミュニケーションの手段・方法

2 治療や援助，支援関係とコミュニケーション
　2・1　治療や援助，支援における対象関係
　2・2　治療や援助，支援における対象関係とコミュニケーション
　2・3　治療や援助，支援関係におけるコミュニケーションの障害

3 治療や援助，支援におけるコミュニケーションのコツ
　3・1　治療や援助，支援におけるコミュニケーションとは
　3・2　整える
　3・3　まなざすー気持ちの伝え
　3・4　共にある
　3・5　待つー関係の成りたち
　3・6　知るー評価の原点
　3・7　伝えるー非言語メッセージ
　3・8　話すー言語メッセージ

作業をもちいる療法は，施され，受ける医療（cure, care）とは異なり，対象者自身が主体的に取りくみ，対処する（do, cope）ことで，初めてその効果が現れる．病いや不慮の事故により，生活，社会とのかかわりを失い，奪われた人が，やすらぎ，ほっとし，もう一度自分の人生に望みを抱き，自らの生きがいや生活を取りもどす，主体性の回復があってこそ，リハビリテーション技法としての作業をもちいる療法が意味をもつ．

　しかし，病いや障害に苦しむ人たちの多くは，不安や混乱のなかで困惑していたり，現実の世界から身を護るように内的世界に引きこもっていたり，自分を襲う被害感や不安から他者との接触を避けていることのほうが多い．病いや不慮の事故により，主体性を失い，奪われた者は，主体性を限りなく押し殺すことで，かろうじて自己を護っている．

　そうした人たちが，主体性を回復し，失われ，奪われた生活とのかかわりを取りもどすための，作業を介した自己と身体との語らい（コミュニケーション），作業をすることによる自己と生活との語らい（コミュニケーション）を支えることが，作業をもちいて治療や援助，支援にあたる者の重要な役割である．その役割をはたすには，治療や援助，支援を必要としている人を，一人の生活者として，その人の生きている文化や生きてきた生活史に必然的に含まれる個別性を，まず丸ごととらえることから始まる．その人が，これまでどのように生活してきたのか，今どのような思いで生活しているのか，これからどのような環境でどのように生活しようとしているのかなど，その人とその生活を知るということから始まる．そして，病いや障害により閉ざされたこころと向き合い，その人が自分の身体や生活，社会とのかかわりを取りもどすプロセスを，パートナーとして歩みながら，必要な知識，技術を提供し，相談に応じる．

　Ⅱ章は，作業療法の治療や援助・支援におけるセラピストと対象者のコミュニケーションに焦点を当て，コミュニケーションがはたす機能やコミュニケーションに必要な機能と構造，手段・方法などの基本事項と，治療や援助，支援関係における対象関係とコミュニケーションの障害，治療や援助，支援におけるコミュニケーションの基本などについて考える章として構成した．

ひとは
傷ついたこころとからだを護(まも)るため
さらなる傷つきを避けるため
五感を閉ざし　身体の声に耳をふさぎ
こころを閉ざす

ひとは
傷ついたこころとからだを護(まも)るため
さらなる傷つきを避けるため
現実を離れ　幻の世界に身を置き
生活　社会とのかかわりを失う

傷ついたこころとからだを護(まも)るため
ことばは　その意味を失い
伝え伝わりの糸が切れる

作業をもちいる療法は
侵襲する刺激から身を護るため
ひとときの良質な休息の場と
作業をととのえる
ことばの意味に頼ることなく
伝え伝わりの糸をつなぎなおし
ことばの表情　からだの表情を読み
閉ざされたこころをそっと包み
閉ざされたこころに語りかける

作業をもちいる療法
それは　閉ざされたこころと
関わる者との二人三脚

II章　治療や援助，支援関係におけるコミュニケーション

1

コミュニケーションとは

1・1　ひととコミュニケーション
　1・1・1　コミュニケーションがはたす機能
　1・1・2　コミュニケーションに必要な機能と構造
　1・1・3　コミュニケーションとことば（言語）
　1・1・4　ことば（言語）の成りたち
1・2　コミュニケーションのしくみ
　1・2・1　「伝え」のしくみ
　1・2・2　「伝わり」のしくみ
　1・2・3　コミュニケーションに必要な条件
　1・2・4　たとえば初めて象を見た子どもが
1・3　コミュニケーションの手段・方法
　1・3・1　言語メッセージの種類と特性
　1・3・2　非言語メッセージの種類と特性

1 コミュニケーションとは

　ひとの生活は，コミュニケーションなしには成りたたない．ひとと人との関係や日々の生活だけでなく，組織間や国家間の関係など，社会もコミュニケーションなしには機能しない．親子の気持ちのすれ違いや友達との仲違い，民族や国家間の争いごとも，その多くは相互の思いや考えがうまく伝わらなかったり，一方的であったり，誤解によるものなどコミュニケーションの不十分さが原因で始まる．

　相思相愛，以心伝心，治療や援助，支援の関係の成立などは，いずれも相対する者が相互に思いを交わし，お互いの違いに気づき，その違いを受けとめ，違いを超えて自分の気持ちを伝える努力の積み重ねの結果である．社会的動物と言われるわたしたち人間にとって，日々の生活における関係は，勝手な思いこみや誤解に始まり，いかに相互にふれ合い，伝えあうかという努力の積み重ねと言ってもよい．

　communicationを表す適切な日本語はないが，コミュニケーションは，自分の気持ちを伝え，自分が知りたいことを聞いて確かめ，相手の気持ち，本当の思いを知る，そうした双方向のやりとりを繰り返すことによって，共通の理解と関係をつくることと言える．第Ⅱ章は，治療や援助，支援において，治療や援助，リハビリテーションを施す者とそのサービスを受ける者との共同作業が成立するプロセスや条件をコミュニケーションという視点から考える章である．その第Ⅱ章の始まりにあたり，ひとにとってコミュニケーションとは何か，コミュニケーションの機能や構造，手段，方法など，基本的な事項を概観しておく．

コミュニケーション

何らかのメッセージにより　自分の気持ちを伝え
自分が　知りたいことや教わりたいことを　聞き
相手の思いを知り　相手の言いたいことを理解し
相互に　お互いの違いを認識して　理解する過程

1・1　ひととコミュニケーション

　ひとにとって，何かを伝える，何かが伝わるとは，どういうことなのだろう．コミュニケーションの原初の目的は，他の動物と同様に個体の命を護り，自分たちの種を護り，子孫を残すことにある．したがって，わたしたち人間も他の生物と同様に，個体の命を護り，ヒトという

種を次の世代につなぐことがコミュニケーションの目的である．

　この世に生まれ落ちたときから担わされている，それぞれの個体の命を護り，種を次の世代につなぐ，その壮大な生命連鎖の一つの鎖として，ひとは日々の生活において，自分の意志や感情，必要な情報を他者に伝え，他者の意志や感情を知り，新たな情報を得ることを試みる．

　ひとはなぜ，どのようにして自分の気持ちを伝えることができるのか，日々の生活におけるコミュニケーションの機能，構造，手段，方法から，ひとにとってコミュニケーションとは何かをとらえなおしてみよう．

1・1・1　コミュニケーションがはたす機能

　生きとし生けるものすべて，それぞれの個体としての命を維持し，子孫を残し種を永らえるために，敵の存在など迫り来る危険を伝えあい，共に外敵から身を護り，命をつなぐ食料の在り場所を教えあって食料を手に入れる，個体ではできないことを集まって協同で対処する．そして，同種の群れのつながりと秩序を保ち，適切な繁殖相手をみつけて交尾をおこない，子を産み，育てる．その繁殖，出産，育児，世代交代という種をつなぎ残すことを効率よくおこなうために，お互いが生きる場を守り，同じ種の集団のつながりと秩序を保たなければならない（河合，1992）．この動物にとって必要なコミュニケーションの機能は，**図1-1-1**の①〜⑥のようになる．

　ことば（言語）をもたない多くの動物は，個体が生き延び，種を存続させるために，視覚，聴覚，嗅覚，触覚などすべての感覚を利用して，自分の思いや情報を伝えあっている．婚姻色といわれる繁殖期における体色の変化，身体部位の発光，ツバメやクジャクの羽の色やシンメトリーな形状，鹿の角など身体の一部の特異な形状，ミツバチが蜜の場所を仲間に教えるときの尻振りダンスなどは，視覚によるそうしたコミュニケーションの一種といえる．

　鳥の鳴き声，虫の音，動物の叫びやコウモリの音波などが，聴覚によるコミュニケーション，犬の排泄物によるマーキング，動物や昆虫の雌が出すフェロモンなどは，嗅覚で相手を誘うやはり一種のコミュニケーションの手段といえる．命あるものは，今を生きぬくために，そして未来にむけて生きるために，さまざまな手段を駆使して仲間とコミュニケーションしている．

　ヒトのコミュニケーションも，このような動物として共通にもっている非言語的な情報伝達

動物に共通の機能		ヒトに特有の機能
① 共通の危機の伝達 ② 自分や群れのテリトリーの防衛 ③ 協同作業にむけての場所や方向の伝達 ④ 求愛から交尾のプロセスの効率・効果 ⑤ 群れ（家族を含む）のつながりの維持 ⑥ 同種集団の社会的秩序を保つ順位確認	＋	⑦ 相手と交渉をする ⑧ 自己提示 ⑨ 思考の整理 　（自分とのコミュニケーション） ⑩ 文化の継承

図1-1-1　コミュニケーションの機能

機能を基盤としていることは確かである．そしてヒトはことば（言語）を獲得したことにより，⑦〜⑩のような機能が備わり，ヒトのコミュニケーションは，他の動物に比べてはるかに複雑で豊かなものになった．ことば（言語）がヒトを「ひと」にしたと言ってもよい．

> **？？？**
> 「おはようございます」「いい天気ですね」「雨が降らないといいですね」など，私たちが日常的に交わしているあいさつは，言語をもちいているが，言語の意味をもちいているのではなく，それはサルのグルーミングにあたるものである．
> グルーミング会話の目的は何か？　通常どのような対象と交わされるのか？

1・1・2　コミュニケーションに必要な機能と構造

「ひとはポリス的な動物である」というアリストテレスのことばを引用するまでもなく，ひとはさまざまな集団に所属し，その生活のすべてにおいて，所属する集団の習慣や規範に従って行動することが求められる．ひとが社会という集団の中で生きるのは，もともと個体で自分を護る力をもたない草食動物などが，自らの命と自らの種を護る習性としてもっているものと原理的には同じものであろう．それは，ある環境や条件に対する同一化反応や群れて身を護る習性などである．人間の場合，ネオテニー化による未成熟なままの誕生と引き換えに，学習という発達の可能性をもつようになり，集まることにも，集めることにも，より高次で複雑な意味が加わった（山根，2018a）．

ひとにも他の動物と同じように，意識された目的や機能を超えた，集まりあおうとする「群れ本能（instinct of gregariousness）」（山根，2018b）がある．群れ本能は，生きるために社会を形成する，個体では自立して生きることがむずかしい動物がもっている原初的な習性である．しかし，集まり集めることでさまざまな葛藤も生まれる．個々の諍いごとや仲違いに始まり，民族や国家間の戦争といった争いごとは，冒頭で述べたように相互の思いや考えがうまく伝わらなかったり，誤解が原因で始まることが多い．それでも一人で生きることができない社会的動物としての特性をもつ人間は，他者を求めて集まり，集める．集まり，集めることで得られるメリットのほうが，集まり，集めることにより生じる葛藤を超える引力をもっているからであろう．

伝えたいことが伝えられない，伝わらない，それらの大半は，それぞれの期待を相手に投影した互いの思いのズレ，誤解から始まっている．そして，長いつきあいとお互いの痛みを通して，それぞれの違いに気づき，違いを受けとめ，受けとめられ，そうした思いを伝えあう努力の積み重ねにより，誤解は違いを超えた理解になる．一人で生きていくことがむずかしいゆえに社会的動物といわれるわたしたち人間にとって，日々の生活は，お互いの思いこみやその思いがズレている状態から始まり，コミュニケーションが成りたつまでのプロセスは，そのズレ

を修正するために，いかに伝えあうかという努力の連続とも言ってよいだろう．

　情報機器の発達により，情報の伝達量はわたしたちが処理できる限界を超えて大量になり，伝達速度も速くなった．しかし，その便利さの半面，ひとが直接会って伝えあう努力をしなくてもすむようになったことで，ひとのつながりは逆に希薄になってきた．伝え，伝わるために必要な「表す力」や「待つ力」の低下も引きおこしている．スマートフォンや携帯の普及により，直接会わなくてもよい，時にはことばで話し合うことをしなくてもよくなった．指先一つで，一方的にコミュニケーションを終わらせることもできる．それは，ひとのかかわりの質の低下となり，治療や援助，支援関係にも大きな影を落とすようになった．

　自分の思いや考え，感情などを伝えるコミュニケーション機能には，生理的機能と精神的機能がある．生理的機能とは，「ことばであれ，身振り手振りであれ，メッセージを発する身体機能，視覚や聴覚などメッセージを受けとる身体機能」を言う．精神的機能とは，「自分が知りたいことや教わりたいことを他者に聞く，自分の気持ちを相手に伝える，相手の言いたいことを理解して応答する，しっかりと自己主張をする機能」を言う．具体的には，あいさつ，日常会話，作業遂行上必要な会話，意志表示など，基本的なことから複雑なことまで，コミュニケーションが必要な状況において，適切に判断して必要なやりとりができる」（山根，2003）というもので，活動機能（Ⅰ章の**表2-2-1**参照）の一つにあたる．

　このようなコミュニケーションに必要な主な心身の機能・構造，具体的な活動は，国際生活機能分類（WHO，2001）では，心身機能・構造として，メッセージを発信する「音声と発話の機能」「音声と発話に関わる構造」，メッセージを「表象，表出する精神機能」や，メッセージを「受信する感覚機能（視覚や聴覚など）」，視覚や聴覚などの感覚を受信する「身体構造」，受信したメッセージを「解読，理解する精神機能」，そしてコミュニケーション活動として，「コミュニケーションの表出（メッセージの表出）」「コミュニケーションの理解（メッセージの理解）」「会話ならびにコミュニケーション用具および技法の利用」などが相当する（**表1-1-1**）．

1）メッセージの表出と発信

　メッセージの表出に必要な機能は，文字どおりの意味や言外の意味を含めてことばで話したり，文字で書いたり，モールス符号やシンボル，手話のような記号（表象されたことば）によるメッセージや，絵，写真といった媒体や身振り手振り（ジェスチャー）などの非言語メッセージなどを使って，自分が伝えたい思いや考えを他者にわかるように整理し表現する機能を言う（コミュニケーションの媒介に関しては，Ⅱ章の1・3「コミュニケーションの手段・方法」で詳述する．**表2-2-1**参照）．

　メッセージの発信に必要な機能は，話しことばによりコミュニケーションをはかる場合，音声と発話に関する機能としては，ことば（言語）を声（音声）にする身体の音声機能や構音機能と話しことばであれば，発音，発声と発話に必要な鼻や口，咽頭，喉頭などの身体構造，そして相手にわかるように，話す速さ，声の高さ，声の大きさ，話すリズムやなめらかさ（流ちょ

表1-1-1　国際生活機能分類のコミュニケーションに関する要素

心身機能 body functions
- 音声と発話の機能 voice and speech functions
    - 音声機能（発声と音声の質）voice functions
    - 構音機能（言葉の発音）articulation functions
    - 音声言語（発話）の流ちょう性とリズムの機能 fluency and rhythm of speech functions
    - 代替性音声機能（歌や叫びなど言語以外の音声の発生）alternative vocalization functions
- 精神機能 mental functions
    - メッセージの表象，表出
    - メッセージの解読，理解
- 感覚機能 sensory functions
    - メッセージの受信

身体構造 body structures
- 目・耳および関連部位の構造　the eye, ear and related structures
- 音声と発話に関わる構造 structures involved in voice and speech

活動 activities—コミュニケーション communication
- コミュニケーションの表出（メッセージの表出＊）communicating-producing
    - 話すこと
    - 非言語的メッセージ（ジェスチャー，記号とシンボル，絵と写真，その他）の表出
    - 公式手話によるメッセージの表出
    - 書き言葉によるメッセージの表出
    - その他のコミュニケーションの表出
- コミュニケーションの理解（メッセージの理解＊）communicating-receiving
    - 話しことばの理解
    - 非言語的メッセージ（ジェスチャー，記号とシンボル，絵と写真，その他）の理解
    - 公式手話によるメッセージの理解
    - 書き言葉によるメッセージの理解
    - その他のコミュニケーションの理解
- 会話ならびにコミュニケーション用具および技法の利用 conversation and use of communication devices and techniques
    - 会話（開始，持続，終結，一対一または多人数での会話，その他）
    - ディスカッション（一対一または多人数，その他）
    - コミュニケーション用具および技法（遠隔通信用具，書字用具，コミュニケーション技法，その他）の利用

(WHO, 2001) より要約　（＊は筆者修正）

う性）を調整する機能や身体構造が必要である．

　文字（書きことば）や記号（表象されたことば）によりコミュニケーションをはかる場合は，文字を書くなどそれらを発信するための身体機能と身体構造，ジェスチャーなどの非言語メッセージのように言語以外のものであれば，それらを身体で表現する機能や手足を中心とした身体構造が必要になる．

2）メッセージの受信と理解

メッセージを受信するために必要な機能や身体構造は，言語コミュニケーションの場合，聴覚により音声としての話しことば（音声言語）を聴きとる機能と身体構造をさす．メッセージがことば（言語）以外のものであれば，聴覚以外に視覚など，非言語メッセージを受けとる機能や身体構造が必要になる．

メッセージの理解に必要な機能や身体構造は，話されることばの文字どおりのことば（言語）の意味やことばの背景にある意味，書かれた文字の言語としての理解，モールス符号やシンボル，手話のような表象されたものの言語としての意味，言語的メッセージ，音声としてのことば（言語）の調子に含まれるパラ言語メッセージ，そしてジェスチャーや身体の動き，表情など身体で表現されるものなどのさまざまな非言語的メッセージから，何が伝えられているのかを解読し，判断する機能とメッセージを受信する目や耳およびそれらに関連する身体構造が必要になる．

3）会話ならびにコミュニケーション用具および技法の利用

会話ならびにコミュニケーション用具および技法の利用に関する機能とは，他者とコミュニケートするために，相互のやりとりを開始し，目的が達成できるまでそのやりとりを続け，達成したら適切に終了する機能，また，コミュニケーションする対象が1人であっても，複数であっても，その人数に応じて対応できる機能，そして，コミュニケーションの形式が議論や討論のような場合に，ディスカッションをおこなう機能，その他コミュニケーションにもちいる器具や技法（コミュニケーションのしかた）を利用する機能を言う．

1・1・3　コミュニケーションとことば（言語）

「表現」するということは，「生きる証し」（岡本，2005）とも言われるように，人間のコミュニケーションに関する言動のなかでも，きわめて人間的な意味深い行為である．旧石器時代にラスコーやアルタミラの洞窟壁画に描かれた，生き生きとしたリアルな動物の姿は，狩りで獲物を仕留めることができるようにという願いを込めて，もしくはそうした動物の象徴的な生命力を自分に取りこんで強くなりたいという願望を表す呪術的な祈りの表現とも推測されている．ヒトはことば（言語）を獲得する以前から，自分の思いや気持ちを表現し，伝え，そして他者と情報を交換することで，文化を築いてきた．

この「表現」することが，ことば（言語）の獲得により飛躍的に高まった．ヒトが他の動物と異なる言語機能の発達をとげたことによって得られた，思考する，思いを表現するために，文字や話しことば（音声言語）の獲得が何をもたらしたかについて概観してみよう．

1）ことば（言語）の発達

他の動物は自分の匂いを残す以外は直接出会わないと互いの思いを伝えることはできない

表1-1-2 話しことばの発達

年齢（歳）	0.5	1.0	1.5	2.0	2.5	3.0	3.5	4.0	4.5	5.0
		片言	命名	羅列	模倣	成熟			多弁	適応
喃語			初語 二語文		多語文					

が，人間は文字や記号などにより，直接出会わなくても，時空を超えて思いを「伝える」ことができる．この他の動物と大きく異なる人間の言語機能は，感覚や運動機能の発達との関連が深い．ことば（言語）の発達には，ヒトとしての系統的発達と個体としての発達とが関係する．

系統的なことば（言語）の発達とは，他の動物と同じコミュニケーションの手段としてもちいられていたであろう鳴き声がことばになり，文字を獲得したことである．

個体としてのことば（言語）の発達とは，乳児から成長する過程におけることば（言語）の発達のことである．個体のことば（言語）の発達は，個人差もあるが，年齢を軸に表で示すと概ね表1-1-2のようになる．生まれたばかりの赤ん坊は，生物学的なリズムにそった安定した泣き方をする．1か月くらいで生物学的なリズムは崩れ始め，母親の養育行動を引きおこすような泣き方になる．まだ意味を伝達する音声記号にはなっていないため，音声記号としての意味伝達機能をはたさないが，養育者のマターナリズムを引きだすもので，社会的解発刺激と言われる．同時に特定の意味はもたないが，泣き声とは異なる「あ～あ」「ぶーぶー」など，喃語という発声も聞かれるようになる．

母親が赤ん坊に話しかけることばは，赤ん坊のことばの意味を解読する受信能力が未発達なため，音声記号としての意味伝達機能をはたさないが，話しかける母親の視線や身体の動き，音としてのことばの調子に含まれるメッセージ（パラ言語メッセージ），まなざしのやりとりなど，いずれも非言語的なメッセージであるが，それらがコミュニケーションの機能をはたすようになる．

生後10か月くらいになると，母親の発音をまねるような声を出し，1歳前後で意味のあることば（発語）が発せられるようになる．そして1歳～1歳半で，「マンマ」「ワンワン」など片言ではあるが，意味がある一語文を口にするようになり，ことばが誕生する．1歳半くらいから2語文になり，「アエ（あれ），ナーニ」と物の名前を聞いたり（命名），「アッチ，イク」など自分の意志を表現するようになる．

ことばの発達は，名詞に始まり動詞，形容詞，助詞と分化し，2歳くらいでほぼすべての品詞が発せられるようになる．2歳半くらいから他者のことばをまねて（模倣），「なぜ」という質問が増え，2語形式であった語連鎖の数も多くなり多語文になる．

3～4歳ごろに，簡単な日常の用を足すことができるくらいにことばが成熟する．4歳くらいになると語彙も増えよく喋るようになり，5歳あたりからは，少しずつ相手の話に応じた会話ができるようになる．あわせて，このくらいの時期から話しことばと文字とを関連づけて覚え

るようになる．

2）ことば（言語）の獲得がもたらしたもの

たとえば，朝，近所の人や知り合いに会ったときに交わす「今日もいい天気ですね」「暑くなりましたね」といったような日常のあいさつは，図 1-1-1 の ⑤「群れ（家族を含む）のつながりの維持」と ⑥「同種集団の社会的秩序を保つ順位確認」の機能に関連している．サルのグルーミングと同様に，お互いの緊張を回避し，友好的な関係にあることを確認することが主な目的である（山根，2006）．そのため，グルーミング会話と言われる．

そして，ヒトの場合は，このグルーミング会話にあたる日常のあいさつは，必要に応じて，相手の反応を読みとり，対象との関係をスクリーニングしたり，相手と交渉したり，自己を提示したりといった複雑な機能も含んでいる（図 1-1-1 の ⑦，⑧）．交渉や自己提示に近い行為は他の動物にも見られるが，ことば（言語）を得た人間特有の社会的技能と言える．

このようにヒトは，ことば（言語）を得たことで情報や知識などを伝え知らせるだけでなく，伝わることの効果を想定し，コミュニケーションを多様な目的でもちいるようになった．ことば（言語）は物や既存の概念に「名づけ（命名によるカテゴリー化）」をしたのではなく，ことば（言語）が物や現象を概念化し構造化した（丸山，1994）．この物や現象を概念化し構造化（カテゴリー化）することば（言語）の獲得により，自分の考えや伝えたいことをまとめる「思考の整理」という知的機能が飛躍的に高まった（図 1-1-1 の ⑨）．「思考の整理」は通常のコミュニケーションとは少し異なり，内言語による自分自身との対話，すなわち「二者間のコミュニケーション」に対し自分の脳内で成される「一者間のコミュニケーション」と言える．ヒトはことばにより思考する．

ことば（言語）による「思考の整理」と他者へ思いを伝える文字を得たことにより，必要なことをまとめたり伝えるだけでなく，まだ出会っていない，もしかしたら出会うことがないかもしれない対象に対しても，自分の体験を文字で残すことで伝える，あるいはなんらかのメッセージを残すことが可能になった．それは，「伝達」から「表現」へというコミュニケーションの進化とも言える大きな飛躍で，「文化の伝達」「文化の継承」といった時空を超えたコミュニケーションの機能の獲得と言えるものである．

　　　　　ヒトは「ことば」を手に入れた
　　　　　「ことば」は自分の思いを伝え
　　　　　他人の気持ちを知る道具となり
　　　　　自分自身と話す道具として
　　　　　考えをまとめる道具として
　　　　　「ことば」は文化を伝え，守り
　　　　　「ことば」がヒトをひとにした

1・1・4　ことば（言語）の成りたち

このように，ヒトはことばを使うことで大きな進化をとげたとされるが，ことばがお互いの思いを伝えることができるようになるには，どのようなプロセスがあるのだろうか．

1）直接情報がイメージ情報になるプロセス（図1-1-2）

初めて梅干しやレモンをかじったとき，すっぱいという味覚が直接情報として記憶される．そしてそれがかじったときの梅干しやレモンの視覚情報と関連づけられることで，梅干しやレモンを見た（視覚刺激）だけで，かじったときのすっぱいという脳に記憶されている感覚がイメージとして再現される．さらに梅干しやレモンという具体的な対象と，それらのすっぱいという性質がことば（言語）によって分節されると，「青いレモンをカリッと噛んだとき…」ということば」を聞くだけで，まるで自分がすっぱいレモンを噛んだかのように，思わず耳の下あたりがぞくっとして顔をしかめる．言葉の刺激でイメージされたことが実際に体感したときと同じような状態が脳に生じる．イメージすることで体感したときと同じ神経回路が活動するためである．

このように，わたしたちのコミュニケーションは，情報を受信する五官（感覚受容器官）と感受された五感（感覚情報）（Ⅰ章の図1-4-1参照）に対する，ヒトとしての生理的共通性を基に成りたっている．メルロ・ポンティ Merleau-Ponty が言う間身体性（intercorporéité）[*1]による類似体験である（Merleau-Ponty, 1960）．作業療法では，ことば（言語）の意味とともに，情報をことば（言語）として共有できる基盤としての，身体感覚レベルの共通性を活かしたコミュニケーションが，重要な役割をはたす．

2）胎児期から蓄積される直接情報

五感として得られる直接情報の受信機能は，すでに胎児の時期からはたらき始めている．現実から非現実への移行の狭間でむずかる入眠時の乳児に，わたしたち大人には雑音にしか聞こえない胎内音のテープを聞かせると，静かに眠り始める．それは，安定していた胎児期のなじみの感覚(直接情報)である胎内音が，乳児に安心感を与えるためと考えられる（山根, 2015a）．

暖かい羊水に包まれ，すべての栄養と安全を母親にゆだね，自他の未分化な時期を過ごす胎児期に，母親の心臓の鼓動などの胎内音，リズム，母親の子宮内の温度といったものが，もっとも原初的なコミュニケーションの共通情報として，わたしたちの深い記憶の底に刻まれてわたしたちは誕生する．母親の体内という絶対依存環境の中で，脳に刻まれた直接情報が，大き

[*1] 間身体性 intercorporéité
他の人がレモンをかじっているのを見て，思わず自分も耳の下あたりがぞくっとして顔をしかめるといった体験がある．ひとの身体感覚（五官によって感受される五感）の生理的な共通性に基づいて感受される一体感で，そのような二者間の身体性を通した関係性を表す Merleau-Ponty の概念．

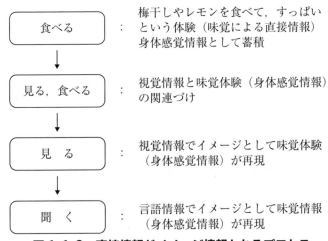

図1-1-2　直接情報がイメージ情報となるプロセス

な安らぎをもたらすことは，容易に想像できるであろう．

3）発達とコミュニケーションの基礎情報

　実際にわたしたちが生活するうえで，物事を判断するための基礎情報は，母親の身体の中にいたときに刻まれた無意識の情報を原初の尺度としてまずは判断され，誕生後に自分の身体で触れ，見ることで得られた具体的な対象から体感により感受した感覚情報を新たな情報として，原初の情報がしだいに修正，蓄積される．

　乳児が何でもなめたりかじったりするのは，母親の胎内にいるとき作られた原初の尺度，基礎情報により，誕生後自分の身体に触れるものを取りいれてよいかどうかを判断している行為と言える．そうして，なめるかじるといった，直接触覚や嗅覚など自分の身体感覚を通して得た新たな感覚情報が蓄積される．この自分が直接触れて得られる感覚情報は，生命に直接関係が深い味覚や嗅覚といった近感覚（劣等感覚）に始まり（図1-1-3），そして運動機能や神経系の発達にともなって，味わい，嗅ぎ，触り，見る，聞くという五感を通した具体的な感覚情報へと拡がる．

　口唇，舌，口腔粘膜，鼻腔粘膜を介した味覚・嗅覚情報は，触ることによる触覚情報とともに直接情報として蓄積され，知覚・認知の基礎情報となる．その基礎情報が視覚情報と結びつくことで，見る（視覚情報）だけで目にしたものがどのような味わいや手触りなのかといった身体感覚がイメージとして脳内に再現（推測）されるようになる．

　そうして，これらの具体的な体験，身体感覚を通して感受した情報により修正された基礎情報（直接情報）が整理され，シンボルとしての言語（イメージ情報）と結びつけられることで，ことば（言語）を媒介としたコミュニケーションが可能になる（図1-1-4）（山根，2015b）．

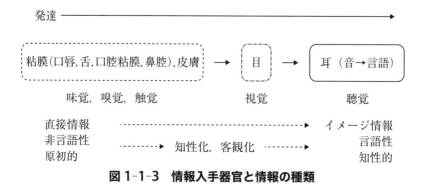

図 1-1-3　情報入手器官と情報の種類

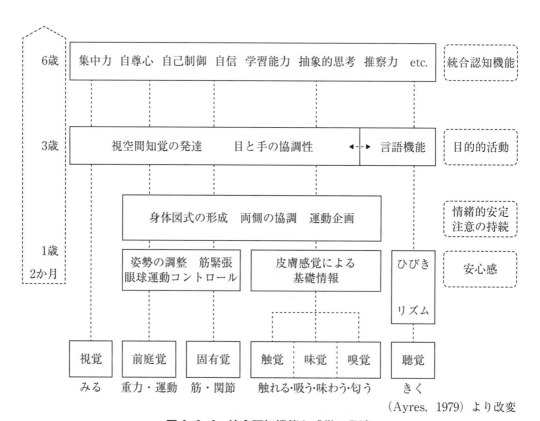

図 1-1-4　統合認知機能と感覚の発達

(Ayres, 1979) より改変

1・2　コミュニケーションのしくみ

　コミュニケーションは，だれに，何を，どのようにして伝えるかにより，そのレベルや形態はかなり異なるが，コミュニケーションを構成する基本的な要素やコミュニケーションシステムは変わらない．コミュニケーションの構造は，シャノンらがモデルを提示してから，これを修正する形でいくつものモデルが提唱された(Shannon et al, 1949；鈴木, 1996；松尾, 1999)．

本書では，これらのモデルを参考に，「伝え」「伝わり」というコミュニケーション行為や動作の障害に対する治療や援助，支援を前提としたコミュニケーションモデル（**図1-2-1**）を提唱する．

1・2・1 「伝え」のしくみ

コミュニケーションにおける「伝え」（発信）は，
① 伝えようとする事柄や事物，現象などの伝えたい対象そのものがあり（送信対象の存在）
② だれに伝えるのかメッセージを発信する相手を選び（受け手の選択）
③ 情報・知識・意志・感情など伝えたい内容を送り手が頭の中でイメージし（送信対象の表象），まとめて（送信内容の整理）
④ その頭の中にある伝えたいイメージを，ことばで伝えるのか，身振りで伝えるのか，伝える手段・方法を選択し（伝達手段の選択）
⑤ 適切に伝えることができるよう，心身の状態を整え（接触態勢の統制）
⑥ 伝える相手との間に共有されていると思われる記号体系に応じて，伝えようとする事柄や事物，現象などを適切なメッセージに記号化し（送信対象の変換）
⑦ ことばであれ，身振りであれ，伝えたい内容が双方に理解できる形式のメッセージとして受け手に送る（メッセージの発信）

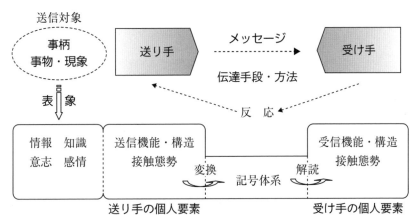

送り手　　　　　：メッセージの発信者
受け手　　　　　：メッセージの受信者
事柄・事物・現象：伝えようとする指示対象（送信対象）
メッセージ　　　：記号化された伝えたい内容（送信対象の表象）
手段・方法　　　：メッセージを伝える手段や方法
接触態勢　　　　：送り手，受け手の物理的・身体的・心理的態勢，感情の統制
記号体系　　　　：共有される記号化（変換）と解読の体系
反応　　　　　　：受け手が送り手に返す反応
送信機能・構造　：送り手が伝えたいことを記号化し伝える機能と構造
受信機能・構造　：受け手がメッセージを受けとり解読する機能と構造

図1-2-1　コミュニケーションモデル

というプロセスからなる．もちろん，伝えたいことを記号化し伝える送信機能・構造（話しことばであれば，音声と発話の機能・構造）に支障がないことが前提となる．

> 送信対象の存在　→　受け手の選択　→　送信対象の表象・整理　→　伝達手段の選択　→　接触態勢の統制　→　送信対象の変換　→　メッセージの発信

1・2・2　「伝わり」のしくみ

コミュニケーションにおける「伝わり」（受信）は，メッセージを受けとり解読する受信機能と構造（話しことばであれば音声を受信する機能・構造）に支障がないことを前提に，

① 受け手がメッセージの送り手を確認し（送り手の確認）
② 適切に受けとることができるよう心身の状態を整え（接触態勢の統制）
③ 送られたメッセージを，受け手が受けとめ（メッセージの受信）
④ 受け手が自分が理解できる記号体系により，送り手が何を伝えようとしたのかメッセージを解読し（受信内容の解読）
⑤ 送り手のメッセージが示しているであろうと解読（推測）した内容を，送り手に「このようなことなのだろうか」と返す（確認のフィードバック）
⑥ そのフィードバックした内容が送り手により確認され（送り手による確認）
⑦ 確認のメッセージが送り手に返される（確認メッセージの返却）

という，1・2・1『「伝え」のしくみ』と併せて，少なくとも一往復半のやりとりを経て，初めてメッセージが伝わったことになる．

> 送り手の確認　→　接触態勢の統制　→　メッセージの受信　→　受信内容の解読　→　確認のフィードバック　→　送り手による確認　→　確認メッセージの返却

1・2・3　コミュニケーションに必要な条件

図1-2-1のコミュニケーションシステムが適切に機能するためには，いくつかの条件が必要である．コミュニケーションの障害や異常の多くは，この条件のいずれかの不備によるところが大きい．

まず送り手に関しては，情報・知識・意志・感情など伝えようと思うもの（送信対象）を，どのように表象しているか，すなわち指示対象を認知する機能，そしてそれを表す身体構造が適切にはたらかなければならない（送信対象の認知機能と送信する身体構造）．そしてことばが伝達手段であれば，頭の中にあることをことばに変換する機能（概念化する能力）と，そのこ

とばを正しく発音し相手に伝える心身機能と構造（音声と発話に関わる心身機能と構造）に異常がないこと，すなわち発信機能と発信装置の構造に問題がないことが必要である．

さらに，相手に伝えようとする気持ちがあり（心理的態勢），相手に受けとってもらえるように話しかける位置まで移動し（物理的態勢），伝わるような話し方ができるよう音声と発話に関わる身体構造が機能するように整える（身体的態勢）など，送り手の心理的・物理的・身体的な態勢（接触態勢）が整っていなければならない．

受け手の側においては，話されたことばを聴覚刺激として受けとる身体構造と機能（受信装置）に異常がなく（身体的態勢），自分に話しかけている相手の話を聞く姿勢（心理的態勢）がなければならない．そして聴きとったことばの意味を判断する機能，すなわち送り手と共有の記号体系により解読する機能（受信機能）が適切にはたらくことが必要である．

このような送り手と受け手の双方の条件がそろって，初めてコミュニケーションが可能になる．

1・2・4　たとえば初めて象を見た子どもが

コミュニケーションのしくみを，たとえば，幼稚園の遠足で動物園に行き，初めて象を見て自分が渡したリンゴを，大きな象が長い鼻で器用につかんで食べる姿に感動した子どもが，帰宅してその日に体験したことをお母さんに話すときの状況を例に考えてみよう（図1-2-2）．

その子（送り手）は，自分がその日に動物園で体験した象とのできごと（送信対象の存在）を母親（受け手の選択）にどのように伝えるかを考える（送信対象の表象・整理）．初めて見た象の大きさや形，色，象に近づいたときの匂い，そして自分が先生に勧められておそるおそる象にリンゴを差し出したら，象がそのリンゴを上手に鼻でつかんで食べたことなどが，頭にいっぱい駆けめぐる．きっとその子は興奮する気持ちを整えながら（接触態勢の統制），自分が使えるかぎりのことばを駆使して（送信対象の変換），身振り，手振りを交えて（伝達手段の選択），何とか母親に伝えようとするだろう（メッセージの発信）．

子どもが動物園でどんな動物を見て，どのような体験をしてきたのか，母親は子どもが伝えようとすることばや身振り，手振り，一所懸命に伝えようとする様子を見て（送り手の確認，接触態勢の統制，メッセージの受信）から，その子が自分が差し出したリンゴを象が食べたことを話そうとしているのだなということがわかり（受信内容の解読），鼻はどれくらい長かったか，どんなふうにして象が長い鼻でリンゴをつかんで食べたのかなど，子どもが体験したであろうことについて聞き返す（確認のフィードバック）．それを聞いて，その子はお母さんに自分が体験したことが伝わったのだなとわかり（送り手による確認），「そうだよ」というように大きくうなずく（確認メッセージの返却）ことだろう．

この子どもと母親のコミュニケーションは，母子双方の話したい，知りたいという接触態勢の整いがあり，それを基盤に，子どもの身振り，手振りや話すことばや話し方など（母子に共通する類似の記号体系）の意味を母親が読みとることで成立する．

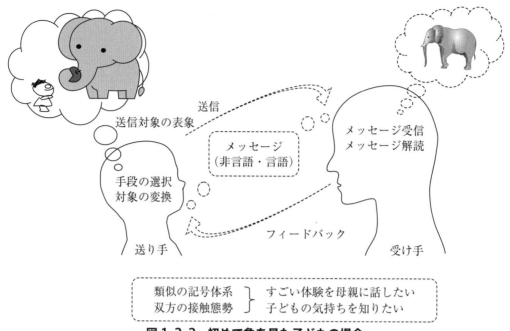
図1-2-2　初めて象を見た子どもの場合

1・3　コミュニケーションの手段・方法

　コミュニケーションの媒介となるメッセージの記号体系は，**表1-3-1**に示すように，大きく言語体系と非言語体系に分けられる．

1・3・1　言語メッセージの種類と特性

1）言語メッセージの種類

　ことば（言語）によるメッセージの伝達は，直接であれ間接であれ，意味記号としての話しことば（音声言語）によるものと，筆談や文字ボード，電子メールなどの文字すなわち書きことば（文字言語）によるもの，そしてモールス符号や点字，手話のように一定のルールによってことば（言語）の意味を表象する記号（表象されたことば）によるものがある．

　話しことば（音声言語）によるものは，直接相対して話し合う対面会話と，電話などのように機器を介して話し合う間接的会話，モールス符号，点字，手話，シンボル，手旗などのように，一定のルールによってことば（言語）の意味を示す記号に置き換えたもので伝達するものに分けられる．

　書きことば（文字）によるものは，筆談や文字ボード，指文字などをもちいて直接おこなう場合と，電子メールなどによる間接的なものがある．記号（表象されたことば）によるものには，モールス信号や点字，手話，シンボルマーク，手旗信号などがある．記号（表象されたこ

表 1-3-1　コミュニケーションの媒介

言語体系	音声言語 (話しことば)	直接的会話	直接会ってする対面会話
		間接的会話	電話などの機器を介した会話
	文字言語 (書きことば)	筆談,文字ボード,電子メール,指文字など	
	記号 (表象されたことば)	モールス符号,点字,手話,シンボル,手旗など	
非言語体系	パラ言語 (ことばの表情)	大小,強弱,高低,速さとそれらの変化 間合い,テンポと変化,リズム,抑揚 語気(語調) ことばの量 ことばの連続性(流ちょう性) ことばの肌理	
	身体表象 (からだの表情)	身体的特徴	体型,体格,容姿,頭髪,体臭,肌の色など
		身体的外観	年齢,性別,体型,背丈,皮膚,髪など
		身体加工	化粧,髪型,整形,タトゥーなど
		顔	顔立ち,表情
		目	視線,アイコンタクト,まなざし
		動作・行動	姿勢,身振り手振り,態度,動作,行動
		接触行為	なでる,打つ,抱く,触れる,握手など
		自律神経系	瞳孔,心拍,血圧,消化器系,排尿,呼吸,発汗などの変化
	物(拡張した自我)	身につける物	服装,装身具
			所有物,使用物(道具,材料,物品など)
		創作物	絵画,音楽,手工芸品など

とば)は,規定されたものが共有されているため,象徴的な意味に比べて誤解されることは少なく,言語機能に類似する機能がある.

2) 言語メッセージの特性

　人間は社会的動物と称されるように社会を形成して生きている.社会はコミュニケーションによって認識を共有することで成りたつ.意味記号としての言語がない時代には,人間も他の動物と同じように,声や身体表現によって意志の伝達をおこなっていたと推定されている.
　そうした社会的なコミュニケーションの必要性と習慣のなかで,声は共通の規則性をもつようになり,ことばが生まれ,対象を表象する象形や話しことばの発音を現す記号が文字へと変化したと考えられる.
　意味をもったことば(言語)の獲得により,すでに述べたように思考をことば(言語)でおこなうようになり(思考の整理),複雑な心の内や考えていることが明確になり,そしてことばで整理された意志や感情を,ことば(言語)で表現することで,自分の心の内や考えているこ

とを相手に適切に伝えることが可能になった．

半面，その思考の整理や意志の伝達といった高い知的活動と表現機能は，その高さゆえの防衛機能ももつようになった．コミュニケーションの最高の手段であることば（言語）は，その機能の高さゆえに，「語る」ことで「騙る」ことも可能である．そのため，ことばは「言いくるめる」「言い逃れる」など，防衛の手段としてももちいられる．

1・3・2　非言語メッセージの種類と特性

意味記号としての言語以外のコミュニケーション（非言語コミュニケーション）は，「ことばの表情」「からだの表情」「物」などさまざまな要素が重なって，話し手の心のうちを言外に現しているもので，いずれも相対する者同士の五官（感覚受容器官）と感受される五感の生理的共通性を基盤に，類似体験や共有体験があって，伝わるものである（**図1-3-1**）．

1）非言語メッセージの種類

ことば以外の非言語メッセージには，パラ言語，身体に関するもの，その人に関連するものがある．パラ言語とは，声の大小や強弱と変化，声の高低や速さと変化，話し方の間合い，話すテンポと変化，話すリズムや抑揚，語気（語調），話されることばの量，話し方の流ちょうさ，そして感覚的なものであるがことばの肌理など「ことばの表情」にあたるものを言う．この「ことばの表情」と言われることばの声voiceの部分による「伝わり」の影響で，文字にすると同じことでも，話し方によって伝わり方は大きく異なる．

非言語メッセージの身体に関するものとは，まなざし，目や視線，表情，体型，体格，容姿，頭髪，体臭，肌の色などの身体的特徴，化粧，髪型，整形，タトゥーなどの身体に施された加工，姿勢，身振り手振り，態度，行動などの動作や行動，なでる，打つ，抱く，触れる，握手などの接触行為といった，身体に現れている「からだの表情」にあたるものである．「からだの表情」は，意識された表現ではなく，無意識に現れる人の心の動きのことである．身振りや動作には，癖や習慣も含めてひとの心の動きが現れる．

その人に関連する物とは，鞄や衣服，アクセサリーなどその個人が所有したり，使っている物，そして絵画や手工芸品のようなその人が表現したり創った作品などをいう．それらその人に関連する物は，その個人の「拡張した自我」にあたる．それらがどのように扱われるかは，その個人にとって自分がどのように扱われるかと同じ意味をもつ．物はその人に所有されたときから，その人の一部になったり，その人を象徴する意味をもつようになるためである（Ⅱ章の3・7・3「物―拡張した自我」で詳述）．

抽象的なことばや概念の理解が困難な自閉症児とのコミュニケーションにおいて，絵カードなどがもちいられたりするのも，こうした言語体系の記号や非言語体系による伝達機能の活用の一つである（太田ら，1992；Schopler，1995）．

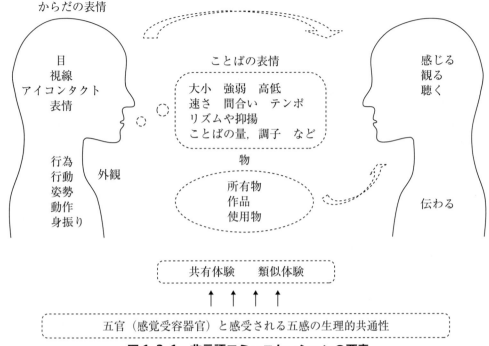

図1-3-1 非言語コミュニケーションの要素

2) 非言語メッセージの特性

　昔から「目は口ほどにものを言う」と言われている．英語にも「Actions speak louder than words」という似たような慣用句があるように，ことば（言語）以外のメッセージがコミュニケーションで重要な役割をはたしている．コミュニケーションは主としてことば（言語）によっておこなわれている，もしくはそのように思われているが，二者間の対話においても，ことば（言語）で伝えられるメッセージは全体の35％で，残りの65％は話し方や身振り，表情などことば（言語）以外の手段である非言語メッセージで伝えられると言う（Marjorie, 1986）．メッセージの伝達手段は，音声言語が7％，声が38％，表情が55％と言う意見もある（Mehrabian, 1971）．

　もちろん，表情や，身振りによる表現の程度や意味する内容は，文化の違いによる影響（野村，1984）もあるため，一概には言えない．しかし，コミュニケーションの「伝え」「伝わり」において，非言語メッセージがはたす役割は大きい．欧米型の言語至上主義が強くなったとはいえ，以心伝心，日本の「察し」の文化は「甘え」の文化（土居，1971）にも一脈通じるものがあり，まだ他国よりは非言語メッセージが「伝え」「伝わり」に大きく影響している．

　言語メッセージは，あいまいな現象や非言語メッセージとして現れる含みのある心情を明確にする機能をもち，一方で非言語メッセージはことば（言語）で示すことのできない微妙なニュアンスを補う機能がある．還元的明晰さと調和統合の違いとでも言えばよいだろうか．

　さらに言語メッセージは，学習により習得される要素が高いぶんだけ，送信内容のことば（言語）による表象過程において，知的フィルターのチェック（知的防衛）を受ける．そのため，

話しことばで伝えるときには，話さなければわかられはしない，わかられたくないことは口にしない，内容を変えて伝えるなど，意識的な操作が可能であり，伝えたくないことを伝えないための意識的な防衛が作用しやすい．話し方や声の大小，速さといった「ことばの表情」，顔の表情，姿勢，身振り手振り，態度，行動といった「からだの表情」などの非言語メッセージは，右脳優位な表象過程を通り，そうした知的フィルターを通らないため，知的防衛を超えてありのままが表出されやすい．このメッセージの表出・発信に関する双方の特性が相補うことで，ひとは複雑で豊かな自分の思いを伝え，相手の思いを理解することが可能になる（山根，2015c）．

―― ことばの力 ――

「ことば」はすぐれた伝達の手段であり　同時に防衛の手段ともなる

「ことば」と「からだ」の表情は　人には見えても自分には見えない

「ことば」にしなければわからないと　ひとはだれもそう思っている

「かたる」ことが真実を「語り」「騙る」ことにならないように

■ 引用文献

Ayres AJ（1979）．Sensory integration and the child. Western Psychological Services, Los Angeles（佐藤剛・監訳，1982．「子どもの発達と感覚統合」協同医書出版社）．

土居健郎（1971）．「甘え」の構造．弘文堂．

河合雅雄（1992）．家族への道．「人間の由来（上）」pp249-277．小学館．

Marjorie FV（1986）．Louder than Words：An Introduction to Nonverbal Communication. Iowa State University Press, Ames（石丸　正・訳，1987．「非言語（ノンバーバル）コミュニケーション」pp1-26．新潮社）．

丸山圭三郎（1994）．言葉と文化．「言葉とは何か」pp7-40．夏目書房．

松尾太加志（1999）．コミュニケーションモデルと「わかる」．「コミュニケーションの心理学―認知心理学・社会心理学・認知工学からのアプローチ」pp2-9．ナカニシヤ出版．

Mehrabian A（1971）．Silent Messages. Wadsworth, California．

Merleau-Ponty M（1960）．Signes. Gallimard, Paris（竹内芳郎・監訳，1969-1970．「シーニュ 1, 2」みすず書房）．

野村雅一（1984）．ボディランゲージを読む―身振り空間の文化．平凡社．

太田昌孝，永井洋子・編著（1992）．自閉症治療の到達点．pp65-126．日本文化科学社．

岡本夏木（2005）．なぜ「表現」か．「幼児期―子どもは世界をどうつかむか」pp118-157．岩波書店．

Schopler E（1995）．Parent Survival Manual：A Guide to Crisis Resolution in Autism and Related Developmental Disorders. Plenum, New York（田川元康・監訳，梅永雄二，他・訳，2003．「自閉症への親の支援―TEACCH入門」pp55-76．黎明書房）

Shannon CE, Weaver W（1949）．The Mathematical Theory of Communication. University of Illinois Press, Urbana（長谷川淳・他・訳，1969．「コミュニケーションの数学的理論―情報理論の基礎」明治図書出版）．

鈴木孝夫（1996）．記号としてのことば．「教養としての言語学」pp2-62．岩波書店．

山根　寛（2003）．社会機能のいくつかのアスペクト．精神科治療学 18, 1015-1020．

山根　寛（2006）．伝え・伝わりの意味と障害．「伝えることの障害とアプローチ」pp2-20．三輪書店．

山根　寛（2015a）．身体性―からだを使う．「ひとと作業・作業活動　新版」pp97-103．三輪書店．

山根　寛（2015b）．統合認知機能と感覚の発達．「ひとと作業・作業活動　新版」pp127-129．三輪書店．

山根　寛（2015c）．「つたえ」「つたわり」の要素．「ひとと作業・作業活動　新版」pp219-221．三輪書店．
山根　寛（2018a）．集まり，集める．「ひとと集団・場　新版」pp10-12．三輪書店
山根　寛（2018b）．群れ・家族・社会．「ひとと集団・場　新版」pp20-28．三輪書店
WHO（2001）．International Classification of Functioning, Disability and Health（ICF）．World Health Organization, Geneva（障害者福祉研究会・編，2002．「ICF 国際生活機能分類―国際障害分類改訂版」中央法規出版）．

2 治療や援助，支援関係とコミュニケーション

- 2・1 治療や援助，支援における対象関係
  - 2・1・1 一者関係：自己との対峙
  - 2・1・2 二者関係：個人に対する治療や援助，支援
  - 2・1・3 三者関係：集団における治療や援助，支援や場の利用
- 2・2 治療や援助，支援における対象関係とコミュニケーション
  - 2・2・1 治療や援助，支援の一者関係におけるコミュニケーション
  - 2・2・2 治療や援助，支援の二者関係におけるコミュニケーション
  - 2・2・3 治療や援助，支援の三者関係におけるコミュニケーション
- 2・3 治療や援助，支援関係におけるコミュニケーションの障害
  - 2・3・1 共同作業の関係に支障をきたすコミュニケーションの障害の原因
  - 2・3・2 転移，逆転移の影響

2 治療や援助,支援関係とコミュニケーション

「‥‥もう‥(わたしには)かまわんでください」
....

深く暗い「うつ」の底からやっとの思いで絞りだされたような一言.
　高校で社会科の教師をしていたTさんは,60代の男性.日曜大工で自宅の屋根の補修をしていて,屋根からすべり落ちて大腿骨を骨折した.その骨折の治療で入院し,無事手術も成功してリハビリテーションが始まった矢先に,脳梗塞を併発した.右手は何も入っていない空のコップならどうにか持てる程度で,実用手にはほど遠かった.口元には麻痺が残り,ことばも少しはっきりしなくなった.
　Tさんはそのショックで抑うつ状態になり,ふさぎ込み,リハビリテーションにも参加しなくなり,ベッドから起き上がろうとしなくなった.リハビリテーションの再開にむけ心理的サポートをと作業療法の処方が出されたが,ベッドサイドを訪れた作業療法士に,かまわないでほしいと言う.

(うつ状態に沈むTさん)

　病み苦しむ,人生の歩みにおける喪失体験のさなかにある人たちに,ただ医療やリハビリテーションが必要なことを説いても,それがいくら理屈で間違っていないことであっても,対象者が意欲を失ったり拒否していると何も始まらない.
　治療や援助,支援におけるコミュニケーションは,専門家が治療やリハビリテーションの必要性を説く(assertion)ことから始まるのではない.治療や援助,支援にあたる者が,病み苦しむ人のこころにしっかりと耳を傾け,その人の心の聲を聴く(listening in)ことから始まる.通常の社会生活のコミュニケーションにおいては,自分の意志を貫き実行するために,いかに自分の言いたいことを主張できるかというassertion技能が求められる.しかし,治療や援助,支援における関係を成りたたせ,対象者の主体性を活かし,その判断や行動を支えるコミュニケーションにおいては,まずしっかりと耳を傾け,その思いを聴く(listening in)傾聴より,対象者自らが主体的に取りくんでみようと思う心の準備が整うのを待つことが求められる.
　何かをしてみようという主体性は,育てたり,引きだしたりするものではなく,奪わない,妨げないものである.精神的な病いや障害を生きる人たちの治療や援助,支援においては,本当によい治療や援助,支援関係が成立して終了を迎えたときは,「先生のおかげで」と口にされることはほとんどないと言ってよい.なぜなら,精神科で治療を受けたという事実をできるだけ忘れたい,他者に知られたくないという病者心理のはたらきと,精神科の治療においては,その人が治ったのは,その人本来の主体性が発揮され,その人が自分で判断し行動した結果であり,「先生のおかげで」と常に意識されるような,治療や援助,支援にあたった者が主導するようなかかわりをしないことがもたらした効果だからである.

このような対象者の主体性を活かした治療や援助，支援は，一見治療者は何もしていないかのように思われがちであるが，消極的に必要なことをしなかったのではない．それとは対極的に，「しなくてよいこと」「してはならないこと」を積極的に意識してしなかったのである．乳幼児期における「ほどよい母親（good enough mother）」（Winnicott, 1965）との関係が，外界に対する基本的信頼感を育てるように，主体性を奪わず，妨げない，ことばを換えていえば，その人のペースを支えて最良の走りを引きだす伴走者のようなかかわりをした結果と言ってもよい．

本章では，治療や援助，支援という非日常的な関係における対象関係とその関係におけるコミュニケーションについて述べる．

2・1 治療や援助，支援における対象関係

コミュニケーションは，対象があって成りたつ．I章「コミュニケーションとしての身体・作業」では，作業を介した自分の身体，身体を介した生活や社会を対象としたコミュニケーションのとらえ方に関するものであった．それに対し，このII章「治療や援助，支援関係におけるコミュニケーション」では，ひとと人のコミュニケーションが対象になる．

一般に，私たちが対人関係と言うとき，自分と他者との関係，二者関係や三者関係を思い浮かべるだろうが，ひとと人との関係は，意識している自分と内なる自分との関係，一者関係に始まる．その一者関係を基盤として，自分以外の自我（他者）との関係（二者関係）や，社会すなわち複数の他者との関係（三者関係）が始まる．そして，その二者関係や三者関係の影響を受けて，自分自身の見つめなおしが繰り返されることで，さらに自分と自分の関係，一者関係が成熟する（山根，2018a）．この対象関係の成熟をイメージで表すと図 2-1-1 のようになる．

治療や援助，支援における対象関係も，この一者関係，二者関係，三者関係が相互に絡み合っており，一者関係，二者関係，三者関係それぞれの関係において，コミュニケーションの目標や方法が異なる．

> ひとと人との関係は，意識している自分と内なる自分との関係（一者関係）に始まり，その関係のありように，ひとは悪戦苦闘，四苦八苦する

2・1・1　一者関係：自己との対峙

一者関係とは，意識している自分と内なる自分との関係，すなわち自分自身との，自己との対峙であるが，ひとはみな，この自分と自分との関係のありよう，自己との対峙という一者関

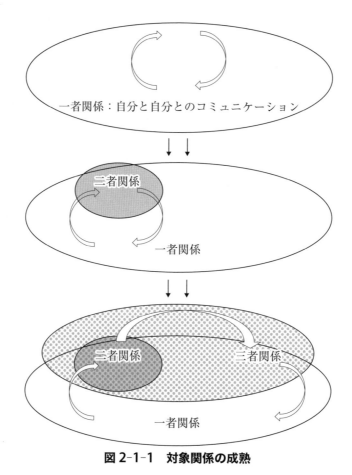

図 2-1-1 対象関係の成熟

係に悪戦苦闘，四苦八苦している．自分と内なる自分との関係，一者関係は，一生続く，だれも逃れられないというか，逃れてはならない，人の成長過程における大切な四苦八苦なのである．

1）治療や援助，支援における二つの一者関係

治療や援助，支援においては，治療や援助，支援にあたる者自身の一者関係と治療や援助，支援の対象者個々の一者関係という二つの一者関係がある．すなわち，治療や援助，支援の関係とは，対象者の自己受容と生活の自律と再建にむけた「喪の作業（悲哀の仕事）」における自己対峙（対象者の一者関係）を，治療や援助，支援にあたる者が自分のかかわりの適否を判断しながら（治療や援助，支援にあたる者の一者関係），どのように支えることができるかという，二つの一者関係の出会いと言える．

この二つの一者関係の出会いにおいて，治療や援助，支援にあたる者自身の一者関係のありようが治療や援助，支援のしかたや結果に大きく影響する．

2）自我構造としてみる一者関係

ひとの心の中には，通常意識の中心にある自分とその自分を少し距離をおいて客観的に見ているもう一人の自分がいる．自他の区別がつくようになり，自我（ego：Ich）の発達とともに

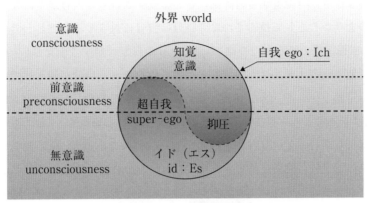

図 2-1-2　自我の構造

自分自身との対峙が始まる．その内なる自分との対峙であるが，それが一者関係のはじまりにあたる．

　フロイト Freud（1856-1939）は，このひとの一者関係における心の構造を，自我・エス・超自我という概念をもちいて，精神力動学的見地から自我構造という仮説理論を述べた．その自我構造を簡略に示すと，**図 2-1-2**のように表すことができる．自我（ego：Ich）は，現実原則[*1]に則して外界と交流する自分であり，イド（エス）[id：Es]は，快楽原則が支配している本音の自分にあたる．エスはほとんど意識されないわがままな自分に相当するものであるが，ひとの行動のエネルギーの源と言えるものである．超自我（super-ego：Über-ich）は，道徳原則に基づく清廉潔白な良心のように，自我を監視し理想を求める自分で，意識しようと努力すれば意識が可能な前意識の領域に属している．自我・エス・超自我，それぞれがバランスのとれた状態にあることが望ましい．

3) 自分の自分に対するまなざし

　このフロイトの仮説理論により，「わたし」という一人の人間の心の構造や他者との関係の論理的な理解が飛躍的に進んだ．しかし実際には，自我というものがあるわけではない．あるのは「私」という存在だけである．この「私」が意識し，自覚している自分と少し考えれば自覚される自分，そして考えてもちょっとやそっとでは自覚されない自分とがある．フロイトが提示した自我の構造とは，そういうものを理論的にイメージとして示したものである．

　超自我は，両親や社会の規範など他者の目（評価）を取りこんで形成されるもので，自分を監視する機能をもっている．この他者の目の取りこみにより自分の中に形成された内なる監視

[*1] 現実原則 reality principle
　　ひとは不快な状態を避けて本能的な名誉，性，金銭などさまざまな欲望・衝動を直接満たそうとする（快楽原則）傾向をもっているが，現実原則は，欲望のままに行動するのではなく，社会生活に必要なルール，現実との適合をはかりながら満たそうとするはたらきのことをいう精神分析用語．

の目が，他者のまなざし（他者からの評価）として投影される．人目が気になるという人目とは，この他者のまなざしとして投影された「自分の自分に対するまなざし」である．

　治療や援助，支援関係の悩みの一つは，この「自分の自分に対するまなざし」が治療や援助，支援の対象者や他の医療スタッフ，同僚など他者に投影され，自分が観られていると意識することで生まれる葛藤といえる．「私は治療や援助，支援にあたる者として信頼されていないのではないか」「私は未熟者とみられているのではないか」という葛藤も，「私は優れた治療者，援助者でなければならない」という自我理想も，「自分は優れた治療者，援助者である」という過剰な自信も，その背景には他者に投影された「自分の自分に対するまなざし」がある．

　治療や援助，支援においては，この治療や援助にあたる者の一者関係が，対象者の転移[*2]に対し，逆転移[*2]という形で影響する．

2・1・2　二者関係：個人に対する治療や援助，支援

1）非日常的な関係

　治療や援助，支援における二者関係とは，治療や援助，支援にあたる者とそのサービスを受ける対象者との二者の関係をいう．治療や援助，支援における二者関係は，通常の社会生活における二者関係とは異なり，治療や援助，支援を受ける対象者は，自分では解決が困難な生活機能の障害や身体構造の異常，課題を抱えている．したがって，その二者関係は，生活機能の障害や身体構造の異常，課題を抱えている対象者のニーズにどう応えるかという，サービスを提供する者とサービスを受ける者との二者関係にあり，そうした意味において非日常的な関係と言える．

2）対等・平等とあいまいにしない

　治療や援助，支援における二者間の相互の関係は，対等で平等でなければならないと言われるが，この場合の平等とは人間としての対等，人権としての平等をさしている．治療や援助，支援という関係においては，サービスを提供する者と受ける者，双方の役割と責務はあきらかに異なる．したがって，そういう意味では決して対等，平等ではあり得ないし，治療や援助，支援にあたる者は，対等，平等と言うことで，自分がサービスを提供する立場にある者としてはたすべき役割や責務をあいまいにしてはならない．

[*2] 転移，逆転移
　　転移は，治療や援助，支援の対象者が生まれてから物心つくまでに，自分に影響のある重要な対象との間で体験した感情を治療や援助，支援にあたる者に向けることで，陽性転移と陰性転移がある．逆転移（もしくは対抗感情転移）は，この転移感情に対して治療や援助，支援にあたる者が対象者に対して抱く転移感情をいう．

表 2-1-1　治療や援助，支援にあたる者の役割

① 以下の知識・技術をもつ専門家として対象者の問題や課題の解決にあたる
　ⅰ　ひとの身体の仕組みと機能に関する知識
　ⅱ　ひとの精神の機能に関する知識
　ⅲ　身体的，精神的疾患と障害に関する知識
　ⅳ　障害に対する医学的援助技術
　ⅴ　疾患と障害の構造
　ⅵ　障害に対するリハビリテーションとしての援助技術
　ⅶ　リハビリテーションに対する基本理念
　ⅷ　作業活動を介した対人関係技術
　ⅸ　作業活動を分析しもちいる知識と技術
② 上記の知識・技術をもちい対象者の問題や課題を理解する
③ 対象者の問題や課題の解決に必要な治療構造を設定する
④ 対象者の問題や課題の解決に必要な治療プログラムをたてる
⑤ 対象者が主体的に自己課題に取りくむことができるように支援する

表 2-1-2　治療や援助，支援の対象者の役割

① 自分がどのような援助を求めているかを明確にする
② 治療や援助，支援の場の基本的なルールを守る
③ 受けいれにくい治療や援助，支援に対して遠慮なく意見を言う
④ 主体的に取りくみ，自分で対処できるようになることをめざす

3）少し多めのゆとりをもつ者として

　ただ，治療や援助，支援にあたる者は，そのサービスを受ける者より少し多めにゆとりをもっているということを自覚し，できることを確実にする，できないことをできるふりをしないで，できない約束をしない対応をすればよい．後で少し詳しく述べるが，対象者の抱えているニーズに対して，できることとできないことを認識し，しなくてもよいこととしなければならないことを知る努力をすることが，もっとも重要な治療や援助，支援のコツである．

　もちろん治療や援助，支援を受ける対象者にも役割があり，その役割をはたすことができるように，治療や援助，支援の枠（治療構造）を設定し維持することが必要で，それは治療や援助，支援にあたる者の重要な役割の一つである．

　表 2-1-1 は，広く作業や作業をもちいて治療や援助，支援にあたる者の基本的な役割を示したもので，**表 2-1-2** は，治療や援助，支援が効果的にすすめられるよう，治療や援助，支援の対象者に求められる役割を示したものである．

2・1・3 三者関係：集団における治療や援助，支援や場の利用

　治療や援助，支援における三者関係とは，グループダイナミックス[*3]を利用した療法集団における関係だけでなく，他者と場を共有する複数の並列的個人治療にあたるパラレルな場[*4]（山根，2018b；香山ら，1999）を利用する場合のように，治療や援助，支援にあたる者と複数の対象者との関係をいう．いずれも，治療や援助，支援にあたる者が複数の対象者と同じ治療や援助，支援構造の中で接することになる．

　二者関係の場合は，治療や援助，支援にあたる者は，対象となる1名との関係の成立を考えればよい．しかし三者関係になると，対象者同士の関係や，対象者それぞれの治療や援助，支援にあたる者との関係など，複雑な力動に対する新たな視点が必要になる．この場合にも，治療や援助，支援にあたる者の役割，対象者の役割がそれぞれにあるが，相互の影響性というダイナミックスの違いを除けば，二者関係で示した役割（表 2-1-1 と表 2-1-2）と基本的に同じものである．

　個人治療や個人援助における二者関係における役割に加えて，治療や援助，支援にあたる者が配慮しなければならない役割としては，

- 場の目的を明確にする
- 場の構造とそこで生じている集団力動と個人力動の相互性をしっかりと把握する
- 他の職種が場の機能や特性を理解し利用できるようにする

また，集団やひとの集まりの場を利用する場合は，スタッフが複数連携して関わることが多いが，その場合には，

- ダブル・セラピスト[*5]状態が生じないようにする

といったことが必要になる．

[*3] グループダイナミックス group dynamics
　集団の形成や成長，消滅のプロセスにおいて，集団の構成員は相互に関係し，個は集団から影響を受けて変化し，集団もまた個の影響を受けて変化する．その相互の影響や変化に対し，集団の場になんらかの力がはたらいているという考え方からもちいられた用語．集団力動と訳されている．

[*4] パラレルな場
　場を共有しながら，他者と同じことをしなくてもよい，集団としての課題や制約を受けず，自分の状態や目的に応じた利用ができ，いつだれが訪れても，断続的な参加であっても，わけへだてなく受けいれられる場．

[*5] ダブル・セラピスト double therapist
　二人の治療者AとBに対し，クライエントがそれぞれに自分に注意をむけさせるため，AにはBの，BにはAの欠点や悪口を告げる．そのために，治療環境が悪化する状態をいう．

> ひとが人と
> 一つの場を共にしながら
> 人と同じことをしなくてもよい
> 自分のありようですごす
>
> そっとやさしく見守られながら
> 自分のありようですごす
>
> 少しずつ
> 少しずつ
> 籠もりの殻が緩んでいく

2・2　治療や援助, 支援における対象関係とコミュニケーション

　治療や援助, 支援における対象関係とコミュニケーションの技術に関しては, 本章の3「治療や援助, 支援におけるコミュニケーションのコツ」で紹介する. ここでは, 治療や援助, 支援関係におけるコミュニケーションの特性や目的, 留意点などの基本事項について述べる.

2・2・1　治療や援助, 支援の一者関係におけるコミュニケーション

　治療や援助, 支援における一者関係には, 2・1「治療や援助, 支援における対象関係」で述べたように, 対象者と治療や援助, 支援にあたる者それぞれが自分と向き合う, 自己対峙に関する一者関係があるが, ここでは治療や援助, 支援にあたる者の自分と自分との関係, 一者関係に焦点を当てる.

1) 治療や援助, 支援の一者関係におけるコミュニケーションの目的

　治療や援助, 支援にあたる者自身の一者関係におけるコミュニケーションとは, 対象者との治療や援助, 支援の関係に影響を与える自分を知るための自分との語らいのことである. すなわち, 自己対峙による自己への気づきのプロセスといってもよい.

　しかし, この自分自身を知るための自分とのコミュニケーションほどむずかしいものはない. 自己とは不確かなもので, 揺るぎない自己同一性など現実にはほとんど存在しないといってもよい. 少し前まで思っていたことと今自分が思っていることが違っている, 先ほどと今とで違う思い, それも, 明日になったらまた変わるかもしれない. それは, 真実が明らかになってのこともあるが, 対象者により引きおこされる逆転移感情の影響によるものが多い. それほど自分の思いは不確かなものであることが多い.

　ただ, 客観的で揺るぎない自分, 揺るぎない自己同一性はないが, そういう揺らぎ変化する

自分の存在は，いずれも同じ自分であるということを認識することが重要である．揺らいでいても自分は自分であるという認識，それこそが自己同一性と言えるものだろう．

したがって，常に対象者との関係，自分自身との関係で揺れ動いている存在としての自分を認めること，そして自己を治療的に利用する（the therapeutic use of self）ために，なぜどのように自分の気持ちが揺れているのかを知ろうと努力し，その努力を続けられるようになることが，自分とのコミュニケーションの目的といってもよいだろう．

2）気づかなければならないもの

治療や援助，支援において自分とのコミュニケーションによって気づかなければならないもの，それは，対象者に抱く逆転移感情を含み，自分の年齢や性別など変えることのできない個人的特性の治療や援助，支援関係への影響，人間が基本的にもっている他者に受けいれられたい，認められたいという依存性や自己顕示性の治療や援助，支援関係への影響，それらが対象者に受けいれられない場合に生じる，対象者に無意識にむけられた自分の攻撃性が治療や援助，支援関係に与えている影響などである（山根，2017a）．

3）自己の治療的利用とスーパービジョン

治療や援助，支援において，自己の治療的利用（the therapeutic use of self）（Frank, 1958）[*6]が可能になるかどうかは，自分とのコミュニケーション（自己への気づき）が成立するかどうかによるところが大きい（山根，2017a）．

しかし初心者の場合には，自分一人で自分自身に気づくこと，自分とコミュニケーションするということはむずかしい．それは自分一人の問題ではなく，治療や援助，支援の対象者がいるということを前提とした自分とのコミュニケーションであるため，通常の発達過程における自己洞察に比べて，防衛がより強くはたらくためである．臨床実習指導者の成長過程において，「きそい」（山根，1991）という形でみられるものも，治療や援助，支援の対象者の存在を前提としているために生じる同様の現象の一つである．

通常臨床においては，この自分とのコミュニケーション（自己への気づき）のために，教育分析と称されるスーパービジョンを受けたり，スーパービジョンを受けることが困難な場合は，同僚間で相互に互いの治療や援助，支援上の言動をフィードバックするといった方法（相互スーパービジョン）がとられる．また，こうした問題を解決するには，治療や援助，支援にあたる者をスーパーバイズするスーパーバイザーをどのように育成するかということが，臨床上の大きな課題の一つである（山根，2004）．

[*6] 自己の治療的利用 the therapeutic use of self
　自己の治療的利用とは，治療や援助，支援にあたる者の年齢，性別，人生経験，職業上の役割や，長所にも短所にもなりうる自己のパーソナリティの特徴など，自分自身の特性を，治療や援助，支援における対人関係の中で，自然に活かすことをいう．対象者との共同作業の過程で，あるがままの自分を，現実的な生活者のモデルとして活かし，専門職としての知識や技術を活かそうとする積極的な姿勢が，対象者に安心感を与える．

表 2-2-1 対象者が治療や援助, 支援にあたる者に抱くイメージ

① その治療や援助, 支援にあたる者の職務上の役割によるイメージ
② 治療・援助・支援者の職種がもつ一般的なイメージ
③ 紹介者やオリエンテーションで与えられたイメージ
④ 対象者の期待や不安を投影した（転移）イメージ
⑤ 治療や援助, 支援にあたる者の年齢, 性別に対するイメージ
⑥ 治療や援助, 支援にあたる者の言動が与えるイメージ

表 2-2-2 治療や援助, 支援にあたる者が影響を受ける要因

① 治療や援助, 支援にあたる者の職種にもたれているイメージ
② 治療や援助, 支援チーム内での自分の位置
③ 治療や援助, 支援にあたる者自身が抱いている理想的役割イメージ
④ 対象者に対する思いこみ（逆転移）
⑤ 対象者からとらされている役割

2・2・2 治療や援助, 支援の二者関係におけるコミュニケーション

治療や援助, 支援の二者関係におけるコミュニケーションとは, 生活機能の障害や課題がある対象者との治療や援助, 支援関係の構築や, 対象者自身が主体的に自分の課題に取りくむことができるようにするためのコミュニケーションのことである.

1）とらされる役割から始まる治療や援助, 支援の二者関係

治療や援助, 支援にあたる専門職としての知識や援助技術は, 対象者との関係が成立して初めて機能する. したがって, 治療や援助, 支援にあたる者が対象者に対しどのような役割をとり, 対象者がどのような役割を期待しているかが, 治療や援助, 支援における対象者との関係に大きく影響する. 特に精神に障害がある人たちは, 対人関係面における脆弱さが重大な障害の一つでもあり, コミュニケーションをはかり関係をつくることが, 重要な援助の一つである.

出会いのはじまり, 治療や援助, 支援の導入時は, 対象者は, **表 2-2-1** にあげたようなさまざまなイメージによって作られた治療や援助, 支援にあたる者に対する主観的な治療者像をもっている（松井, 1978）.

これらのイメージによって, 対象者は意識的にも, 無意識的にも, 治療や援助, 支援にあたる者に自分の思いを投影した役割（転移によるもの）を期待しているか, もしくはなんらかの懸念や疑惑を抱いていることが考えられる. そして, 治療や援助, 支援にあたる者がとっている役割も, **表 2-2-2** のような要因の影響を少なからず受け, 本来とるべき役割とは少しずれていることもある（山根, 2017a）.

まだ十分な関係ができていない初期には, 対象者が治療や援助, 支援にあたる者に抱いてい

表 2-2-3　治療や援助，支援関係におけるコミュニケーションの目的

① 対象者を知る
② 治療や援助，支援関係の樹立を図る
③ 治療や援助，支援に関する対象者の不安を除去する
④ 治療や援助，支援の内容のオリエンテーションを行う
⑤ 治療や援助，支援に関して説明し同意を得る
⑥ 治療や援助，支援に必要な情報を得る

るイメージから生まれた，治療や援助，支援にあたる者からみれば期待され，とらされている役割と自分が実際にとっている役割には通常大きなズレがあると思ったほうがよい．

2) 治療や援助，支援における二者関係におけるコミュニケーションの目的

治療や援助，支援にあたる者と対象者との間に，お互いのイメージに左右されない，安心できる関係が生まれることが，治療や援助，支援という共同作業には不可欠である．したがって，治療や援助，支援にあたる者自身の役割と対象者が自分に抱いているイメージとの違いを知り，かかわりが進むにつれ変化するイメージを客観的につかみ，対象者を知り，よい共同関係が成立するようにすることが，治療や援助，支援における二者関係のコミュニケーションの第一の目的と言ってよい．

具体的には，これから始まる治療や援助，支援に対して，対象者にとってこれから何が始まるのか，どうしてよいかわからない，先行きが見えにくいことによる不安を除去し，治療や援助，支援においておきるさまざまな疑問に応え，治療や援助，支援に必要な情報を収集したり，対象者を理解することなどが，治療や援助，支援における二者関係のコミュニケーションの目的である（**表 2-2-3**）．

3) 理念としての全人間的復権，全人的理解

筆者に「リハビリテーションは全人間的復権（人間らしく生きる権利の回復）」（上田，1983）ということばが，理念として大きくのしかかってきたのは，リハビリテーションの道に入って間もない頃であった．そして全人間的復権に加えて，リハビリテーションは障害（生活・人生上の不自由・不利益）がある人を治療や援助，支援するもので，対象となる人の「全人的理解」が必要ともいわれた．

以前ほどではないが，この「全人間的復権」「全人的理解」，もしくはそれに近いことは今も耳にする．確かに理念として重要なこと（理想）である．筆者も作業療法の仕事を始めた当初は，というか何年も，この二つのことばを実践できるようになる，それをめざすことが専門職としての努めであると，自分に言い聞かせていたことがある．というか，言い聞かせることで，まだ力の足りない自分の揺れを支えていたように思われる．

そして，少しずつ仕事が身につくようになって，これは実際には不可能なことで，本当にで

表 2-2-4　インフォームド・コンセントに関する規定

医療法第1条の4第1項
　医師，歯科医師，薬剤師，看護師その他の医療の担い手は，第1条の2に規定する理念に基づき，医療を受ける者に対し，良質かつ適切な医療を行うよう努めなければならない．

医療法第1条の4第2項
　医師，歯科医師，薬剤師，看護師その他の医療の担い手は，医療を提供するに当たり，適切な説明を行い，医療を受ける者の理解を得るよう努めなければならない．

きることは何かと考えるようになった．たとえ専門職といっても，それぞれ一人の人間であり，理念，理想にむけての努力は必要であるが，大きすぎる理念や理想を掲げるだけでは，結果的に何もできない，何もしないことと同じ結果になる．

4）できること，できないこと

　わたしたちができることは，そうした理想にむけた努力の一部にすぎない．一部にすぎないがこの「できること」「できないこと」は何かを知る，それが診断や評価というものだろう．そして，実際に「できること」を適切にはたすこと，そして「できないこと」「しなくてよいこと」「してはならないこと」をしないようにすることである．そのために対象者を知る，それが治療や援助，支援におけるコミュニケーションであるという自明なことを認めることから，本当の治療や援助，支援の関係が始まる．

　治療や援助，支援において必要なインフォームド・コンセント[*7]も，治療や援助，支援関係のはじまりにあたって重要なコミュニケーションの一つであるが，上述したことと同様な認識が必要である．日本語で「説明と同意」と訳されているように，医療の担い手は，対象者の状態や治療法について適切に説明し，対象者が理解したうえで，自分が受ける治療を選択決定し，同意することとされている（**表 2-2-4**）．

　治療や援助，支援の関係においては，どんなに留意しようとも，治療や援助，支援にあたる者と対象者が双方ともに「してあげる」「してもらう」という関係に陥りやすい．それは特に医療という領域や福祉の領域においては「してあげる」になってしまいやすい．治療や援助，支援にあたる側に，まだ主導権があるからである．このことを自覚したうえで，対象者が決定を下すことができるようにすることが，インフォームド・コンセントというコミュニケーションの本質といえる．

　治療や援助，支援におけるコミュニケーションの目的は，このような理念，理想を掲げなが

[*7] インフォームド・コンセント informed consent
　1970年前後に米国で，それまでの医師による一方的な診断・治療に対し，患者を医療サービスの消費者として「対等の立場」という運動がおきた．それに対してアメリカ病院協会が1972年に「患者の権利の柱」として，インフォームド・コンセント（説明と同意）と患者の自己決定の二つをあげたことにより始まった概念である．

ら，理想と現実との乖離を認識したうえで，「できること」を適切にはたす，「できないこと」「しなくてよいこと」「してはならないこと」をしないようにすることにある．そのために，前節で述べた治療や援助，支援の一者関係におけるコミュニケーションが必要になる．

2・2・3　治療や援助，支援の三者関係におけるコミュニケーション

治療や援助，支援の三者関係におけるコミュニケーションとは，療法集団[*8]においてリーダー，グループセラピスト，ファシリテーターなどとよばれるメインセラピストや，サブスタッフ，コ・リーダー，コ・ファシリテーターなどともよばれるサブセラピストと，療法集団に参加している成員間（対象者にあたる）のコミュニケーションをいう．

1）治療や援助，支援の三者関係におけるコミュニケーションの目的

メインセラピストにとっては，治療もしくは援助のいずれであっても，その療法集団が自律的に動くよう集団のプロセスをファシリテートすることが，治療や援助，支援の三者関係におけるコミュニケーションの目的となる．

サブセラピストは，メインセラピストを補助してその役割の一部を担うが，主な補助の対象は治療プログラムに参加している成員[*9]（対象者）である．サブセラピストの役割は，成員（対象者）と同じ視点で参加し，成員（対象者）の参加を補助する補助自我[*10]としての機能をはたすことである．

そのため，治療や援助，支援において，わからないことがあってもわからないことを聴くことができない人，言いたいことがあっても言えない人，セッションに加わることに戸惑っている人，そのような人に寄りそって，「思いきって聞いてみたらいいですよ」「いっしょに参加してみましょうか」などその人の補助自我としてはたらきかけたり，場合によっては，「今の説明が少しわかりにくいので，もう一度お願いします」と，発言できない人の代わりに仮自我として発言することで，最終的には対象者が集団内で主体的に判断し行動できるようにすることを助ける．それが，治療や援助，支援の三者関係におけるサブセラピストのコミュニケーションの目的である（山根，2018c）．

[*8] 療法集団
　目標や規範を共有し，相互にコミュニケーションや関わり合いがあり，お互いがその集まりに属していると認識している複数の人たちの集まり．

[*9] 成員
　療法集団に参加している，治療や援助，支援を受ける者のことで，単に参加者とよんだり，メンバーとよんだりいろいろであるが，本書では「ひとと集団・場　新版」（三輪書店，2018）に合わせて，成員とする．

[*10] 補助自我
　集団の参加者と同じ視点に立ち，参加者に共感しながらその自我の補助としての役割をはたすスタッフ．

2) 治療や援助，支援者が留意すること

集団のレベルに応じて，はっきりと課題を示しリーダーとして指示をすることもあれば，軽くファシリテートする程度で，できるかぎり，場にまかせるほうがよいこともある．いわゆるファシリテーターとしての役割にあたる．

そのため，メインセラピストであれ，サブセラピストであれ，対象者が複数存在する療法集団においては，
- 個々の成員に対して偏りのない関心を抱き
- 共感的な受容に基づいた適度な励ましにより
- 成員自身が希望を抱き，自らが主体的に自分の問題や課題に対処する

といった，場と個々の成員の関係を読みとり，臨機応変に対応することが必要である（山根，2017c）．

2・3 治療や援助，支援関係におけるコミュニケーションの障害

治療や援助，支援の関係は，2・1「治療や援助，支援における対象関係」で述べたように，通常の社会生活における対象関係とは異なり，対象者になんらかの生活機能の障害や課題があり，その解決のために治療や援助，支援にあたる者として応えるために関わる非日常的な関係である．

このような関係においては，治療や援助，支援の対象としてのコミュニケーション障害とは異なるコミュニケーションの障害が問題になる．それは，治療や援助，支援の関係において「伝え」「伝わり」がうまくいかないことによる，治療や援助，支援にあたる者と対象者との治療や援助，支援という共同作業の関係に支障をきたすコミュニケーションの障害である．

2・3・1　共同作業の関係に支障をきたすコミュニケーションの障害の原因

治療や援助，支援という共同作業に支障となる「伝え」「伝わり」の障害の原因は，大きくは「伝え」の理解に関するものと，態勢に関するものとがある（**表2-3-1**）．

1）理解に関するもの

理解に関する治療や援助，支援関係におけるコミュニケーションの障害の原因には，発達上の問題，認知機能の問題，意味の変容（変質，乖離），表象内容の問題，タイミングのずれなどが考えられる．

発達上の問題とは，乳幼児や児童のように言語により十分な意志表示ができない場合，もしくは言語の発達の遅れや障害をさし，認知機能の問題は，認知症や意識混濁などにより，一度は獲得された意味記号としてのことばが，機能しなくなる認知機能の低下や障害をいう．

表 2-3-1　治療や援助，支援関係におけるコミュニケーション障害の原因

項目	原因		原因の具体例
理解	発達上の問題		ことばの未発達や遅れなど
	認知機能の問題		認知機能の低下や障害によることばの意味の喪失
	意味の変容	変質	ことばの通常の意味，統合された意味が失われたことばの意味の変質
		乖離	現実を離れた概念とことばの結びつき
	表象内容の問題		受け手になじみのないことばの使用
	タイミングのずれ		体験をことばで括ることができる時期とは，時期がずれたことばがけ
態勢	心理的態勢		相手に伝える，相手の話を聞く状態にない，もしくは拒否など
	物理的態勢		メッセージの届く距離など物理的環境の不備
	身体的態勢		メッセージの発信と受信に関する身体の機能・構造の障害

　意味の変容には，変質と乖離がある．変質とは，統合失調症などにみられる「ことばによる世界の秩序」が崩れたり（飯森ら，1989），ことばが通常の意味を失い，先入観や妄想などの影響で通常とは異なる意味づけがなされたり，「ことばのサラダ」といわれるように統合された意味を失った空疎なことばの羅列がみられたりするものである．

　そして，意味の乖離とは，ことばが現実を離れた概念と結びつき，ことばがクローズド・システム（森，1979）になり，その人を現実から隔ててしまうような状態を言う．いずれも，言語の共通の意味が失われているため，「伝え」「伝わり」は非常に困難になりやすい．

　このような発達上の問題，認知機能の問題，意味の変容（変質，乖離）などに起因する「伝え」「伝わり」の障害は，通常対象者の原因としてみられるもので，非言語体系によるコミュニケーションが必要になる．

　表象内容の問題とは，治療や援助，支援にあたる者が専門用語など対象者になじみのないことばを使って説明するとか，表現が不十分なために言いたいことが適切に伝わらないといったことが考えられる．インフォームド・コンセントや治療や援助，支援のオリエンテーションにおいて問題になりやすい．

　また作業療法などのように具体的な作業を共にする関係においては，作業を通して体験していることが，適切な時期に適切なことばで説明されるとき，対象者にとってその体験が身をもってわかる，納得されることがある．「体験をことばで括る」ことによる納得のようなものであるが，そのタイミングが早すぎても遅すぎても，体験がことばで括られて納得するといったことは困難である．タイミングのずれとは，そうした時期がずれたことばがけをいう．

　表象内容の問題，タイミングのずれに起因する「伝え」「伝わり」の障害は，治療や援助，支援にあたる者の原因であり，十分な認識が必要である．

2）態勢に関するもの

　態勢に関するものとは，本章の1・2「コミュニケーションのしくみ」で述べた接触態勢のことで，心理的態勢，物理的態勢，身体的態勢があり，治療や援助，支援にあたる者と対象者，

双方に生じる問題である.

　心理的態勢とは，相手に伝えようとする気持ちや相手の話を聞こうとする気持ちなど，コミュニケーションの成立に必要な心理的状態が整っているかどうかの問題である．心理的態勢の問題としては，後述する転移，逆転移の影響や情緒の安定度，対象となる個人とコミュニケーションをはかることに対する抵抗や拒否，防衛といったさまざまな心理的背景が考えられる．物理的態勢とは，メッセージのやりとりが可能な位置まで移動するとか，メッセージのやりとりができるよう音や明るさなど周辺の物理的環境の調整などをさし，身体的態勢は，言語によるコミュニケーションであれば，伝わるような話し方ができるよう音声と発話に関わる構造が機能するように整えたり，聞く側であれば話されたことばを聴覚刺激として受けとることができるように身体構造と機能を整えることを言う．

2・3・2　転移，逆転移の影響

　表 2-3-1 に示した心理的態勢にも関係するが，治療や援助，支援関係における共同作業の支障となる，もっとも重要な問題が転移，逆転移の影響である．転移，逆転移の治療的扱いに関しては，精神療法をはじめとして，さまざまな理論や仮説が述べられている．治療的扱いに関しては，それらの成書を参考にされるとよく，ここではその概略を紹介する．

　治療や援助，支援を求める者が，出会いの初期に治療や援助，支援にあたる者にむける感情は，現実的な役割関係以外に，対象者が発達の過程で体験した幼児期から現在にいたるさまざまな人間関係やそこで体験した問題が反映されたものである．それを転移と言う．

　治療や援助，支援を求める者は，治療や援助，支援にあたる者に対して，**表 2-2-1** に示したような転移によるイメージを抱いていることが多い．一方，治療や援助，支援にあたる者が，この対象者の転移感情の影響を受けて，対象者に強い陽性感情や陰性感情などを抱くことがある．これを逆転移という．治療や援助，支援者が逆転移により，対象者に対して恋愛感情や理由のつきにくい嫌悪感を抱いたりすることにもなる．

　このような転移，逆転により，本来なら客観的で現実に即したものでなければならない治療や援助，支援の関係は，日常生活における対人関係にすり替わり，治療や援助，支援構造は崩壊する．

　作業や作業活動など具体的な日々のいとなみを治療や援助，支援の手段とするかかわりにおいては，言語を主媒体とする治療や援助，支援の関係よりも，心理的には距離をとりやすいという特性がある（山根，2017b）．しかし反面，生活に関連の深い作業をもちいるため，転移や逆転移とは認識しにくい形で転移や逆転移が治療や援助，支援関係に影響し，生活の支援などで，どこまで援助すればいいか，その境目がみえにくくなることがある．

■引用文献

Frank JD（1958）. The therapeutic use of self. Am J Occup Ther 12, 215-225.

飯森眞喜雄，内田　訓（1989）．分裂病のことばの取り扱い．言葉と精神療法．現代のエスプリ264，145-157．

香山明美，冨岡詔子（1999）．集団作業療法の基本的な実施過程と方法．「作業療法学全書　作業治療学2　精神障害　改訂第2版」pp45-57．協同医書出版社．

松井紀和・編著（1978）．作業療法の治療構造．「精神科作業療法の手引」pp71-95．牧野出版．

森　常治（1979）．「現実世界を消す」ことば．「ことばの力学」pp63-70．講談社．

上田　敏（1983）．リハビリテーションを考える―障害者の全人間的復権．青木書店．

Winnicott DW（1965）．The Family and Individual Development. Tavistock Publications Ltd., London（牛島定信・監訳，1984．「子どもと家庭」誠信書房）．

山根　寛（1991）．臨床実習指導者の成長過程より―「きそい」の分析．OTジャーナル25，46-52．

山根　寛（2004）．精神障害リハビリテーション領域におけるスーパーバイザーの育成．精神障害とリハビリテーション8，34-38．

山根　寛（2017a）．自己の治療的利用．「精神障害と作業療法　新版」pp119-121．三輪書店．

山根　寛（2017b）．作業療法の役割．「精神障害と作業療法　新版」pp67-69．三輪書店．

山根　寛（2018a）．対人関係技能の発達と集団．「ひとと集団・場　新版」pp57-66．三輪書店．

山根　寛（2018b）．パラレルな場とその利用．「ひとと集団・場　新版」pp99-116．三輪書店．

山根　寛（2018c）．セラピストの資質．「ひとと集団・場　新版」pp88-90．三輪書店．

Ⅱ章　治療や援助，支援関係におけるコミュニケーション

3

治療や援助，支援における
コミュニケーションのコツ

- 3・1　治療や援助，支援における
　　　　コミュニケーションとは
- 3・2　整える
  - 3・2・1　心理的態勢（意識，注意，関心，意欲）
  - 3・2・2　物理的態勢（距離，向き，位置）
  - 3・2・3　身体的態勢（機能，構造，体調）
- 3・3　まなざす―気持ちの伝え
- 3・4　共にある
- 3・5　待つ―関係の成りたち
  - 3・5・1　観せて待つ，観られて待つ
  - 3・5・2　整いを待つ
- 3・6　知る―評価の原点
  - 3・6・1　聴く
  - 3・6・2　観る
  - 3・6・3　集める
  - 3・6・4　問う
  - 3・6・5　読む
- 3・7　伝える―非言語メッセージ
  - 3・7・1　声―ことばの表情
  - 3・7・2　身体―からだの表情
  - 3・7・3　物―拡張した自我
- 3・8　話す―言語メッセージ
  - 3・8・1　ことばを物として手渡す
  - 3・8・2　訓読み（大和言葉）を活かす
  - 3・8・3　ことばを活かす作業
  - 3・8・4　作業を活かすことば
  - 3・8・5　ことばが活きるタイミング

3 治療や援助,支援における コミュニケーションのコツ

　治療や援助,支援の関係におけるコミュニケーションは,わたしたちが日常的に体験しているものと,原則的には異なるものではない.ただ,コミュニケーションの対象者は,病いや不慮の事故などにより,生活機能になんらかの障害や課題を抱えていて,その解決をはかるための共同作業を治療や援助,支援にあたる者とするという非日常的な関係にある.そのためコミュニケーションにも,通常の社会生活における対象関係とは少し異なる配慮が必要になる.

ひとつのおとに
ひとつの声に
みみをすますことが
もうひとつのおとに
もうひとつの声に
みみをふさぐことに
ならないように

谷川俊太郎「みみをすます」より

3・1 治療や援助,支援におけるコミュニケーションとは

　序章で紹介した,事故により一瞬にして匠としての人生を失ったAさんは,命を取りとめたものの,リハビリテーションでも思わしい進展がみられず,3か月を過ぎると入院費の診療点数が下がるために,一旦退院させるという経営的な理由で入院の所定の期間が過ぎるたびに,転々と医療機関を移された.脳損傷による感覚失語,視覚失認,エピソード記憶や意味記憶の障害,右同名半盲,右感覚麻痺,観念失行・観念運動失行など広範な後遺障害とともに,次々と転院を余儀なくさせられながら思わしい進展がみられないことによる,医療への不信感,疲弊感,先の見えなさへの不安など,さまざまなもって行き場のない思いが,Aさんだけでなく,奥さんをはじめ家族みんなに積もり積もっていた.そのAさんとのかかわりは,Aさんや家族の積もりに積もった思いを聴くことから始まった.

　華やかな近代医学・医療の進歩は,センセーショナルな表現で一時期もてはやされた「命の贈り物」という大きなプレゼントとともに,命を救われたが,その代わりにさまざまな生活機能の障害を抱えて暮らすことを余儀なくされた人たちをそのままにした.治療医学は一時的に死ぬことを免れたが「贈られた命」をどのように生きるかという大きな課題を残したと言える.

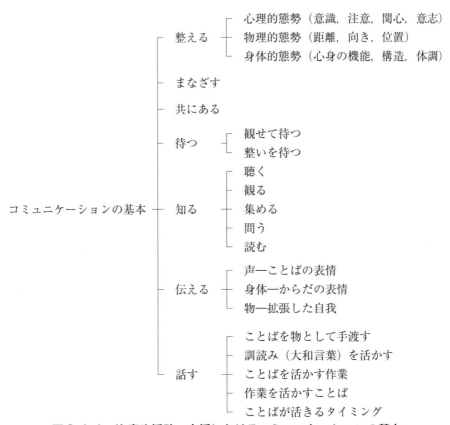

図 3-1-1　治療や援助，支援におけるコミュニケーションの基本

　作業をもちいる療法は，この個人に委ねられた「贈られた命」をどのように生きるかという，生活の自律と適応にむけた対象者との共同作業と言えよう．
　この共同作業を成りたたせるために，対象者が自分がおかれている状況をどのように思い，何に困り，これからどのようにしたいのか，そうした命を救われたまま残された対象者の思いを知り，自律にむけた共同作業を始めるために，いかにコミュニケーションをはかるかが問われる．治療や援助，支援のかかわりにあたっては，まず，
　①治療や援助，支援にあたる者自身が自分の態勢を「整える」
　②治療や援助，支援にあたる者は対象者が希望を失っていようと，あきらめることなく「まなざす」
　③希望というまなざしをむけて「共にある」
　④対象者のこころの開きを「待つ」
　⑤対象者の生活機能とその思いを「知る」
　⑥その思いを言葉に頼ることなく「伝える」
そして，
　⑦正しく伝えるために言葉で「話す」
ことが，コミュニケーションの基本と言える（図3-1-1）．

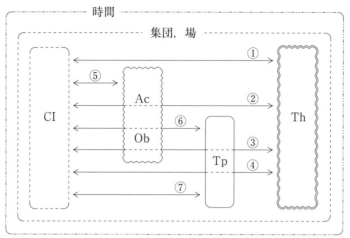

Cl：対象者　Th：治療や援助，支援者　Tp：集団の構成員
Ob：物（作品，道具，材料）　　Ac：作業
①ClとThが直接関わる関係
②ClとThがObやAcを介して関わる関係
③ClとThがObやAc，Tpを介して関わる関係
④ClとThがTpを介して関わる関係
⑤ClとObやAcとの関係
⑥ClとTpのObやAcを介したかかわり
⑦ClとTpの直接のかかわり
⑧ClがThを介してObやAcと関わる関係（形態としては②に含む）
⑨ClがThを介してObやAc，Tpと関わる関係（形態としては③に含む）
⑩ClがThを介しTpと関わる関係（形態としては④に含む）

図3-2-1　作業をもちいる療法の治療構造

　これから紹介するものは，治療や援助，支援関係の構築と共同作業の過程において確認された，治療や援助，支援におけるコミュニケーションの基本的なコツのようなものである．

3・2　整える

　作業をもちいる治療や援助，支援は，**図3-2-1**の構造図（山根，2017a）に示すように，治療や援助，支援にあたる者と対象者とが治療目的を共有して共同作業をすることで成りたつ．そのため，自己の治療的利用という言葉があるように，治療や援助，支援にあたる者の特性とありようが，共同作業における関係の構築やその結果である治療効果に大きく影響する．
　治療や援助，支援における共同作業ができる関係の構築にむけて，まず必要なことは，治療や援助，支援にあたる者自身が，まず自分の治療や援助，支援者としての心理的態勢，物理的態勢，身体的態勢を「整える」ことである．

　　　　　伝えの整いを待つ
　　　　　伝えようと思う気持ち
　　　　　聴きたいと思う気持ち
　　　　　揺れる自分の
　　　　　自分の気持ちを整えて

　　　　　伝えの整いを待つ
　　　　　伝わる距離に
　　　　　伝わる位置に
　　　　　伝わる形を整えて

　　　　　伝えたいその人の
　　　　　こころの整いを待つ
　　　　　揺れる自分の
　　　　　伝えの気持ちを整えて
　　　　　その人の　こころの整いを待つ

3・2・1　心理的態勢（意識，注意，関心，意欲）

　治療や援助，支援にあたる者が，自分の心理的態勢を整えること，それは，治療や援助，支援の対象者，病み苦しむ人の真の思いを「知る」ために，その話されることに耳を傾けその人の心の声を聴く listening in から始まる．そしてあるがままを観察し（観る），必要な情報を収集し（集める），聴いたこと，観たこと，集めたものを確かめ（問う），得られた情報をライフストーリーとして紡ぎなおす（読む），そして自分の気持ちを「まなざし」として伝え（まなざす），心配と関心のまなざしをもってそばにいる（共にある），といったことが自然にできるように，自分の意識や注意，関心を対象者にむけ，取りくむ気持ちをもつ（意志）ことである．
　この心理的態勢の整えにおいて，自己の意識，注意，関心，意志が対象者に対して自分が無意識に抱いている逆転移の影響を受けていることの自覚と，逆転移感情とは何か，なぜおきるのか，その逆転移は陽性な感情か陰性な感情か，そしてそれにどのように対処すればいいのかということを認識する必要がある．

3・2・2　物理的態勢（距離，向き，位置）

　治療や援助，支援にあたる者が整える物理的態勢とは，対象者と言葉を交わしたり，作業を共におこなったりするときの，お互いの物理的な距離や向き，位置に対するものを言う．この物理的な位置関係が心理的に影響する．

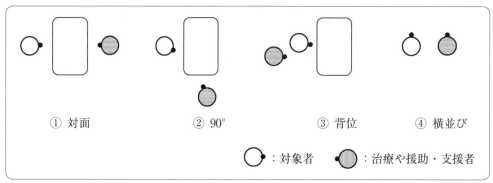

図 3-2-2　治療や援助，支援における平面の位置関係

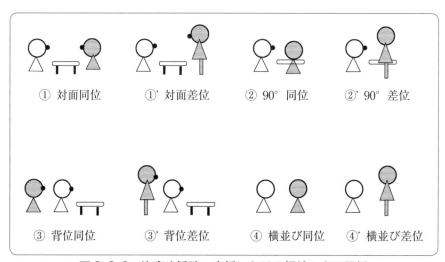

図 3-2-3　治療や援助，支援における視線の上下関係

　平面的な位置関係の基本的なものを図 3-2-2 に，視線の上下の位置関係を図 3-2-3 に示す．この図を見て，実際に自分が対象者と言葉を交わしたり，作業を共にするときのそれぞれの位置に身を置いて確かめてみるとよい．図 3-2-2 に示す平面的な位置関係では，直接向き合う対面①から，90°からやや斜めの位置②，対象者の作業を後ろから観るような背位の位置③，散歩しながらとかベンチに座って話すときのような横並びの位置④がある．そしてそれぞれに対し，図 3-2-3 に示すように，座位，立位などによる視線の上下が加わる．

　図 3-2-2①の互いに向かい合う位置は，常に相手が視野に入り視線が合い，フォーマルな関係にむいている．②の 90°からやや斜めの位置は，相手は視野の一部に入っているが通常は視線を合わせなくてもよく，必要なときに視線を向けることができるため，対面より緊張感が少なく自然な感じで話したり，作業をすることができる．③の対象者の背面に治療や援助，支援にあたる者が位置する形は，何かの作業を指導するような場合にみられる位置関係である．対象者は治療や援助，支援にあたる者の視野に入っているが，対象者には治療や援助，支援にあたる者の姿が見えない．④の横並びは，散歩したり，一緒にベンチに座るときの位置関係であ

る．双方ともに相手の一部が視野の隅に入っているが，注意は同じ方向に向いていて，対等な感じになりやすい．

それぞれの平面的な位置関係に対して，図3-2-3に示すような視線の上下の位置関係が加わるが，視線の上下は，自ずと相互の上下関係を示すことになりやすい．治療や援助，支援においては，通常は視線が同じ高さになるようにするとよい．またお互いの物理的距離は，パーソナルスペースとの関係もあり，双方の心理的な距離に影響を与える．お互いの顔と手が自然に見えるくらい，また少し顔を動かせばほぼ全身が楽に見えるくらいの位置や距離が適切である．作業をしながらの会話だと，作業が適度な物理的距離を保つため，物理的な距離が近くても侵襲性が少なく，対人的な緊張も緩和される．

3・2・3　身体的態勢（機能，構造，体調）

治療や援助，支援にあたる者が整える身体的態勢とは，対象者とのコミュニケーションにおいて，心理的な状態だけでなく，治療や援助，支援にあたる者自身の身体の機能や構造がコミュニケーションができる適切な状態にあるかどうかということである．そしてその機能と構造を活かすことができる体調を整えることにほかならない．

心理的な態勢もそうであるが，身体的に不調なときには，関わること自体が相手に余分な気遣いをさせることになる．治療や援助，支援にあたる者の無理は，対象者の遠慮を引きおこすので，無理をしないことが大切である．

相当の経験者でも，体調の不調に気づかないことがある．経験があるゆえに不調でも無理ができるからであろう．

3・3　まなざす―気持ちの伝え

新たな生活の再建にむけて，作業に取りかかる治療や援助，支援関係を構築するには，治療や援助，支援にあたる者としての態勢を「整える」とともに，対象者が予期しない病いや障害により閉ざした気持ちを安心して開けるようにする．すなわち，治療や援助，支援にあたる者がこちらの考えを説く assertion ではなく，病み苦しむ人のこころにしっかりと耳を傾けその人の心の聲を聴く listening in が必要である．

治療や援助，支援関係の構築にむけて「まなざす」とは，治療や援助，支援にあたる者の気持ち，耳を傾けその人の心の聲を聴く（listening in）という思いを対象者に伝える非言語的なコミュニケーションの一つにあたる．

まなざしには，熱いまなざし，冷たいまなざし，虚ろなまなざし，いろいろなまなざしがある．「まなざす」とは，ある思いをこめて特定の対象を見ることである．まなざしには，まなざす人の思いや心の状態が目の表情として現れ，まなざしに含まれた思いや心の状態は，まなざ

された人に伝わる．

　自分の身におきた予期せぬ病いや障害を受けとめきれずに，戸惑い迷う人にとって，望みをあきらめた人にとって，他者からのまなざしは，視線による被曝のように，病む者の心を痛めることがある．喪失感から心の閉ざしを強めることがある．そうした心を閉ざして身を護る人に対して，侵襲することのないあたたかな関心のこもった「まなざし」は，自分が一人ではない，見捨てられていないという思いを生む．治療や援助，支援における大きなコミュニケーション手段である．

　治療や援助，支援としてであっても，問いかけることが負担であったり，介入することがむずかしいときには，希望を捨てない静かなまなざしをもって関わるとよい．そして，そうしたまなざしと共に「今は何を言ってもあなたの気持ちを軽くすることはできないかもしれません．でも私は希望は捨てません」と機会をみてそっと言葉をかけることがある．患者自身がもう，どうにもならないと自暴自棄になったり，抑うつ状態に陥ったとき，希望をもちなさいと言うことはできないが，治療者として寄りそう者が希望を捨ててはならない．少しでも，今よりこの人が楽になればよいという希望をもってまなざすことが力になるということをわたしたちが忘れてはならない．

　　　　　　　　　　　　ふれる
　　　　　　　　　　　　そっと　しずかに　ふれてみる

　　　　　　　　　　　　それは
　　　　　　　　　　　　少し固さをともなうかもしれない
　　　　　　　　　　　　始まりはいつもそう
　　　　　　　　　　　　かかわりは　ふれて始まる

　　　　　　　　　　　　まなざしでふれ
　　　　　　　　　　　　言葉でふれ
　　　　　　　　　　　　手でふれる

　　　　　　　　　　　　そして
　　　　　　　　　　　　確かな望みをもって
　　　　　　　　　　　　そっとやさしく
　　　　　　　　　　　　しっかりとふれる

3・4 共にある

　治療や援助，支援の道に入ると，だれでも一度は，病み伏せる人を前にして，寄りそってそばにいるだけでいいと言われても，そばにいるだけで何もできない，自分の無力感に苛まれることがある．自分の無力さに打ちひしがれるが，本当に何もできないのだろうか．

　治療や援助，支援関係の構築にむけて「共にある」とは，「まなざす」とともに，さまざまな思いで閉ざされた対象者の気持ちの「開き」にむけて，治療や援助，支援にあたる者の気持ちを対象者に伝えるかかわり方で，非言語的なコミュニケーションの重要な技術の一つにあたる．

　心を閉ざしひととのかかわりを拒否しているかのような状態の人を前にしたとき，無力感から，何もできないと言うが，目の前の人がどのような気持ちでこれまで過ごしてきたのか，どのような気持ちで今過ごしているのか，その心の内を知ろうという思いをもち，治療や援助，支援にあたる者として希望を捨てることなく，そうした思いやまなざしをもち，焦る気持ちを抑え，整え，あたたかく，静かにいろいろな思いに囚われることなく「共にある」，それが本当にできればそれはすごいことである．

　何もかもあきらめたかのように自閉の殻に閉じこもっている人，彼らが感じる計り知れない絶望と不安な気持ちを思えば，治療や援助，支援にあたる者が自分を観てもらう時間的ゆとりを提供し，心配と関心のまなざしをもってそばにいるということを伝えることができればよい．急がず，焦らないことが大切である．そうした状態の対象者は離床し病室を出るということすら負担が大きい．

　そういうときこそ，「共にある」ことが一番のかかわりの力になる．「共にある」ことが力となり機能するには，多くの病み悩む人との出会い，その出会いにおける自分との出会いという葛藤体験を通した，出会いにおける身体的相互性により体感し会得されるものである．しかし，そうした十分な経験がなくても，十分な治療や援助，支援をするための知識や技術がなくても，自分の時間を提供しそばにいることからかかわりは始まる．何もできないのではない．自分の時間をその人に寄りそうという形で提供することができるのである．自分の時間を心を閉ざして病いを生きている人に提供する，その意味を考えてみるとよい．

　そんなときには，シュヴィング Schwing（Schwing, 1940）のようにベッドサイドを訪れ，少し声をかけることから始めてみるとよい．「大変でしたね．少しは休めるようになりましたか．自分に何がおきたのかわからないときってつらいですね」「今はあまり先のことを考えずに休むことが第一です」「休むことが仕事と思ってください」と寄りそうことができればよい．それが「共にある」あり方としての最良のコツである．

　希望を捨てず，まなざし，共にあることで，閉ざされた対象者の気持ちの「開き」を「待つ」ことで，治療や援助，支援のかかわりが始まる．

3・5　待つ─関係の成りたち

　治療や援助，支援関係の構築にむけて「待つ」とは，何を待つのか，どのように待つのか．治療や援助，支援の対象となる人たちには，待ちきれない人も多い．自分の身におきたことがどうなるのか，心配で待ちきれなくて，焦って，焦れて，ときには怒りすら露わにしている人もいる．

　その怒りは，だれに向けられたものだろう．自分におきた病いや障害という理不尽に対するもって行きどころのない怒り，治療への不信感に対する怒り，見通しのつかないこれから先の生活への不安に対する怒りなのだろうか．

　待つものを信じることができるとき，もしくは待つことに期限があったり，待っていることや待っているものが予期できるときには，ひとは「待つ」ことができる．いつどうなるか予期できないもの，あてにならないものを待つことは，焦れややり場のない怒りとなり，終いには深いあきらめにもなる．期待しながら待っている，待っても待っても何も変わらず待ちくたびれたときに，大きな疲労が襲ってくる．期待が大きければ大きいほど，その疲労は大きい．そして，「待つ」ことをあきらめる．それは，アパシー[*1]状態のような人生へのあきらめであろう．

　したがって，治療や援助，支援の関係においては，どうすれば対象者に不毛な「待つ」ことをさせないですむかということが重要な課題になる．不毛な「待つ」ことをさせないためには，治療への導入や治療や援助，支援の関係を成りたたせるために，治療や援助，支援にあたる者が対象者の思いを「知る」とともに，対象者が治療や援助，支援にあたる者を「知る」こと，そして対象者自身が治療や援助，支援という共同作業をおこなう気持ちになることが必要である．

　こうした状況において，治療や援助，支援にあたる者の自分自身の心の準備は当然のこととして，対象者の心の準備の整いを待つことが，治療や援助，支援にあたる者にとっての「待つ」ことと言える．対人関係の障害とも言われる精神的な障害がある人たちや認知症を患う人たちに対する治療や援助，支援においては，「知る」こと以上に治療者自身が希望を捨てることなく「まなざし」「共にあり」「待つ」ことが大きな意味をもつ．

　治療や援助，支援にあたる者は，どのように待てばいいのだろう．「観せて待つ」「整いを待つ」という待ち方を紹介する．

[*1]　アパシー apathy
　　　ギリシア語のapatheiaに由来する，無気力・無感動な態度，状態をいう．1970年代に政治的無関心という意味でステューデント・アパシーという言葉がはやったが，今は，主に少年〜青年期にある者を対象とし，勉強や仕事に対する意欲が乏しい態度，状態をさしてもちいられている．

3・5・1　観せて待つ，観られて待つ

　治療や援助，支援にあたる者にとって，「観せて待つ」とは，どのような待ち方なのだろうか．治療や援助，支援のはじまりは，治療や援助，支援にあたる者に依存するしかない状態で，身をまかせていいのかどうか，自分の病いや障害は何か，治るのか，治らないのか，大きな期待と不安をもっている人たちとの出会いである．

　これから始まる治療や援助，支援に対する，対象者にとって何が始まるのか，どうしてよいかわからないといった，先行きが見えにくいことによる不安は計り知れない．この不安を取り除き，対象者が治療や援助，支援にあたる者を信頼し，よい共同関係をつくることが必要である．

　そのために，対象者に治療や援助，支援にあたる者を観察する機会や時間を提供することが，「観せて待つ」「観られて待つ」という待ち方である．何を観せるのか，それは観せるというより観られる待ち方，「観られて待つ」というほうが正確な表現かもしれない．治療や援助，支援にあたる者は，何人もの人に対してさまざまな治療や援助行為をおこなうが，その行為は，直接対象者に関わるより，周りで観ている人たちに与える影響のほうが大きい．

　自分が入院したり，なんらかの治療を受けた経験があると理解しやすいことであるが，多くの患者は，他の患者に対して医療従事者がおこなっている治療や援助，支援行為やかかわり方を目にして，「ああ，あのようにしてもらえるのか」という安心感やセラピストへの信頼感，反対に「あんなふうにされるのなら嫌だな」といった不安やセラピストへの不信感を抱くものである．この対象者がセラピストの行為を観て感じる思いが，実は治療や援助，支援関係の構築に大きく影響している．

　これは，医療に限ったことではなく，ボランティアにおける支援でも，日常的なかかわりでも同じことが言える．直接のかかわりによる効果に対して，「観られる効果」とでも言える間接的な効果であるが，治療や援助，支援関係の構築，ひいては治療や援助，支援の効果に大きく影響する．

　治療や援助，支援にあたる者にしてみれば，自分がおこなう，診る，看る，観る，といったさまざまな「みる」という能動的な治療や援助，支援行為に対して，「観られる」という受動的な治療や援助，支援行為にあたる．ただ，「観せて待つ」ことは，自然に必要なことをしているだけのように観られることが重要で，観せよう（魅せよう）とする気持ちが少しでもあると，その観られている行為は必ず不自然なものになり，逆効果になる．

　　　　　伝えられない
　　　　　伝わらない

　　　　　治療と援助のはじまりは
　　　　　互いの期待を映した誤解にはじまる

理解と共同作業への道

伝えられない
伝わらないとき

ただ耳を傾け　聴いて待ち
ただ耳を傾け　観せて待つ

3・5・2　整いを待つ

　治療や援助，支援にあたる者にとって「整いを待つ」場合の整いとは，コミュニケーションにおける接触態勢（本章の1・2・3「コミュニケーションに必要な条件」，2・3・1「共同作業の関係に支障をきたすコミュニケーションの障害の原因」参照）にあたるもので，心理的態勢，物理的態勢，身体的態勢がある．

　相手に伝えようとする気持ちや相手の話を聴こうとする気持ち（心理的状態）が整っていなければ，コミュニケーションは成りたたない．また，コミュニケーションにおけるメッセージのやりとりが可能な位置まで移動するとか，メッセージのやりとりができるよう音や明るさなど周辺の物理的環境の調整（物理的態勢）が整っていなくても，コミュニケーションは成りたたない．

　そして，言語によるコミュニケーションであれば，伝わるような話し方ができるよう音声と発話に関わる構造が適切に機能するように整えたり，聞く側であれば話された言葉を聴覚刺激として受けとることができるように身体構造と機能が整っていなければ（身体的態勢），相互のコミュニケーションは成りたたない．

　「整いを待つ」ということは，治療や援助，支援にあたる者が自分の心理的態勢，物理的態勢，身体的態勢を整えて，対象者の「整いを待つ」ことである．しかし，実際の臨床においては治療や援助，支援にあたる者の中にも待ちきれない人が多い．対象者の「こころの整い」を待つ，その整いを焦らずに待つことで道が開けてくる．

伝えの整いを待つ
伝えようと思う気持ち
聴きたいと思う気持ち
揺れる自分の　自分の気持ちを整えて

伝えの整いを待つ
伝わる距離に　伝わる位置に
伝わる形を整えて

　　　　伝えたいその人の　こころの整いを待つ
　　　　揺れる自分の　伝えの気持ちを整えて
　　　　その人の　こころの整いを待つ

3・6　知る—評価の原点

　「知る」ということは，治療や援助，支援関係を構築する基本であり，治療や援助，支援にあたる者が自分を「知る」ことと，治療や援助，支援の対象者を「知る」ことの二つの「知る」ことがある．前者は，本章の2・1・1「一者関係：自己との対峙」で述べた治療や援助，支援にあたる者自身の自己に対する洞察，認知に相当し，後者は，治療や援助，支援において広く対象者を理解するための評価に相当する．

　したがって，ここで述べる「知る」ということは，後者に相当するもので，治療や援助，支援にあたる者が対象者に対して，「できること」を適切にはたす，「できないこと」「しなくてよいこと」「してはならないこと」をしないようにするためのコミュニケーションのコツである．

　それは，生活歴や現病歴と言われるもので，対象者がこれまでどのように生活してきたのか，今，心身の機能や構造がどのような状態にあり，日々どのように過ごし，日常生活や社会生活にどのように取りくもうとしているのか，これからどこで，だれと，どのような生活を送りたいのかといったことを知ることと言える．

　何を知るかは，何を治療や援助，支援するかによるが，一般的な項目を**表3-6-1**に示す．対象者について知るには，傾聴（listening in）と言われる「聴く」，しっかりと観察する「観る」，必要な情報を「集める」，そして聴いて観たものを「問う」，対象者の置かれた状況をさまざまな情報からストーリーとして「読む」という方法がある．

　　　　われわれは語ることができるより多くのことを知ることができる
　　　　　　　　　　　　　　　　　　　　　　　　　　　　　　　　（Polanyi，1996）

3・6・1　聴く

　治療や援助，支援の対象者を知る方法として，「聴く」ことはもっとも重要なものである．しかし，治療や援助，支援にあたる人たちから「何もできなくて，ただ話を聞いただけで終わりました」「私に何ができたのでしょう」と尋ねられることがある．直接なんらかの手を施す行為，もしくは助言をしなければ，時間を費やしたことに対する達成感が感じられないからだと思われる．そして，そのときの「話を聞いた」というのは，相手の思いを聴かずに，ただ話されたことを「聞いた I heard his/her story」だけに終わっているからだろう．

　また，「知る」ために「聴く I listen」ということに慣れていない場合，話しかけたのに返事

表3-6-1 リハビリテーションの評価項目例

これまでの生活（これまでの生活経験）		
生活の歴史		生育歴，生活歴，家族構成，家族歴，教育歴，職歴，別離など生活史上の重要なできごと
病気と健康		現病歴，治療歴，既往歴
役割体験		仕事，家庭，コミュニティでの習慣や役割など
いまの生活（どのような状態で生活しているか，支援の必要性を含めて）		
心身の状態	精神認知機能	知覚・認知・心理的機能の状態と障害
	身体機能・構造	感覚・運動機能と構造，内部機能，体力などの状態と障害
活動の状態	身辺処理	食事，排泄，睡眠，整容，衛生，更衣，入浴など
	生活管理	金銭，時間，貴重な物品，安全，健康（服薬を含む）など
	家事行為	掃除・洗濯，整理整頓，献立・調理，買い物，育児など
	コミュニケーション	表現手段，返答，主張，断り方，聞き方，理解度など
	対人関係	対象による関係，関心のもち方の違い，恒常性など
	作業遂行	認知・課題遂行的側面，身体的側面，心理的側面
	移動・社会資源利用	公共機関，交通機関・通信機器などの利用
参加の状態		地域生活，職業生活
これからの生活（どのような生活を希望しているか，予後を含めて）		
本人の希望		心身の状態，生活における活動や参加に関する希望
周囲の期待		家族や周囲の人が本人に対して抱いている期待
予後予測		（これからの生活にどのように影響するかの関連）
環境・制度・サービス（その個人が生活し利用できる自然，物，人，制度など）		
生活の環境	人的環境	家族の支援，友人・知人の支援，社会的支援
	物理的環境	住居，交通機関，住居周辺環境，学校・職場環境，など
	経済環境	治療費や生活費などの経済的背景
法や制度，サービス		有効に利用可能なもので十分活用していないもの
個人の特性（「これまでの生活」以外の個人の特性）		
基本的な作業遂行能力		課題遂行の認知・身体・心理的側面，ワークパーソナリティ
職業技術など特殊技能		免許やそれに類する特別な技能
趣味，特技など		
自己理解と受容（自分の状態をどのように把握しているか）		
自己能力の現実検討		自分の能力に対する自己評価とそれに対する気持ち
自己認知		自分の価値観や考え方，長所や短所，性格などをどのように認知し，またそれに対する気持ち
障害に対する認識と受容		自分の病気や障害についての認識とそれに対する気持ち

(山根，2017c) より

をしてもらえなかった，ほとんどしゃべらなかったのでコミュニケーションが成りたたなかったと言う人もいる．それは単に話された言葉を聞いたかどうかというだけで，その対象者の思いを聴いていないからである．言葉は大切なコミュニケーションの手段であるが，言葉とその記号的意味に頼りすぎると，返事の有無など交わされる言葉の量や言葉の直接的な内容だけで

判断してしまいやすい．返事ができないことが，返事をしないことが返事である場合も多いということを理解しなければならない．

そのような場合には，3・2・1「心理的態勢（意識，注意，関心，意欲）」で述べたように，治療者が自分の心理的態勢を整え，話されることに耳を傾けその人の心の聲を聴く（listening in）ということが「聴く」ことのコツである．

コミュニケーションは，相互の影響によって生まれるものであり，自分の接し方が大きく影響しているということについての自覚が必要である．

　　　　答えられない問いかけに
　　　　応えきれない問いかけに
　　　　心が痛む問いかけに
　　　　聞こえているから
　　　　聴いているから
　　　　返事をしてます
　　　　..........

　　　　黙りが返事
　　　　返事は沈黙
　　　　..........

1)「聴く」コツ

「聴く」ということは，傾聴 listening in，すなわち共感して耳を傾けることと言われ，ロジャースの来談者中心療法に始まり，多数の関連書籍が出版されている（斎藤，1972；土居，1992；神田橋，1984；奥川，1997；木戸，1998；鷲田，1999；2006；熊倉，2002など）．神田橋の「ほう」という相づち（神田橋，1984）などは，ほとんど職人芸と言えるほど巧みな聴き技である．

しかし，共感するということは重要なことであるが，かなりあいまいな概念であり，治療や援助，支援にあたる者の多く，特に初心者にとって，共感しようと思ってみても，これほどむずかしいものはない．中途半端な共感的態度は，こちらの思いとは裏腹に，信頼感を損ねることになったり，過剰な感情移入により治療や援助，支援関係に歪みを引きおこしてしまうこともある．

治療や援助，支援にあたる者にとって，最低限必要な基本となる聴き方のコツは，
① 自分の気持ちを整えて相手の話に耳を傾け
② 話されたことに価値判断をせず，気持ちを受けとめ
③ 批判や忠告，指導的助言は控え
④ 話を遮らないように

⑤ 何を伝えたいのかを読みとるように聴く

ことにある．何か助言をしなければという思いから，指導的になったり，質問してしまったり，助言できない自分に悩んで，相手がどういう思いで何を話しているのかがわからなくなったりしないように，耳を傾けることが必要である．

また「聴く」には「観る」ことも含まれ，話されることばの意味と同時に，話された声の大小，強弱，高低，速さと変化，間合い，テンポと変化，リズム，抑揚，語気（語調），ことばの量，ことばの連続性（流ちょう性），ことばの肌理など（本章の 1・3・2「非言語メッセージの種類と特性」および表 1-3-1 を参照），パラ言語（ことばの表情）と称される声の部分を，話され方とともに聴きとることが，話されたことばの真の意味を理解するために重要である．これら「ことばの表情」として聴きとられるものは，話し方全体から判断されるものであるが，くわしくは 3・7・1「声—ことばの表情」で述べることにする．

ただ，本章の 2・3・1「共同作業の関係に支障をきたすコミュニケーションの障害の原因」で述べたように，対象者の使用する言葉に意味の変質や乖離がある場合や，認知機能の低下や障害がある場合，方言のように文化の違いによる言葉の違いがある場合などには，言語としての共通の意味が失われ，対象者が使う言葉がよくわからない場合もある．そのような場合には，その人の使う言葉の意味の世界に合わせることが必要になる．

2）「聴く」ことの効果

対象者の話に，「聴く」ことのコツを留意し，その話す思いに耳を傾けて聴きとれば，対象者に，

① 自分の気持ちをわかろうとしている

という治療や援助，支援にあたる者の姿勢が伝わり，そして対象者が，

② 自分の思いをわかってもらえそうだ

という気持ちになれば，警戒する気持ちがゆるみ，

③ 自分から本当の気持ちを語り始め

④ 話したことで気持ちが楽になる

といった体験（カタルシス）へとつながる．

治療や援助，支援を求めている人たちの話の内容には，もちろん問題そのものの解決を求めている場合もある．しかし，多くはこんな思いをしている自分，この自分の辛さ，苦しさ，悔しさを知ってほしい，わかってほしいという，その人の積もった思いが語られる．話される内容も，話したところで，もうどうにもしようのない過ぎ去ったできごとであったり，そう簡単には解決ができない複雑な絡みがあるものが大半である．

話を「聴く」ということは，相手にとってはわかってほしい思いを「話す」，すなわち，一人では抱えきれない思いを話すことで「離す」こと，もしくは「放す」ことになるのだろう．よい聴き手は，ただ耳を傾けて聴くことで，「話す」ことが話した者の心の重荷を離して，放す役割（カタルシス）をはたす．

3) しないほうがいい聴き方

このようにしたほうがいいという聴き方のコツも大切であるが，このようにしないほうがいい聴き方のコツも役に立つ．

たとえば，わかろうとしすぎるあまりに，
① 熱心に何もかも聞きすぎる
② お互いを知るためにと，治療や援助，支援にあたる者が自分のことを話しすぎる
③ 関係を失うまいと頼まれたことを安易に保障したり約束する
④ 何か助言をしなければと，少し無理をして自分の考えを述べる
⑤ 相手につられ長時間話を聞いてしまう

といったことがおきやすい．

こうした聴き方は，陽性転移感情を煽り，依存性を高めることになったり，逆に，わかりもしないくせに簡単にわかると言わないでほしいといった反感を抱かれることもあり，治療や援助，支援関係の構築を妨げる結果になりやすい．

4) こんなふうに聴けるようになりたい

相手の思いを知るという気持ちを大切にしながら，治療や援助，支援にあたる者として，話を聞いた者は，何か自分が役に立たなければという自分の思いに囚われないで，どんな辛い話も，嬉しい話も，悲しい話も，ふんわりと包み込み受けとめて聴けるようになりたいものである．

次節の「観る」に関連することになるが，1・3・2「非言語メッセージの種類と特性」で述べたパラ言語（ことばの表情）だけでなく，身体への現れ（からだの表情）（**表1-3-1 参照**）をも聴きとるつもりで，言葉の意味にとらわれずに，話される思いをしっかりと聴きとれば，そうした聴き方ができるようになる．また「聴く」ことが，語られるものをそのまま受けとることであるなら，鷲田（鷲田，2006）が言うように，「聴く」ことは「待つ」ことでもある．

　　　　　　　　きもちを整え
　　　　　　　　きもちを抑え
　　　　　　　　ただ耳を傾け
　　　　　　　　語られることを待つ

　　　　　　　　どうにもならない思いを
　　　　　　　　話すことで離し
　　　　　　　　聴いてもらえて放れる
　　　　　　　　聴くことが
　　　　　　　　どうにもならない思いを
　　　　　　　　離して　放し

> こころの荷を
> 少し軽くする

3・6・2 観る

　治療や援助,支援の対象者を知る方法として,「観る」ことは,「聴く」こととともに,基本的で重要な手段である(山根,2017b).その場でおきていることを観察するとき,見よう見ようという思いが強いと,かえっていろいろなものが見えなくなる.宮本武蔵が「観の目つよく見る目弱く」(『五輪書』)(鎌田,1986)という言葉を残しているが,見ようとせず,その場に身を置き,全体が背景のように観えるようになると,大切なことがみえてくる.

> 観の目つよく　見る目弱く
> 宮本武蔵『五輪書』より

1) 何を観るのか

　治療や援助,支援の対象者を知るために,見ようとしないで観るとは,何を観ればいいのだろう.ひとの性格や考えていることなど,目には見えない心の状態は,語られる言葉の意味や内容より,その話し方,表情,姿勢,態度,行為,動作など運動系の変化や自律神経系の変化に「からだの表情」として表出される.具体的には,本章の1・3・2「非言語メッセージの種類と特性」で述べた表1-3-1の非言語体系の身体表象(からだの表情)や物(拡張した自我)が主な「観る」対象となる.

　また後述する関与観察[*2]で述べるように,治療や援助,支援関係におけるコミュニケーションの障害という点からは,自分を「知る」ことと同様に,治療や援助,支援にあたる者自身の影響がわからないと対象を「観る」ことはできない.そのために,自分自身の言動が他者にどのように見えているかを知ることで,自身の非言語サインを自覚することが必要になる(山根,2015a).

　相手の非言語メッセージを「観る」ことが大切なように,自分が話している言葉の意味より無意識に出ている自分の非言語サイン(ことばの表情,からだの表情)の影響のほうが大きい場合がある.他人の言動は観ることができるが,自分のことは見えない.わたしたちはいつもイメージで行動している.自分がどのような非言語サインを出しているのか,そのサインが対

[*2] 関与観察 participant observation
　関与しながらの観察は,精神医学を対人関係の学と定義したSullivanがもちいた精神分析用語である(Sullivan,1954)が,もともとは文化人類学のフィールドワークの方法に由来する.対象者の行為や行動を理解するには,対象者と行動を共にするなかで,自分の体験を核としながら,直接観察し理解し分析するフィールドワークの方法(佐藤,1992)がもっとも適している.

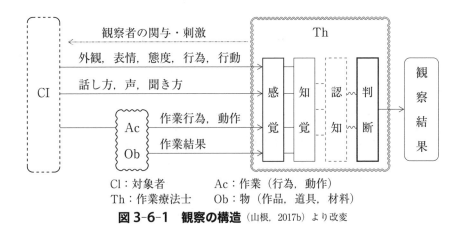

図3-6-1 観察の構造（山根，2017b）より改変

象者にどのような影響を与えやすいかを知る必要がある．

　自分のことばの表情やからだの表情の癖を知るには，同僚に聞いたり，自分の治療や援助，支援場面を録音したり，録画して確認する方法がある．このような方法は，慣れない間は違和感や抵抗を覚えるが，自分が出しているサインを知るには適している．

　非言語メッセージの項目と特性は，3・7「伝える─非言語メッセージ」で後述するが，評価としての観察項目や方法の概要に関しては，拙著『精神障害と作業療法　新版』（三輪書店，2017）を参照されたい（山根，2017c）．

2)「観る」コツ

　外観，表情，態度，行為，行動，話し方，声，作業の経過や結果など対象のさまざまな現象，状態を，客観的に判断し把握する過程は，観る者の感受能力に依存する．たとえそれが標準化された尺度や基準があるものを使う観察であっても，「観る」者の感受能力，分析能力，判断能力によって，得られる情報（観察結果）は異なる．観察は，観察する者の感覚，知覚，認知などの感受機能のありようが問われる．また何を観たか，観た内容は，観る者の主観的判断が影響しやすいということも忘れてはならない．そこにすでに観察者の無意識の選択が影響しているからである．

　後述する関与（参加）観察（participant observation）のような形態では，観察する者そのものの存在が，対象の現象に影響する（図3-6-1）．「観る」ということが，このような構造（山根，2017b）のうえに成りたっていることを認識し，自分の価値観や情動，逆転移感情などが影響している可能性を含めて，

① 自分の気持ちを整えて相手の言動や周囲との関連に目をむけ

② 見聞きしたことに価値判断をせず，観ているものを受けとめ

③ 何がおきているのかを知るために観る

ことが関与（参加）観察における初歩のコツと言える．

3)「観る」ことの形態

観察には，自然な状態を観る方法と場面を設定して観る実験的な方法がある．また，観る者のかかわり方の違いにより，関与（参加）観察（participant observation）と非関与（非参加）観察がある．

自然な状態を観ることで対象者を知る自然観察は，対象となる人の生活における行為や行動を観察するもので，その人が日々どのように暮らしているのか，その日常生活のパターンや，他の人とのかかわりやひとの集まりにおいてどのように対応しているのか，対人特性や集団内行動特性を知ることができる（山根，2017b）．

実験的な観察は，観察する者が特定の知りたい項目に対して，それに適した作業を設定し，対象者の了解を得て，作業場面を観察するもので，その人の作業遂行パターン（山根，2015c）を知るのに適している．

関与（参加）観察は，対象者や対象となる場におきる現象を知るために，対象者の生活や活動の場に入り，共に過ごし活動することを通して観察する方法であり，非関与観察は，対象者と直接の交流をもたずに，たとえばマジックミラー越しに観察するような方法を言う．

作業や作業活動をもちいる療法では，
① 観察する対象と同じ場に身をおき
② 自分の五官がとらえたものを価値判断，取捨選択することなく
③ 見よう見ようとせず，ありのままを観る

という，対象者と共に活動するという特性を活かし，関与しながら観ることで，より具体的な行動，課題遂行や対人機能などの特性を知ることができる．

実験的な観察や関与観察によって対象者の特性を知る場合，初期の間は何を観察するのかポイントを絞って観ることから始まる．しかし，ポイントを絞るとそのポイントだけに注意がむきがちになる．したがって，逆説的な言い方であるが，慣れてくれば見よう見ようとしないほうが多くの情報が観えてくる．共に作業をおこなっているその場に身をおいて，観えるまま，聞こえるままにしておく．そうすると特定のポイントに集中しないことにより，自分の注意範囲が全体に広がり，必要なことに必要なとき注意をむけるゆとりが生まれる．

関与観察においては，関与する自分が場に対してどのような刺激となっているのか，どのような影響を与えているかを，客観的に検証する目をもつことが重要な条件となる．自分が関与している場の現象や対象を，個人的な情動や価値判断にとらわれることなく「観る」ことができるようになるには，それなりのトレーニングが必要であるが，現象を客観的に瞬時にとらえる直観は，日々の関与によって鍛えられる．

観察された対象者の反応には，関与している自分との相互性によるものであるということを忘れてはならない．自分の緊張がとれ，それに対象者が素直に反応しただけということなのだが，「少し慣れてきて緊張が少なくなったのか，話しかけてくるようになりました」と，まるで対象者の変化のように報告する実習学生は多い．自分の不慣れや緊張感が相手に影響を与えているということには，気がつきにくいものである．

> きもちを整え　きもちを抑え
> 観の目をもち　見る目を弱く
> 五官を開き　五感に聴き
> 目に映るものを
> 見えるままに観る

3・6・3　集める

　治療や援助，支援の対象者を「知る」方法として，「聴く」「観る」に続いて対象者の情報を収集する「集める」ということが重要になる．情報の収集は，本人や関係者と直接面接する方法と，すでに他の職種や他の部門や機関で収集された情報を，報告書や検査結果，カルテなどから必要な内容を選択しまとめる方法がある．どのような情報を収集するかは治療や援助，支援の目的によって異なるが，治療や援助，支援に必要な情報（**表3-6-1**）のうち，通常他部門から得られる一般的な項目を**表3-6-2**（山根，2017d）に示す．

　収集された情報は，同じことについて述べられているはずなのに，その情報を収集した者によってずいぶん内容が異なることがある．専門職と言われる人たちが記録した情報ですらそうである．観る者，聴く者がいかに客観的立場をとる努力をしたとしても，何に注意をむけて見聞きしたか，何を記録するか，それぞれの段階において観る者，聴く者の価値観や主観が入り込むからであろう．したがって，私たちが得る情報は，自分が直接見聞きしたもの（一次データ）も含めて，他からの情報（二次データ）は常にそうした不確実性を含んでいるということを前提に扱わなければならない（山根，2017d）．

　また，対象者や家族との面接などで，だれが語ったのか語る者によって，同じ対象や現象に対して語られる内容が異なる場合がある．そのような場合には，その違いの原因を確かめることも必要であるが，父や母に対して語られることが，一つ家族であっても兄と弟では内容が異なる．いずれかが事実を述べていないのではなく，人それぞれにとっての現実であるためである．事実は一つであるが，個々が受けとめている現実はそれぞれに異なる．真実は一つだが，事実（現実）は人の数より多い．

　そのため，作業療法に限らず対象を偏りなく「知る」ためには，必要な情報を得るために問う，見聞きしたことを確かめることが必要である．

3・6・4　問う

　治療や援助，支援の対象者を知る方法として，「問う」とは，より確かな情報を得るための，また聴いたこと，観たこと，集めた情報を確かめるための，対象者とのコミュニケーションである．

　情報を得るための面接などにおいては，まず問う前に，

表 3-6-2　通常他部門から得られる情報

社会的背景	
氏名，生年月日，性別	
診断名	現在，治療や支援の対象となっている疾患や障害名
家族構成，関係	同居，別居，家族の特性，本人と家族の関係など
家族歴	患者と血縁関係にある人たちが過去にかかったもしくは今かかっている病気
生育歴，生活歴	誕生・乳幼児期の生育上の特徴，親子や同胞との関係，学校時代の交友や勉強・遊び，家庭内や社会での役割など
教育歴	学校の種類，入学，卒業，休学，退学など
職歴	アルバイトを含む職業の経験（種類，期間，職業技能など）
経済状況	生活費や治療費などの経済的背景
現病歴，治療歴，既往歴	
現病歴	現在の主たる疾患の発病時期，発病前後の様子，受診にいたる経過，初診の診断，発病による生活や交友関係の変化など
治療歴	入退院回数と期間，入退院時の様子，入院後の経過，治療に対する受けいれ状態など
既往歴	過去にかかった疾患
主訴，現在症	
主訴	本人が病気に関して主に困っていること
現在症	現在の病気の状態，合併症など
日常生活の状態	
身辺処理	自律の程度と支援内容
生活管理	自律の程度と支援内容
対人関係	対象による関係，関心のもち方の違い，恒常性など
その他	余暇利用，生活リズム，生活習慣，一日の過ごし方など
作業療法以外の治療内容	
主治医の方針	リハビリテーションゴールを含む治療方針
薬物療法	種類，量，目的，変更の経過，副作用の有無と程度など
看護方針	介護内容を含む
その他の治療，支援	精神（心理）療法，合併症に対する治療，その他

（山根，2017d）より

① なぜ何を知りたいのかを自分のなかで明確にし
② 相手にもその意図を話し

そのうえで，

③ 話された内容に関しては秘密を厳守することを伝え
④ 対象者の気持ちを受容する支持的な対応により
⑤ 自分の価値観による判断をせず
⑥ 安易な保障，約束をせず

⑦ 批判や忠告，感想，意見は控え
⑧ 批判的なニュアンスをもつ疑問型にならないように注意し

話されることを聴く．そして質問にあたっては，

⑨ 話を聴いて自分が受けとった内容を確かめ

その返答のやりとりにおける，対象者の「ことばの表情」や「からだの表情」を観察しながら，必要なことを聞く．

その場合，妄想や幻覚など異常体験については，語られたものはある程度聞いても，こちらからは聞き出さないほうがよい．また異常体験に対しては否定や肯定にならないように，対象者がそうした異常な体験をしている苦しい思いを聴き，それが事実かどうかには触れないで，対象者がそのような思いを抱いて苦しいということがわかったことは伝える．

また，観たことに対する確かめは，実際に本人が経験した作業の観察に基づいておこなう作業面接（冨岡，1989a；1989b；山根，1989；2017e）の方法が適している．作業を共におこなうなかで観察されたことは，対象者自身が具体的に体験していることで，その共有体験に基づいておこなわれる面接では，通常の面接では得られない具体的な個人の特性がわかる．

作業面接は，おこなった作業に関する具体的な質問をするもので，

① 課題についてどのように感じたか
② 作業をしているときに困ったことはなかったか
③ 仕上がった作品をどう思うか
④ 自分で自信をもってできたこと，もう少し手を入れたいと思っている部分

などについて聞く．作業や作品に対する興味や関心，自己の現実的認知，自己能力などの評価は，面接によってわかる項目なので，作業の体験を通した面接の機会が重要である．

作業面接は作業の経過や結果が具体的であるため，「あなたはいつも自分はできない，だめだと言うけど，これくらいの時間でこれだけできていますよ」と具体的な結果を通して対象者と話ができることが特徴である．

自由度の高い創作表現活動をもちいた作業面接では，精神内界が無意識に表出されている場合があり，そうした内容の象徴的な意味などに関するものは，作品を通した話のなかで自発的に語られるものを聞く程度にし，話題の主体性を相手におくように努める．そして語られるものを聞く場合も，病的な内容に広がるようであれば，語らせすぎにならない心配りが必要である（山根，2017f）．

3・6・5 読む

面接で，聴いた内容をストーリーとして組み立ててみると，わからないところもはっきりすると言われるように（土居，1992），「聴く」「観る」「集める」「問う」ことで得られた情報を，ストーリーとして読む試みをするとよい．

治療や援助，支援の対象者を知る方法として，「読む」とは，問題があるとされ，その治療や

援助，支援のために，これから関わることになった人，もしくはすでにかかわりをもっているが，いったいどのようにかかわりを続ければいいかわからなくなった人，そうした人が，どのように人生を送って今にいたっているのか，得られた情報をライフストーリーとして紡ぎなおす作業である．

それは，そのときまでにわかっている情報を時系列的につないでみるだけでよいが，
① どこで，どのような家族的背景のなかで生まれ育ったのか
② どのような環境で育ち学んだのか
③ いつ頃，何をきっかけに今の病いが始まったのか
④ そのはじまりはどのような状態で，どう対処されたのか
⑤ 受診のきっかけとその後の治療の経過はどうなのか
⑥ 学校は卒業したのか，働いた経験はあるのか
⑦ これまでの生活において，何か日常を大きく変えてしまうようなできごとがあったか

そして今，
⑧ 心身はどのような状態にあり，何か日々の生活や社会とのかかわりに大きな支障となっていることがあるか
⑨ 起床してから就眠までどのように過ごし，人の援助がないと困ることがあるか
⑩ 他者との交わりやコミュニケーションはどうなのか
⑪ 何に困り，どのようにしたい，なりたいと思っているのか

そしてこれから，
⑫ どこで，どのような生活を送ろうと思っているのか
⑬ 住まいや生活費用はどうするのか
⑭ 関係のある周囲の人たちは，どのような思いなのか

といったことを，**表3-6-1**や**表3-6-2**の治療や援助，支援における評価項目例や対象者の背景情報を参照して整理をしてみるとよい．

また整理のしかたの一例として，生活機能モデル（ICF）の臨床への応用の一つであるカンファレンスシート（**付表1**）を利用するのもよい．カンファレンスシート（**付表1**）は，多職種間の連携，専門職や専門外の人たちとの連携，対象者との目的の共有化など，利用者主体の具体的な援助をおこなうために作成されたものである（山根，2001；Yamane et al, 2001）．

カンファレンスシート（**付表1**）の上部の年表には，上記の①～⑦に相当する生育歴，教育歴，職歴，病歴，入院歴，治療歴，重大なできごとなどを記入する．「心身の機能・構造」「活動」「参加」「個人因子」「環境因子」「住居・経済事情」の枠内には，⑧～⑭に相当する情報を記入する．環境因子については活動や参加を阻害する因子と促進する因子をともに記入する．

特に対象者の人生をストーリーとして読みとるには，年表が役に立つ．この年表だけでも書いてみると，目の前でたとえ問題をおこす大変そうな人であっても，その人生を時間軸で見ることで，今，なぜそうなのかが見えてきて，新しい関係が開かれることがある．

きもちを整え　きもちを抑え
ただ語られることに耳を傾け
五感を開き　五感に聴き
共に過ごし
目に映るものを
見えるままに観
必要なことを集め　問い
こころを無にして確かめる
聴いて　観て　集め
問い　確かめたことが
一つの物語として読み解かれ
ひとりの人の思いがみえる
ひとりの人の過ぎし日がみえる

3・7　伝える―非言語メッセージ

　治療や援助，支援関係を構築し，共同作業を進めるうえで，対象者を「知る」と同時に，いかにこちらの気持ちや思いを「伝える」かということが重要になる．伝える手段としては，本章の1・3「コミュニケーションの手段・方法」で詳述したように，言語体系と非言語体系があり，考えを整理したり，意志や感情を適切に伝えるには言語によるコミュニケーションがもっとも適している．

　しかし，治療や援助，支援の関係においては，言語によるコミュニケーションが成りたちにくい対象や状況がある．このような対象や状況に対して，また言語がコミュニケーションの手段として機能する治療や援助，支援の関係が成りたつようになるまでのコミュニケーションの手段として，非言語メッセージが重要な役割をはたす．

　言語体系による伝えは，3・8「話す―言語メッセージ」で項をあらためて述べることにし，ここでは，意味記号としての言語以外のコミュニケーションの主な媒体である，パラ言語（ことばの表情），身体表象（からだの表情），物（拡張した自我）などの非言語体系（本章の**表1-3-1**）のメッセージの特性とコミュニケーションの道具としての利用のしかたについて紹介する．

　本章の**図1-3-1**「非言語コミュニケーションの要素」にイメージとして示したように，非言語メッセージによるコミュニケーションは，いずれも相対する者同士の五官（感覚受容器官）と感受される五感の生理的共通性を基盤に，類似体験や共有体験があって，伝わるものである．そのため，言語を超えた理解の深まりもあれば，誤解や思い違いもあるということを認識したうえでもちいる必要がある．

3・7・1　声─ことばの表情

　治療や援助，支援の対象者に気持ちや思いを伝える非言語コミュニケーションにおいて，パラ言語（ことばの表情）は，もっとも重要な非言語メッセージにあたる．

　ことばの意味をまだ十分に理解していない幼児が，母親の話し方，声の調子から自分にむけられた母親の気持ちを感じとるように，わたしたちは，日常的にあまり意識することなく，文字にすれば同じでも，話し方や声の調子によって伝わり方はずいぶん異なることを，「ことばの表情」を読みとることによってコミュニケーションをはかっている．

　母親からすれば「伝え」，幼児にすれば「伝わり」が適切に機能するかどうかも，その要素は，周辺言語（paralanguage）といわれる言葉の声（voice）の部分，パラ言語（ことばの表情）のはたらきによるものである．「ことばの表情」の要素には，話された言葉の声の大小，強弱，高低，速さと変化，間合い，テンポと変化，リズム，抑揚，語気（語調），ことばの量，ことばの連続性（流ちょうさ），ことばの肌理などがあり，いくつかの要素が重なって，話し手の気持ちを言外に表している（本章1・3・2「非言語メッセージの種類と特性」および図1-3-1を参照）．明確な根拠はないが，声の大小からことばの肌理(きめ)にむかうことばの表情の並びは，単純に現れやすいものから複雑なものにむけて，経験的に並べてみたものである．

　「声は人間の生理の，深くやわらかな部分に直結しているらしい．そして声を発することは，声を発するという行為を支える状況性と，声を発する者の現前性と，声の向けられた相手の特定性とをまきぞえにして成りたっている」（川田，1988）と言われるように，あらげる声，はげます声，しぼられた声，ふるえる声…，声は，言葉の意味を超えてひとの感情や意志を現す．

1）ことばの表情の意味

　パラ言語（ことばの表情）の理解にあたって，それぞれの要素が一般にどのようなメッセージとして伝わったり，観られたりするのか，いずれも一概に決めつけることはできないが，語者の感情，本音がことばの表情として現れる．ことばの表情は，意識してもちいられる場合もあれば，無意識のうちに現れる精神内界の投影である場合もある．以下に，このような「ことばの表情」の意味を考えるための例を紹介する．

　「ことばの表情」は，癖のように習慣的になっているものから，語る人自身の人生や，そのときの心情，語る対象，環境など，さまざまな要素が背景にあって現れるものである．背景要素をすべてあげることは不可能で，以下に示したものは，「ことばの表情」を読みとるときのヒントとして考えていただきたい．

[大小・強弱]

　大声を張り上げて話す人，消え入るような小さな声で話す人などさまざまであるが，声の大きさや強さには，興奮や怒り，気力，高揚感など，話している人の感情のありようが現れる．怒ったり，何かを強く訴えたいときや気分が高揚した状態，また気力に満ちあふれているとき

には，また無理をして虚勢を張るときなどにも，声は大きくなったり強い調子になる．反対に，沈み塞ぎこみ，気力も失せているときや，なんとなく自信がないときなどには，声はか細く弱々しくなる．そして，しっかりと伝えたいときにも声の大きさや強さは小さく優しく，話される速さもゆっくりになることがある．怒ったり，気分が高揚しているからではない，そうではなくしっかりと伝えたいのだという違いはどこで見分けているのだろう．

[高低]
　声の高低は声帯の構造の影響もあるが，これも感情の現れの一つとして，気分が高揚しているときは高くなり，沈んだり，塞ぎ気味のときには低くなる．また，内緒事の話や自分の気持ちを頭の中で整理しながら話すような場合にも声は低くなる．

[速さと変化]
　声の大小・強弱や高低と同じように，興奮や怒り，高揚感などが影響する．怒ったり，何かを訴える気持ちが強いときや高揚した状態が強まるにつれ，話し方は速くなる．反対に自分の気持ちを頭の中で整理しながら話したり，思いをしっかり伝えようとするときなどには，ゆっくりとした話し方になる．

[間合い]
　落語の間合いのように，話し方の上手下手も関係するのが間合いであるが，話すときの間合いには，気持ちのゆとりや落ちつき具合が現れる．ゆったりとして落ちついているときや自信があるとき，また自分が話していることが相手に伝わっているかどうかを確かめながら話すときなどには，話はよい間合いをもって語られる．どうしても言いたいことがあったり，怒って意気込んで話す場合は矢継ぎ早に間合いなく話される．間がありすぎるときは，何を話していいかわからなくなったり，自分が何を話していたのか忘れたり，伝えたいことをしっかりと考えながら話す場合などが考えられる．

[テンポと変化]
　テンポも感情の状態を現す．気持ちがはやるとき，高揚しているときにはテンポは速くなり，その感情の状態や変化が現れる．自信がないときや困ったときや戸惑ったときには，テンポは遅くなったり，乱れたりする．しっかり理解してもらいたいときにもテンポがゆっくりになることがある．

[リズム]
　テンポと同様にリズムにも感情の状態が現れ，気持ちが安定しているときは，ほどよい速さとノリがある．話をごまかしたり取り繕おうとしたりするときには，リズムは崩れ乱れる．

[抑揚]

　抑揚は，声の上がり下がりとして表出する話す者の感情や意志の現れである．激するような場面でもほどよく抑えられたはっきりした抑揚で話ができる場合に，感情を統制する意志の強さがうかがえる．

[語気，語調]

　ことばの調子のことで，声の大小，強弱，速さ，テンポやリズムなどが包括されたものであるが，さらに強い思いや意志の現れにより変化する．

[ことばの量]

　伝えたい思いがつのるときや興奮したときにもことばの量は多くなるが，何かを釈明するときやごまかそうとするとき，落ちつかない場合にも多くなる．まとまりのない一方的な話は躁状態の場合によくみられる．

　ことばの量が少ない場合は，寡黙な性格によるものでなければ，コミュニケーションする気持ちがないときや，緊張，気力の低下，抑うつ状態などがうかがえる．沈黙は，困惑の現れでもあるが，強い抵抗の意志の現れとしてみられることも多い．

[ことばの連続性（流ちょう性）]

　話し方のよどみのなさ，なめらかさ，ことばがとぎれたりすることなく話されるかどうかといったことをさし，ことばの連続性（流ちょう性）は，思考力の高さを現すが，ひとを欺くことにたけた者は，不自然なほどよどみなく流ちょうな話し方をする．

[ことばの肌理（きめ）]

　「ことばの表情」としてはかなり主観的なものになるが，ことばの肌触りというか，ことばにも肌理があり，ことばの肌理には，上述した声の大小，強弱，高低，速さと変化，間合い，テンポと変化，リズム，抑揚，ことばの量などとは異なる感情の複雑な様子が現れる．声には肌理があり，自分にふれてくる他人の顔だと鷲田は言う（鷲田，2003）．

　荒ぶる激しい声ではないのに，妙にひとを責めたり，恫喝したり，おとしめるような話し方，丁寧ではあるが，ねっとりとまとわりつくような話し方，やさしく肩に手をかけるような少し調子を落とした話し方，声は言葉の意味を超えた力をもってひとを包む．

2）ことばの肌理を表す表現

　欧米の言語に比べて，日本語には，ことばの肌理を声（ことばの表情）としてではなく，言葉として文字に表すことができる表現が多い．それは，通常の意味言語では現しにくい，感覚的，身体的なことばとも言える，擬音語や擬態語，比喩表現である（山梨，1988；苧阪，1999）．

　擬音語や擬態語，比喩表現のような，微妙な状況や状態などことばの肌理を表す言語表現は，

ひとの感情や状態だけでなく,対人関係のありようを伝える場合にもかなり重要なコミュニケーション機能をはたす.たとえば,「頭がザワザワして落ちつかない」とか「何かモヤモヤしてすっきりしない」「ハラハラドキドキだよ」などが感情や状態を表すもので,「あの二人いつもベタベタして」「パサパサしたものさ」などが対人関係を表す例である.

3) ことばの表情のとらえ方

「大切なことは聴くことであり,問うことは従である」(神田橋,1984)と,精神療法家として話を「聴く」ことの匠は,言葉の意味とともに言葉を動物の鳴き声のように聴くと言う.その「聴く」こととあわせて,からだの表情を「観る」ことにより,「ことばの表情」をとらえることができる.

神田橋は,「聴く」ときに「ほう」という鳴き声のような返しが聴く姿勢と同調してくると言う.この「ほう」は,声の発せられ方によりさまざまな意味を含むものであるが,それは対象者に関心をもち,思いこみを与えることなく,語られることを待つ「声のまなざし」のようなものであろう.

　　　　荒ぶることばに
　　　　秘められた思いやりを
　　　　感じることもあれば
　　　　やさしそうな語りかけに
　　　　根深い底意地の悪さが
　　　　潜んでいることもある
　　　　声が語り　声が伝える
　　　　声がことばの表情となり
　　　　ひとの思いや意志が現れる

　　　　大小　強弱　高低　速さと変化
　　　　間合い　テンポ　リズム　抑揚　ことば数
　　　　ことばの肌理の手ざわりが
　　　　教えてくれる　あなたの思い

3・7・2　身体――からだの表情

治療や援助,支援の対象者に気持ちや考えを伝える非言語コミュニケーションにおいて,「からだの表情」は,「ことばの表情」についで重要な非言語メッセージにあたる.

「からだの表情」とは,演技的要素をもって意図的に表現されることもあるが,通常は意識された表現ではなく,身振りや動作などに無意識に現れる人の心の動きのことである.身振りや

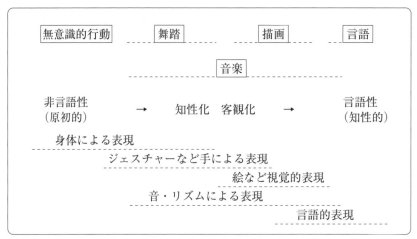

図 3-7-1　表現様式とその特性 (山根, 2015e)

　動作は，その人の癖であることも多いが，一連の行為の変化にひとの心の動きが現れる．
　ことばは知的フィルターのチェック（知的防衛）を受けるが，身体加工など意図的なものを除けば，顔，目，動作・行動，接触行為，自律神経系の変化，といった身体的に表現されるものは，図 3-7-1 に示すように，知的防衛を超えて，ありのままの心情が表出されやすい．

1）身体の個人的特性

　体型，体格，容姿，頭髪，体臭，肌の色などの身体的特徴や，年齢，性別，体型，背丈，皮膚，髪などの身体的外観は，意識，無意識にかかわらず，個人の意志を超えて個人の状態が他者に読みとられる非言語情報にあたる．この自分ではどうにもしようがない生得的な要素の強い自己メッセージを変えるために，ひとは化粧，髪型，整形，タトゥーなどの身体加工を施したり，服装，装身具，持ち物などで，見られたくない自分を覆い隠し，見られたい自分を伝える努力をするのだろう．

2）見られたくない自分，観せたい自分への努力

　生まれもった身体は，努力しても努力に見合う変化は少ない．ひとはだれも「今在る自分の身体」を生きている．その身体も，他人には見えているのに，自分にはほとんど見えない，鏡で自分を見るときにも，見たときにはもう他人に見えている顔とは違っている．ひとはイメージの世界で自分を見ている．
　背景となる原因は異なっても，ひとは自分の身体という非言語メッセージの発信体を，見せたいイメージの発信体に変えようと，髪をくしけずり，髪をカットし，髪の色を変え，化粧という顔の塗りかえ，描きかえをし，ついには美容整形と称してその構造を変えたり，タトゥーを施したりする．
　しかし，無惨なことに，それらの過剰な努力はすべて，そうした過剰努力をしたという事実を伝えるメッセージにしかならず，こうありたい，こう観せたい身体になることはできない．

自分の「現実的身体」を認識しない病理の一つに思春期の摂食障害がある．身体のふくらみが消え，骨が浮きあがるほどやせながら，自分の「現実的身体」を受けいれようとしない摂食障害の少女たちは，ひたすら理想とする自分の身体イメージを追い求めて，不健康な自己コントロールを習慣化する（Ⅰ章の2・4・6「摂食障害—受けいれられない身体」参照）．

3）からだの表情の意味

からだの表情は，意識すれば多少のコントロールが可能な場合もあるが，多くは無意識のうちに現れる．身体的特徴や身体的外観のように，その個人の思いとは無関係なものもあるが，からだの表情の意味を考えるきっかけとなるよう，一例をあげる．

[身体的特徴，身体的外観]

体型，体格，容姿，頭髪，体臭，肌の色などの身体的特徴や，年齢，性別，体型，背丈，皮膚，髪などの身体的外観は，さまざまなメッセージを与えてくれるが，治療や援助，支援における場合は，外見観察で得られる身体の機能や構造の異常，健康状態などを知る重要な情報である．

身体の動作に影響を及ぼすほどの左右差や，生活に支障をきたすような身体部位の欠損や構造の異常，そして健康状態を表す皮膚の色つや，それらが通常の年齢と大きく離齬のない状態であるかなどを観ることで，基本的な身体の状態を知ることができる．

[身体加工（化粧，髪型，整形，タトゥーなど）]

化粧はタトゥーなどの身体加工とともに，古代には自分を守る意味があった．化粧は，神への近づき，魔除け，厄除けを起源とし，しだいに欠点隠し，変身願望へと意味合いは変わり，さまざまな化粧の器具や素材の開発は尽きることがない．室町時代までは，化粧に使用する素材が高価であったことも原因し，貴族，芸人や遊女など特殊な人たちだけが施し，一般庶民は祭りや祝い事など非日常的なハレの日に限られていた．ロックバンドの歌手や若者たちの奇抜な化粧やタトゥーは，社会規範というケ（日常）の束縛から外れたいという願望の現れ，もしくは外れた自分の表現なのだろうか．精神疾患などでは，病状が悪化すると化粧が乱れたり，化粧をしなくなったりするだけでなく，ときに奇異な化粧をするようになることがある．

近年は人前に出るときのエチケットとしておこなわれるようになったが，化粧するとリラックスするなど，身繕いや髪型を変える，髪を切るといったことと同じように気分の転換や気分を引き締めるという効果もある．そうした心理的背景には，見られたくない自分を覆い隠し，見せたい自分への変身願望などがあるのだろう．

いずれにせよ，女性の眉やアイラインの描き方，ときには美容としての整形まで，身体加工は見られること，見せることに対するものであり，上手下手はともかくとして，それがそのまま，自分の何を見せたいか，どのように見てほしいか，見せたくないかというその人の気持ちを表している．

[顔（顔立ち，表情など）]

 ひとの顔立ちは，性別，人種などの遺伝的要素に年齢や仕事，生活のしかたなどにより作られるもので，社会階層，知性，性格などが現れる．それに対し，表情は，顔面にある20以上の筋（表情筋）のはたらきによる一過性のもので，通常，喜怒哀楽，意志などさまざまな気持ちが無意識のうちに現れるが，表情筋のコントロールにより，意識的に表すこともできる．

 しかし，役者のように特別なトレーニングをした者が演じる限られた状況を除けば，演じられた表情と自然に現れる表情とは区別がつくものである．特に喜びや不安，苦痛，驚きなどのような情動は，その人の本音が現れやすい．

 乳幼児が母親など中心となる養育者に対して注目するのは顔の表情で，もっとも早く認識するのが笑顔，ついで苦痛や怒りで，恐れ，驚き，軽蔑といった対象との関係で複雑に引きおこされる情動の表情は就学年齢になっても十分には理解されにくい．

[目]

 洋の東西を問わず「目は口ほどにものを言う（The heart's letter is read in the eyes）」「目は心の窓（The eye is the window of the soul）」ということわざがあるように，優しいまなざし，怒りの目，気力に満ちた目，敵意のある目，虚ろな目など目の表情と，じっと見る，見つめ合う，一瞥する，目をそらすなど視線のむけ方に，その人の意志や意欲，情動，身体の調子まで現れる．役者が演技する場合に，表情のなかでも目はもっとも演じることがむずかしいとされる．

 自分が他者の気持ちを読みとったりや状況を判断するときに見る目は，反対に自分が覗かれる窓でもあるのだろう．アイコンタクトやまなざしは，対象に対する注意，関心の表現で，二者間の見つめ合う状態からその二者の対人関係を見て取ることができる．尊敬や敬愛の感情はうっとりとしたといわれる上目づかいに現れ，相手を避けたい気持ちがあるときには，視線を合わせないとか，一瞥して視線をそらし，敵意や攻撃性が強くなれば，目を見開いて凝視したり，無表情でじっと見つめたりといったことがなされる．

 また視線やアイコンタクトには，文化による差もあり，多民族が交錯する欧米では，相手の目を見てはっきり言語化することを求められ，日本では身分の高い人の前では，姿勢を低くし目を合わせないことが，尊敬の意を表すとされてきた．

[動作，行動，接触行為]

 筋肉の運動として現れる心の動きの情報量は，大脳皮質運動野に占める面積にほぼ比例する．もっとも細やかな動きをするのは口元や目など顔の部分で，その中でも視線は対人的にひとがもっとも敏感に反応し，受けいれ・拒否・好き嫌いなど相手に対する関心を表しやすい．ついで手指，上肢，下肢，体幹の順である．手指も相手に対する関心や緊張，不安の程度を示す．

 モリスの観察（Morris, 1977）のように，さまざまな異なるメッセージが同時に観察された場合，言語より表情，表情より手，手より姿勢のほうに本当の気持ちが現れやすい．下肢や姿

勢などの粗大な動きには細やかな表現は少ないが，そのぶん意識的な抑制がききにくく，気持ちが素直に現れてしまう．皮質運動野の比率の多い（情報量の多い）部分ほど，意識されたときの抑制がはたらきやすいからであろう．

外観の観察で示したのと同様な方法で対象者の表情や身体の動きの特性をまとめるとよい．身体表現には単なる癖も含まれるが，全体としての姿勢はそのときの気持ちや状況に対する反応の現れとみてよい．

姿勢には，立つ，座るを基準に，うなだれ肩を落としている，自然な姿勢，反り返っている，腕組みをしている，身を乗りだしている，肩をすぼめ身を引いているなど，主に対人的な感情や態度，相互の上下関係などが現れる．

身振り手振りは，意志を伝えようとする場合は，身体を動かすことで感情や意志を表すもので，自然に観られる身振り手振りには，その人の心理状態が現れる．ジェスチャーなど意志伝達手段としての身振り手振りは，民族や人種など文化や国の違いがあるが，心理状態の現れは共通なものが多い．

態度は，大きな態度とか，不遜な態度，態度が悪いなどと表現されるように，表情や身振り，言葉遣いなどに観られる．その人の経験・学習に基づいて身についた社会への適応のスタイルで心的構えや心理的な基礎，性格，行動の準備などの現れである．

動作は身体の動きで，行動は，目的をもった一連の動作を言い，その人の意志の現れとして，観察しやすい．行動のなかでも，なでる，打つ，抱く，触れる，握手など接触行為は，通常の離隔の関係のバランスをとる近接距離でももっとも近い対人距離で相互の身体が触れることであり，愛情行為，敵対行為，攻撃行為など対象に対するさまざまな感情を直接現す，かなり意識的な表現と言える．

[自律神経系]

自律神経系に現れるものは，瞳孔，心拍，血圧，消化器系，排尿，呼吸，発汗などの変化である．これらの中には直接観ただけではわかりにくいものもあるが，自律神経系に現れたものは身体的な変化として観察される．直接観てわかるものは，呼吸，発汗などである．自律神経系の変化からは，落ちつき具合，緊張度，不安や恐怖といった情緒的な状態が観てとれる．

1）人種などによるからだの表情の現れ方の違い

日本人のように比較的単一民族に近い人種は体の表情のわずかな違いで相手の気持ちを理解しやすいため，あまり大きな身振りや手振りなどは少ない．特に日本人は儒教の影響などもあってか，言語も身振りも抑制することがよいという，美意識や道徳観が残っている．

反対に多民俗国家や地続きの大陸文化では身振り手振りも多く大きい．

3・7・3　物—拡張した自我

　治療や援助，支援の対象者に気持ちや考えを伝える非言語コミュニケーションにおいて，物は拡張した自我といわれるように，非言語メッセージとして対象者の性格特性を現す．

　物は，単に形のある物体だけでなくなんらかの作用を引きおこす存在，動作や心情の対象となることがらなどを含んでいるが，ここではある個人が所有したり，作った作品，道具や日常用品など使っている物品など，その個人にとって固有の意味合いが付加されたものをさす．

　衣服や装身具，鞄や時計などの持ち物は，通常その個人が選んだものである．選択は，個人の趣味や興味，価値観，思想などに基づいておこなわれるものであるため，そうした物が個人を語るのである．もちろん物には，譲られたり，プレゼントされたりした物もあるが，譲られた，プレゼントされたことに関連して，それらの物はその個人に固有の意味合いが付加される．個人固有の意味合いが付加されたものは，その個人そのものともいえる「拡張した自我」にあたる．

　したがって，それら個人が所有する物がどのように扱われるかは，その個人がどのように扱われるかと同じ意味をもつ．ある物がその人に所有されたときから，それは物としてその人の一部になったり，その人を象徴する意味をもつようになるためである．

　　退院して仕事に就くが対人関係で疲れては繰り返し入院してくる，関西弁でノラ（怠け者の意味）とよばれるIさん．診断は「？」付きの統合失調症．主治医の勧めで，退院したいばかりに参加した作業療法．物を作るのは苦手だけど，小学校のとき絵をほめられたことがあるからと，水彩で小さな絵を一枚描いた．作業療法士はその絵を木枠に張り壁に掛けられるようにした．しかし，のらりくらりと，これといった治療的関係も生まれないまま，
「この絵あまりうまくないので捨ててください」
と言い残して退院していった．
　　2年後に，作業療法室に姿を見せ，
「覚えてる？　また入院してしもた．この前のときなんもせんで絵ぇだけ描いたな」
と，力なく笑いながら話す顔には，疲労の色が濃い影を落としていた．
「あの時の絵，捨ててくれって渡されたけど，初めて描いた絵だからね．まだ置いてあるよ」
と作品庫から2年前の作品を出して見せると，
「あぁ‥‥これやぁ‥‥．おいてもろてたんやなぁ‥‥」
と手にとってなつかしそうに眺める．
　‥‥‥‥
「ちょっと休んだら主治医に頼んでここに来させてもらうわ，今度は真面目にするから」と言う．
　　2度目の出会いでは，仕事に行けなくなったときのことなどを自分から話し，もう少し人疲れしないようになりたいとグループにも参加した．本当のノラなら病気にはならないだろう．几帳面さと気の弱さをノラという道化の仮面でも隠しきれずに入退院を繰り返していたのではないだろうか．

（ノラとよばれたIさん）（山根，2015c）

ノラとよばれて入退院を繰り返していたIさん,誰かに自分の苦しみをわかってもらえたことがあったのだろうか.捨ててくださいと言った作品の扱いに自分を重ねたのか,気持ちを開いた.作品は,作ったその人の拡張された自我にあたり,その扱いが治療や援助の関係,作業療法の効果に大きく影響する.

ひとの自我の拡張と考えられる物を,その人に対するのと同じ気持ちで扱う.その人に伝えたい気持ちを,その人が使用する道具や材料,作られた作品の受け渡し,作品の扱い方を通して表すようにする.治療や援助,支援の過程で,ことばによるコミュニケーションが困難な場合や,まだ十分な治療や援助,支援関係が成立していない状態においては,物を介したかかわりが,ことばの代わりにかかわる者の気持ちを伝えたり,行為を具現化する.

また,作品には作った人の性格や精神内界が投影されるため,作品に投影された非言語的なメッセージを読みとり,その人の気持ちを推し量ることで,ひとのこころの痛みに直接ふれることなく,関わることができる.

3・8 話す―言語メッセージ

予期せぬ病いや障害のための「悲哀の仕事」過程において,閉ざした気持ちを開くために,その気持ちを知り,あたたかな関心をこめてまなざし,共にあることにより,閉ざした気持ちの開きを待ち,非言語体系を活かして治療や援助,支援にあたる者としての気持ちを伝え,治療や援助,支援関係の構築をはかるという,一連のコミュニケーションのコツを紹介してきた.

「整える」「知る」「まなざす」「共にある」「待つ」「伝える」で述べてきたコミュニケーションのコツの主な内容は,非言語メッセージの活かし方と対象者との関係性に対する配慮に関するものであった.非言語メッセージは身体的(感覚的)・情緒的な「つたわり」の世界で,言葉を超えたコミュニケーションのはたらきをするが,的確さ,客観性という点では,言語の「伝える」機能には及ばない.

非言語メッセージによるコミュニケーションは,言葉を超えた機能を発揮するが,伝え合う情報量が増えれば増えるほど,そしてその内容が複雑になればなるほど,言語のはたす役割が重要になる.

また言葉は,物や現象を概念化し構造化することで,自分の考えや伝えたいことを整理し,複雑な心のうちを適切に伝えることから,さらに表現することを可能にした.半面,その高い知的活動と表現機能の高さゆえ,防衛の手段としてももちいられる.

「治療や援助,支援におけるコミュニケーションのコツ」の終わりにあたり,このような言葉の特性と機能を,治療や援助,支援関係の構築に活かす,「ことばを物として手渡す」「訓読み(大和言葉)を活かす」「ことばを活かす作業」「作業を活かすことば」「ことばが活きるタイミング」というコツを紹介する.

3・8・1　ことばを物として手渡す

「ことばを物として手渡す」、それは、話しかけても言葉の意味が十分に伝わらない対象やそのような状態、もしくは関係にある対象に対して、「ことば」で伝え合うことができる関係を構築するコミュニケーションの方法である．

「ことばを物として手渡す」とは、伝えたいことを言葉の意味に頼らず、文字どおり物を手渡すときのように、「ことば」を相手に渡すというものである．何か具体的な物を他者に手渡すときのことをイメージするとよい．そうすると、「ことば」を実体のある物として手渡すために、ひとは，

　①　手渡すことができるまで対象に近づき

　②　相手と目を合わせる（アイコンタクト）

必要がある．そして、物を手渡し、受けとるための

　③　双方の態勢が整うのを待つ

ことになる．そして態勢が整えば，

　④　相手の受けとり能力（覚醒度、認知能力）にあわせて

　⑤　手渡す「ことば」の量を考え

　⑥　手渡す（話す）速さを配慮し

　⑦　受けとる（聞く）準備ができたことを確認して

　⑧　一度に理解できる量（内容）を手渡す（話す）

次の物を渡すとき、すなわち続けて話しかけるときには、最初に渡した物（ことば）を

　⑨　相手が受けとった（聞いた）ことを確認して

　⑩　次の「ことば」を手渡す

といった手順を踏むことになる．

「ことば」を物として手渡そうとするとき、「ことば」は「私」という人格の行為として、対象者に対する「呼びかけ」（竹内，1998）になる．この方法は、コミュニケーションが苦手と言う人や、治療や援助、支援に携わり始めた初心者の対象者とのコミュニケーションのトレーニングとしても勧めたい．

3・8・2　訓読み（大和言葉）を活かす

日本語には、論文や法律用語でもちいられるような漢字音の固い印象を与える「ことば」と、日常的にもちいる情緒的にわかりやすい身体感覚的な、やわらかな印象を与える「ことば」とがある．前者が漢語・洋語などの外来語といわれるもの、後者が古来から使われてきた固有語の和語・大和言葉に類するものである（渡部，1974）．また、日本語には、「身に染みてわかった」「腑に落ちる」など、身言葉（高岡，1995；2004）とよばれるような身体の部位をもちいた表現が多い．

漢語は学術的な論文などにみられる音読みの漢字音をもちいた語，洋語は英語など主に西洋語をカタカナで表したものや，訳語として漢字音をもちいた語を言う．漢語は，中国語を基にして，日本で独自に作られた漢字音で読まれる語であるが，古くは仏教用語や漢詩に始まり，主には明治維新の急速な西洋化において，西洋語の抽象概念を翻訳するために作られた語である．少し乱暴な言い方だが，簡単に言えば，和語・大和言葉は，漢字を訓読みしたものと思えばいい．

　論文などでは漢字音で読まれる漢字表記が多いが，それは専門用語の多くが西洋語の訳語であることや，情緒的な印象を避けアカデミックな印象を与えるためと思われる．また専門家と言われる人だけではないが，やたらカタカナの洋語を使う者がいる．リハビリテーションやノーマライゼーションなどのように，日本語に置き換える適切な単語表現がないためにそのまま使われることもある．とはいえ，このような漢字語の専門用語やカタカナの洋語で説明されても，日常的に使わない者にとっては，煙に巻かれたような印象しか残らないだろう．

　治療や援助，支援におけるコミュニケーションにおいては，たとえ専門的なことを伝える必要がある場合でも，できるだけの範囲で訓読みに置き換えてみる，大和言葉や身言葉に置き換えて話す配慮をするとよい．治療や援助，支援において言語の機能を活かすには，その地方の方言が活きるように，訓読みを活かしその人がわかることばをもちいることが，コミュニケーションのコツである．

3・8・3　ことばを活かす作業

　非言語メッセージの重要さは言うまでもなく，身体的（感覚的）・情緒的な「つたわり」により，言葉を超えたコミュニケーションのはたらきをするが，的確さ，客観性という点では言語の「伝える」機能には及ばない．

　しかし，この言葉を活かすには，身体的（感覚的）・情緒的なレベルにおける共有体験や類似体験が基盤としてあるかどうかが，大きく影響する．

　何かを伝えようとする者は，特に専門的な治療や援助，支援にあたる者は，自分ではそのことがわかっているため，意味記号としての言葉で伝えようとすることが多い．しかし聞くほうは，聞いたことを理解するためには，その言葉が何を意味するか自分のなかで解読しなければならない．治療や援助，支援の対象者の多くは，イメージ化の能力が低下している状態の人，イメージ化が苦手な人，モチベーションが低下している人，治療や援助，支援としておこなわれることが十分わかっていない人たちである．

　このような場合には，「ことばを物として手渡す」「訓読み（大和言葉）を活かす」といった言葉の活かし方に加えて，

　① 図示したものや写真などを示しながら話す（視覚イメージ情報）
　② 具体的に見てさわってもらいながら話す（具体的な感覚情報）
　③ その人がそれまでに経験した似かよった体験を通して話す（類似体験）

④ 実際におこなってみせながら話す（例示体験）
⑤ 実際におこなってもらいながら話す（具体的体験）
⑥ 共におこないながら話す（共有体験）

といったように，身体感覚を通して体験されたことを活かした言葉の使い方をするとよい．

具体的な作業をもちいた治療や援助，支援においても，意外にこうしたコミュニケーションのコツが忘れられ，言葉の意味に振り回されていることが多い．言葉を活かすには，その言葉が示す体験，類似体験やできれば共有体験をもとに話すとよい．

3・6・4「問う」で紹介した作業面接が，通常の言葉だけの面接に比べて具体的でわかりやすい面接になるのは，「ことばを活かす」作業が前提としておこなわれているからである．したがって，作業をもちいる療法において，言葉の特性と機能を活かしたコミュニケーションをおこなうには，「ことばを活かす作業」を設定する，共有することがコツである．

3・8・4　作業を活かすことば

ことばの特性と機能を活かすには，「ことばを活かす」作業が必要であるが，作業はおこなっただけでは，作業が活かされない．おこなった作業が活きるには，「ことばを活かす作業」と「作業を活かすことば」が必要になる．

たとえば，抑うつ状態で臥床気味の人や自閉的で活動が減少している人に，散歩を勧める場合を考えてみよう．言葉でその必要性を説くより，「散歩に出てみようと思うのですが，ごいっしょいただけますか」と声をかける．散歩が終われば，そのままにしないで，「歩くと少し汗をかく季節になりましたね」「暑くなかったですか」「疲れませんでしたか」「冷たいお水でも飲みましょうか」など，対象者も体験しているであろう身体感覚に，意識がむけられるようなことばをかけ，散歩の後の一休みをさそってみる．そして一休みが終われば，「少し暑かったけど，いかがでしたか」「今日は，散歩にごいっしょいただいてありがとうございます」という声かけをしながら病室まで送る．

なんということはないようにみえる散歩の勧めであるが，物事への関心を失ったり，感覚を閉ざしたり，無為に自閉の世界に身を閉じこめている人たちには，散歩の効用，必要性を説く言葉よりも，実際にいっしょに歩くという作業を通した「ことば」が身をもって活きてくる．

ただいっしょに歩いただけでは，その人にどのような体験として残るかわからない散歩が，いっしょに歩いた共有体験を通して，身体の生理的共通性に基づいた話しかけにより，「ことば」が，その人が感受しているであろう身体感覚に意識をむけさせる．かけられた「ことば」により，自分が体験したことがあらためて自覚される．暑くて少し大変だったかもしれない散歩が，「よい体験」として括られる．何かの体験（作業）は，「作業を活かすことば」があってこそ，意味ある体験になる．

「今日は△△だったが，○○でしたね」という話しかけが，△△で終わったかもしれないことを，○○という「ことば」で括ることで，意味ある○○という体験として残るのである．わた

したちの日常の連続的な体験は，「ことばで括る」ことにより，一つの意味をもった体験となり，自己有用感や達成感の根拠となる．

3・8・5　ことばが活きるタイミング

「ことば」がひとの体験を意味あるものとして括り，体験が確かなものとして記憶され学習されるには，「ことば」をかけるタイミングがある．動作など身体的な機能の訓練も，実際に経験されたことに「いまのでいいですね」と「ことばで括る」ことにより，「そうか，これでいいのか」といった納得が，記憶，学習としてニューロンネットワークを形成し強化する．

「ことば」が活きるタイミングは，「いま，ここで here and now」の声かけが必要なときもあれば，そのときには直接ふれず，「あのときのあれは there and then」といったように，しばらく間を置いたほうがいい場合がある．精神的な深い情緒の揺れをともなうような，たとえば自分の性格に関することや強いコンプレックスにふれる場合などは，体験していることを自覚し納得するのに，「いま，ここで」より，「あのときのあれは」のほうがよい．振り返ることができる心のゆとりが生まれる間が必要である．時間が，自分の経験を客観的に見なおすことができるゆとりを生み，防衛的にならずに自分のコンプレックスにふれることができるようになる．それが数日後であることもあれば，数か月後になることもある．いずれにしても，今体験している here and now を通しながら，類似のことを there and then のこととして，ふれることができる時期が必ず来る．

「ことばが活きるタイミング」，それは「ことばを活かす作業」「作業を活かすことば」を活かす詰めのコツと言えよう．

　　　　　　　　作業は
　　　　　　　　ことばを意味あるものにして
　　　　　　　　腑に落とし
　　　　　　　　ことばは
　　　　　　　　作業を意味あるものに括り
　　　　　　　　腑に落とす
　　　　　　　　ことばを活かす作業と
　　　　　　　　作業を活かすことば
　　　　　　　　わかる「ことば」が
　　　　　　　　タイミングよく
　　　　　　　　手渡されるとき
　　　　　　　　治療や援助の
　　　　　　　　共なるおこないが始まる

■ 引用文献

土居健郎（1992）．新訂　方法としての面接―臨床家のために．医学書院．
神田橋條治（1984）．聴くこと．「精神科診断面接のコツ」pp99-111．岩崎学術出版社．
川田順造（1988）．聲．筑摩書房．
木戸幸聖（1998）．聴く．「人間関係の技法―精神科医のアドバイス」pp14-20．岩波書店．
熊倉伸宏（2002）．聞くこと．「面接法追補版」．pp51-57．新興医学出版社．
宮本武蔵（著），鎌田茂雄・全訳注（1986）．五輪書．講談社．
Morris D（1977）．Manwatching：A field guide to human behavior. HN Abrams Inc., New York（藤田統・訳，1980．「マンウォッチング―人間の行動学」小学館）．
奥川幸子（1997）．未知との遭遇―癒しとしての面接．三輪書店．
苧阪直行（1999）．感性のことばを研究する．新曜社．
Polanyi M（1966）．The Tacit Dimension. Routledge & Kegan Paul Ltd., London（佐藤敬三・訳，1980．「暗黙知の次元―言語から非言語へ」紀伊國屋書店）．
斎藤美津子（1972）．きき方の理論―続・話しことばの科学．サイマル出版会．
佐藤郁哉（1992）．フィールドワーク―書を持って街へ出よう．新曜社．
Schwing G（1940）．Ein Weg zur Seele des Geisteskranken. Rascher Verlag, Zürich（小川信男，他・訳，1966．「精神病者の魂への道」みすず書房）．
Sullivan HS（1954）．The Psychiatric Interview. Norton, New York（中井久夫，他・訳，1986．「精神医学的面接」みすず書房）．
高岡英夫（1995）．意識のかたち．講談社．
高岡英夫（2004）．身体意識を呼びさます日本語の力．青春出版社．
竹内敏晴（1998）．日本語のレッスン．講談社．
谷川俊太郎（1982）．みみをすます．pp19-20．福音館書店．
冨岡詔子（1989a）．作業面接の意義と構造（上）．OTジャーナル 23，664-672．
冨岡詔子（1989b）．作業面接の意義と構造（下）．OTジャーナル 23，736-745．
鷲田清一（1999）．「聴く」ことの力．TBSブリタニカ．
鷲田清一（2003）．「声」について．河合隼雄，鷲田清一「臨床とことば―心理学と哲学のあわいに探る臨床の知」pp222-234．TBSブリタニカ．
鷲田清一（2006）．「待つ」ということ．角川選書．
渡部昇一（1974）．大和言葉と外来語．「日本語のこころ」pp8-45．講談社．
山梨正明（1988）．比喩と理解．東京大学出版会．
山根　寛（1989）．評価のための面接―構成的作業，投影的作業を中心に．OTジャーナル 23，885-890．
山根　寛（2001）．障害構造モデルIMMDの概念と応用：国際障害分類ICIDHに基づいた実践モデルの提唱．作業療法 20，145-153．
Yamane H, Kinoshita T（2001）．An Interactional Model of Mental Disability（IMMD）Based on the International Classification of Functioning and Disability（ICIDH-2）. Asian J Occup Ther 1, 1-11.
山根　寛（2017a）．作業をもちいる療法の特性．「精神障害と作業療法　新版」pp58-83．三輪書店．
山根　寛（2017b）．作業療法における観察．「精神障害と作業療法　新版」pp187-195．三輪書店．
山根　寛（2017c）．手順―基本の流れ．「精神障害と作業療法　新版」pp156-166．三輪書店．
山根　寛（2017d）．評価―知る作業．「精神障害と作業療法　新版」pp166-199．三輪書店．
山根　寛（2017e）．作業をもちいた面接―作業面接．「精神障害と作業療法　新版」pp179-186．三輪書店．
山根　寛（2017f）．面接方法．「精神障害と作業療法　新版」pp173-179．三輪書店．
山根　寛（2015a）．作業で伝える．「ひとと作業・作業活動　新版」pp218-228．三輪書店．
山根　寛（2015b）．作業遂行と統合生活機能．「ひとと作業・作業活動　新版」pp118-126．三輪書店．
山根　寛（2015c）．意味性―価値，意味をともなう．「ひとと作業・作業活動　新版」pp87-90．三輪書店．

山根　寛（2015d）．ことばを活かす作業，作業を活かすことば．「ひとと作業・作業活動　新版」pp202-204．三輪書店．

山根　寛（2015e）．未完の章．「ひとと作業・作業活動　新版」pp239-255．三輪書店．

Ⅲ章
臨床で体感されていることのエビデンスを示す試み

1 作業をもちいる療法の治療機序
   1・1 学習性不使用と脳の可塑性
   1・2 どのような環境でAさんの作業療法はおこなわれたのか
   1・3 運動のイメージ（内部モデル）の再構築
   1・4 運動をイメージする課題の特性：なじみの課題
   1・5 運動イメージとワーキングメモリ
   1・6 強化学習：適切な報酬
   1・7 作業の没我性とフロー体験
   1・8 Aさんの治療機序のまとめ

2 作業をもちいる療法の治療関係の構築
   2・1 自己の治療的利用（therapeutic use of self）

序章のAさんは，頭部外傷受傷後3年経っていたにもかかわらず，そこから作業療法導入により約半年で劇的に改善した．介入当初，右手は廃用手レベルで，さまざまな高次脳機能障害が生活に大きく影響を及ぼしていたにもかかわらず，作業療法によって主体的に生活を送れるようになるという，通常では考えられない回復をみせている．脳損傷の回復は通常半年程度でプラトーに達するというリハビリテーションの常識からすれば，これは「奇跡」とも言える現象である．作業療法によってもたらされたこの「奇跡」とも言える一事例を，単なる偶然や不思議な現象として終わらせるのではなく，その背後にある回復機序を理解し，そこにエビデンスを見出すことが，この章のめざすところである．

　作業療法はこれまで治療医学の領域から科学性が欠如していると言われていたが，それはエビデンスが示しにくい質的な変化を含むがゆえのことであり，その多義的で豊かな治療構造という特性も影響してのことであろう．「その治療はエビデンスあるんですか？」という言葉が臨床場面でもよく耳にするようになったが，エビデンスとは何であろう．たとえば，ランダム比較化試験（RCT）によって，ある一つの治療法が，ある一つの疾患に対して有用であることが証明されたとしよう．そのエビデンスを私たちは普段の臨床にどのように応用しているだろうか．私たち作業療法士は対象者を生活者としてとらえ，国際生活機能分類（ICF）に表されるように，ひとの健康を心身機能，活動，参加，個人因子，環境因子と多面的にとらえ，対象者の主観的な思いもあわせて評価することが大切である．ひとは一人ひとり異なり，個人差，個体差がある．対象者が抱える問題点について多面的に分析し，同じ治療をおこなうとしても，対象者に合わせて適応（adaptation）と段階付け（grading）をおこない，あらゆる要素について分析，評価し，実践する必要がある．ある一つの治療法が有用であるというエビデンスは，一要因でしかない．作業に積極的に取りくむ人，意欲を失った人，たとえば同じ作業を提供する場合でも，作業療法士の声のかけ方や作業の提示のしかたで脳のはたらきは異なる，対象者の反応もその状態に応じてさまざまである．それらすべてを踏まえたうえで，エビデンスがあると証明された治療法を，対象者にもっとも効果がある形で実施することが求められる．つまり，作業療法が科学的であるためには，一人ひとりの個別な特性を視野に入れた実践が必要になる．エビデンスベイスドが求められるようになった昨今でも，ある一つの疾患に対し有用であると証明された治療を，個々に対する適用の是非を考慮せずにそのまま用いている現実もある．ひとは一人ひとり異なり，個人差，個体差を考慮して応用するという臨床的視点にこそ，科学性すなわち「根拠に基づいた実践（evidence based practice）」があるということを，序章のAさんがなぜ回復したかなぞ解きをする．

1 作業をもちいる療法の治療機序

　脳損傷の回復は，損傷後約6か月でプラトーに達するとされてきた．その後は顕著な回復は見られない，機能回復には時間的な限界があるとされてきた．しかし序章で紹介したAさんは頭部外傷後，リハビリテーションの効果はみられなかった右感覚麻痺，視覚失認といった後遺障害は生活に大きく影響を及ぼしていたが，別な視点から作業療法をうけ，受傷後3年たっていたにもかかわらず半年で劇的な回復がみられたのである．

　なぜ受傷後3年たっていたにもかかわらずこれほどの回復を示したのだろう？

　この章では，Aさんが機能回復した要因について，これまでの脳の可塑性に関する先行研究から解明を試みる．まずは，Aさんに実施された作業療法の治療構造について検証すると以下のようになる

Aさんへの作業療法とその治療構造について

> 作業：① 銅板細工　② スタンピングによる革細工　③ 革を使ったモザイク
> 　　　④ 切り絵
> 　　　そして導き出された身体の動きに対し，日常的な生活と関連する　⑤ 家族
> 　　　が実際に使用するペンケースや眼鏡ケースなどの作業
> 集団・場：パラレルな場を基本とした作業療法室
> 介入期間：1年間

1・1　学習性不使用と脳の可塑性

　脳の可塑性については，近年さまざまな研究により，脳には一度完成した後もその機能や構造を変化させる能力（可塑性）が備わっていることが明らかになってきた．さらには，中枢神経系の損傷による麻痺は「learned non-use（学習性不使用）」(Taub et al, 2006) として概念化され，脳損傷による身体麻痺の経験によって不使用を学習してしまうという麻痺のメカニズムが明らかになった．そして，プロセスに基づいた課題が提供されない，不適切な運動学習により，知覚経験が減少してしまうと，さらなる学習性不使用により悪循環に陥り，損傷を受けていない脳領域の萎縮をも起こすことも明らかになった (Gauthier et al, 2012)．図1-1-1に示すように，学習性不使用に陥るメカニズムとしては，運動量の減少が，大脳皮質の体部位再現領域の縮小を引きおこし，運動にはより努力が必要になり，さらなる運動量の減少に繋がること，

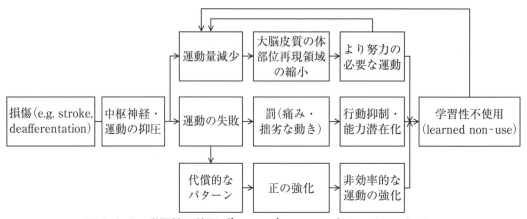

図 1-1-1　学習性不使用（learned non-use）にいたるプロセス
（大住ら，2016 より引用．原図は Smania et al, 2012）

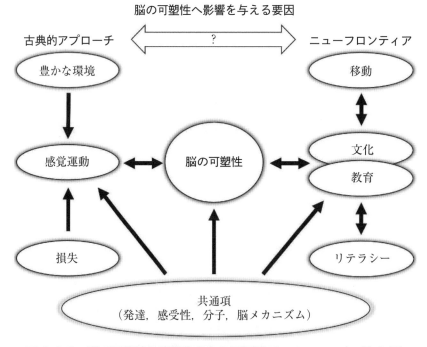

図 1-1-2　脳の可塑性に影響をあたえる要因（Ansari, 2012）（筆者訳）

　運動の失敗が，痛みや稚拙な動きを引きだし，行動抑制に繋がること，代償的なパターンが強化されることによる非効率的な運動の強化に繋がることが，学習性不使用を引きおこす．Aさんも，このプロセスによって，右上肢は廃用手にいたったと考えられる．こうした直接的に損傷を受けていない領域は機能不全が生じないように，麻痺肢を適切に動かし再学習をはかる手続きをおこなえるか否かということに，回復の予後は大きく影響を受ける．

　一方で，脳の可塑性に影響をあたえる要因については，Ansari（2012）が教育や文化的要因の重要性についても言及している（**図 1-1-2**）．脳の可塑性や生活機能の回復は皮質間の結合変化（Grefkes et al, 2011）にあることが明らかにされているが，この大脳皮質のネットワークを

育んできたものこそ，教育や文化であり，社会である．ある動作は，目的と意味のある行為としての動作であり，現実世界の中で目的と意味ある行為として成立するからこそ，大脳皮間のネットワークは再構成される．治療をこの目的と意味ある行為に関連づけることが脳の可塑性を最大限引きだすことになる．このことは，Aさんがなぜ回復したかを考えるうえで重要な点である．「特別な場や手法をもちいない，作業という平凡で豊かな日常性を活かしたかかわりだからこそ，人間の自然な治癒力を引きだす」と山根（2008）が示唆したように，今回のAさんの回復を支えた要因として，自然な他者との交流がある社会に近い治療環境（パラレルな場）が大きく影響したものと考えられる．まずは，Aさんが作業療法を受けた「環境」が回復にどのように影響したかについてみていくことにする．

1・2 どのような環境でAさんの作業療法はおこなわれたのか

　Aさんの作業療法は，山根によって概念化された「パラレルな場」（山根，1999）で実施された．パラレルな場とは，ひとの集まりのなかで，場を共有しながら，他者と同じことをしなくてもよい，集団としての課題や制約を受けず，自分の状態や目的に応じた利用ができ，いつだれが訪れても，断続的な参加であっても，わけへだてなく受けいれられる場を意味し，「ひとの集まりの場」を利用する治療構造の一種である．

　入院治療において，パラレルな場は，もっとも現実社会に近い環境でありながら，現実社会に対しモラトリアムな時間と空間が保障される．あるがままの自分を受けいれてくれるパラレルな場は，自我を必要以上に脅かすことなく，適応的な退行を認められた試行探索行動を保障されている場である．それが，適応的な対処行動を引きおこし，結果として有能感や自己愛を満たし，より現実的な生活世界に向けた歩みを促すことになる．

　わずかな支持と援助があれば，共に場を過ごす者同士の自然な交流も生まれ，自閉されていた活動性が適度に刺激され，主体的な行動が回復する機会となる．場が成熟すれば，ピア・サポートが自然に生まれる．成熟したパラレルな場は，現実場面でありながら，現実社会に対しモラトリアムな時間と空間を提供する（山根，2009）．つまり，パラレルな場はきわめて社会に近い環境であり，対象者の試行錯誤が自由に保障され，主体性が護られ，他者との自然な交流が生まれるという特性をもった治療環境と言える．

　古くから豊かな環境と能動的探索が神経可塑性に大きく影響を及ぼすとされる研究結果が示されている．Rosenzweig（1972；2003）は環境を変化させることによってラットのシナプス結合に違いが起こることを発見した．この研究では3つの環境が設定され，1つ目はエサのみあたえられる環境，2つ目はエサをあたえられかつ数匹で育てられる環境，3つ目は数匹のラットが共にエサをあたえられ，さらに複数の遊具があたえられた環境で育てられるものである．この3つの環境で一定期間育てられた後，ラットの脳細胞を染色した結果，3つ目の多様な環境で育てられたラットの脳で樹状突起の分枝が増加し，豊かな環境（enriched environment）が

神経可塑性に大きく影響を及ぼすという脳の可能性が示唆されたのである．その他にも，ラットを用いた研究は多くなされており，豊かな環境が脳の可塑性に有効であることが示唆されているが，この豊かな環境について Van Praag ら（2000）は「ケージ内に設置される器具の複雑さと同居している仲間との社会性によってもたらされる複合性」と定義している．

また，Janssen ら（2010）のシステマティックレビューにおいても，麻痺肢を積極的に使用する課題志向型訓練が組み込まれているといった豊かな環境での飼育が，脳損傷後の感覚運動機能を有意に向上させると報告している．この結果を単純にヒトに置き換えることはできないだろうが，社会に近い環境のなかで，他者との自然な交流や複数の目的的活動があることが，神経可塑性にとって有用であることを示唆していると言えよう．

Rosbergen ら（2017）の脳卒中患者に対するリハビリテーションの研究においても，豊かな環境が回復を有意に促進することが報告されている．森岡（2016）はこの豊かな環境について，豊富な道具に基づく運動スキル要求課題と他者との社会的なかかわりの2つであるとし，他者と社会的関係を形成しつつ，適切な難易度に挑戦するプロセスこそが，神経可塑性ならびに運動機能回復を後押しする要因としている．これらの先行研究を踏まえるとパラレルな場の現実社会に近い場の特性と，試行錯誤（能動的探索）が保障された空間が，神経可塑性にとって有用であり，Aさんの回復を促進する大きな要因になったと考えられる．さらに言えば，このパラレルな場をどう治療的に活用するかという作業療法士の技が重要となる．

1・3　運動のイメージ（内部モデル）の再構築

Aさんへの銅板細工の導入当初，山根は二人羽織のように，Aさんの後方からAさんの麻痺した上肢の動きを支えてその動作を援助したという．それは運動イメージを構築させること，運動企画という内部モデルを再構築させるかかわりでもある（図1-3-1）．道具操作の障害がおきたAさんであるが，この原因には運動イメージの障害があると考えられる．ひとが随意運動を開始

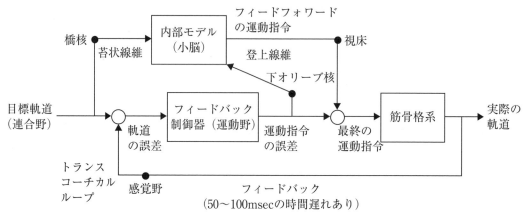

図1-3-1　川人のフィードバック誤差学習モデル（道免，2013より引用）

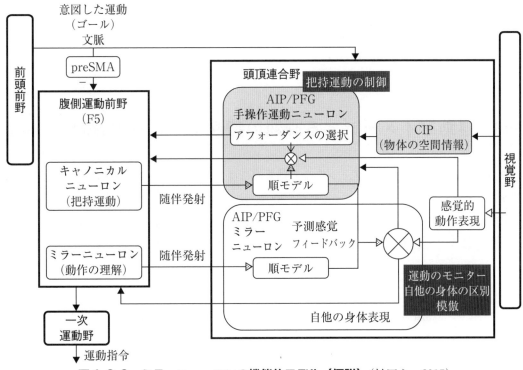

図 1-3-2　ミラーニューロンの機能的モデル（仮説）（村田ら，2015）
preSMA（presupplementary motor area）：前補足運動野
AIP（anterior intraparietal area）：前頭頂間溝領域
PFG（inferior parietal area）：下頭頂小葉

するには，前もって意志の決定と目的および運動のプログラミングがおこなわれる．運動開始の約 0.8 秒前から，大脳皮質運動野に広範な陰性緩電位が起き，これを運動準備電位といい，運動イメージの脳活動を表しているとされている．具体的な神経基盤としては，道具を見た際には，運動の前にキャノニカルニューロン（canonical neuron）によって，道具使用のイメージが脳内でなされる．また，ミラーニューロン（mirror neuron）は模倣行為に関与している神経細胞であるが，これにより他者の行動を見ている際に，自己の運動のシミュレーションがなされる（**図 1-3-2**）．このはたらきにより，脳内にその動作と同じ内部表象が表現され，動作の理解につながる．他者の行為を観察することは，他者の脳内の内部状態を，自身の脳内でシミュレーションすることとも言え，運動の内部モデル構築に大きく影響する．ここではその詳細については触れないが，物自体に行動的な意味があるとされるギブソンのアフォーダンス理論も組み込まれているなど，ひとが道具を操作するという行為には，さまざまな神経基盤があることが明らかになりつつある．道具や作業をもちいることそのものが，単なる動作訓練とは大きく異なるということであり，そこに作業療法の治療機序を示す根拠がある．いずれにせよ，運動実行前に活動するこうしたニューロンを適切にはたらかせていくことが，運動機能回復には重要となる．

　他方，「運動イメージ」とはワーキングメモリ（認知過程）によって再生される身体運動をと

もなわない心的な運動の表象とされ（冷水，2012），運動実行と等価的な脳活動を示すとされている．道具を見てもそれが何であるかもその使い方もわからなかったAさんが，なぜこの運動イメージを再構築できたのだろうか．

1・4 運動をイメージする課題の特性：なじみの課題

運動学習において，運動イメージをより効果的にはたらかせるには多くの要因を考慮する必要がある．この要因について，Holmesら（2001）は，「身体（physical）」「環境（environment）」「課題（task）」「タイミング（timing）」「学習（learning）」「情動（emotion）」「志向性（perspective）」という7つの要素からなるPETTLEPモデル（**図1-4-1**）をHolmesらが提唱しているが，このうち課題の設定のしかたが運動イメージに大きく影響していると考えられており，課題の設定のしかたがとりわけ重要視されている．

ここでいう「課題の設定のしかた」とは，運動をイメージする課題の提示のことである．実際の運動実行に関わる脳領域として補足運動野を中心に，運動イメージによってその活性化が変化することが認められている（Decety et al, 1994）．また，この課題の特性も運動イメージをする者の影響を受ける．つまり，ある運動イメージの設定に対してその運動のエキスパートであればより鮮明なイメージが可能であるが，そうでない者に対しては同様のイメージを提示しても効果を示さないと指摘している．Aさんは建築板金の職人であったため，巧として体得した体験，身体を使って覚えた手続き記憶，パターン認識として習慣化されたものがあったからこそ，板金に対する運動イメージは鮮明であり，それがよりよい運動学習に繋がったものと考えられる．

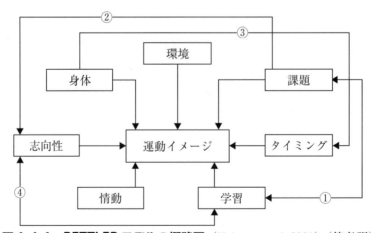

図1-4-1　PETTLEPモデルの概略図（Holmes et al, 2001）（筆者訳）
① Konttinen et al（1995）
② Callow & Hardy（1997）
③ Decety et al（1989）
④ Collins et al（1998）

そのほかの要素についても，リラックスした状態で自身の「身体」に意識が向いているか，慣れた「環境」であるのか，運動実行と運動イメージが時間的に一致しているかという「タイミング」が考慮されているか，正確に「学習」がなされているか，どのような「情動」がはたらき，どのような「志向性」をもっているのかなど複数の要因に対して，作業療法士が具体的にかかわりをもつことが重要である．

1·5 運動イメージとワーキングメモリ

PETTLEPモデルに沿って，運動イメージの構築に関わる要因について述べたが，このモデルだけでは不十分であることは指摘されており，森岡（2016）はワーキングメモリの重要性について指摘している．

ワーキングメモリについて，渡邉（2005）は「言語理解，学習，推論といった複雑な認知課題の解決のために必要な情報（外部からあたえられたもの，あるいは記憶から呼び出したもの）を必要な時間だけアクティブに保持し，それに基づいて情報の操作をする機構」とし，苧坂（2010）は「視覚や言語の理解，学習，推論などの目標志向的な認知課題の遂行過程で，必要な情報を活性化状態で保持しながら，同時にその情報に処理を加え時間的に統合する認知システム」と定義しているが，そのメカニズムについては，Baddeley（2002）によって図1-5-1のようなモデルが提唱されている．

中央実行系（central executive）は，視空間メモ（visuospatial sketchpad），エピソードバッファ（episodic buffer），音韻ループ（phonological loop）の3つの従属システムからなり，視覚的意味（visual semantics），エピソード長期記憶（episodic long-term memory），言語（language）といった要素が影響するとされている．

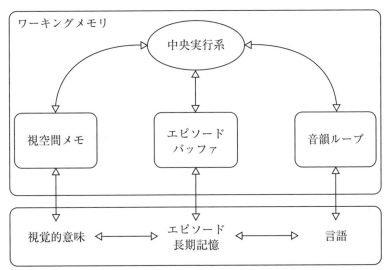

図1-5-1　ワーキングメモリモデル（Baddeley, 2002）（筆者訳）

ではAさんの板金の運動イメージにおけるワーキングメモリとの関係について考えてみよう．Aさんに鉛筆を見せたとき「これはウサギです」と言ったように，Aさんには物を見てもそれが何かわからないといった視覚的意味に障害があり，言語を聴いても理解することができなかった．つまり，Aさんの場合，エピソード長期記憶のみが，ワーキングメモリ機能を取りもどす要因となったといえる．なじみの作業を用いること，生活史に関連した作業活動を用いることは，このワーキングメモリの再構築に有用であり，作業療法の治療機序や，わたしたち作業療法士が臨床のなかで感じていたなじみの作業を用いることの治療的有用性が示唆されたということであり，Aさんの治療機序を考えるうえでは，残存していたエピソード長期記憶の影響性が大きかったと考えられる．

1・6　強化学習：適切な報酬

運動学習において，現在信頼されているモデルとして，「教師あり学習」「強化学習」「教師なし学習」という3つの運動学習システムがある．その一つである「強化学習」は大脳基底核を中心としたネットワークであり，これは報酬によりその運動が強化される学習過程である．この学習に大きく関与しているのが中脳ドーパミン作動系ループである（図1-6-1）．このループは意欲や情動にも関連し，運動機能回復との有意な関連も示されている（Nishimura et al, 2011）．

つまり適切な報酬があたえられることで，運動学習を促進するが，その報酬とは金銭的報酬やパフォーマンスの結果だけではなく，社会的報酬も含まれる．Aさんにとってこの強化学習に関係する適切な報酬とは何であったか考えてみると，Aさんは家族やセラピストへのプレゼ

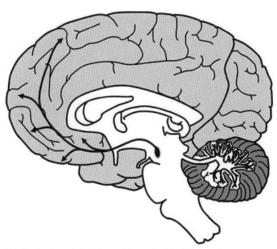

図1-6-1　中脳ドーパミン作動系ループ
腹側被蓋野から，側坐核や腹側淡蒼球，前頭皮質，扁桃体などへ軸索をのばしているドーパミン回路．

ントとして革細工作品を作っているが，この他者へプレゼントするという愛他的な行為は，他者から喜ばれるという自尊感情向上に繋がる体験で，単なる行為の結果としての作品ではなく，他者への愛他的行為という意味のある行動が，Aさんにとっては社会的報酬として適切な報酬となり，運動学習を強化したものと考えられる．

1・7 作業の没我性とフロー体験

　Aさんは，銅板細工，革細工といった作業をおこなった．作品を作ることは，その結果としての作品を他者へプレゼントするという愛他的行為として強化学習に寄与したが，作品を作るプロセスそのものには何か意味があるのだろうか．作業をおこなうこと，それは体験のしかたにもよるが，時間的にとらえると「我を忘れる時間」ともなりうる．思わず我を忘れて何かに取りくむ時間，趣味であれ，仕事であれ，ひとはだれでも何かしていると，夢中になり我を忘れてしまう（しまえる）ことがある．あれほど気になっていたことも，没頭している時は忘れることができる．山根（2015）が「没我性」と表現したこの作業をすることに含まれる効用は，通常ほとんどの者にみられるが，この作業にともなう「没我性」について考えてみよう．

　たとえば，精神科領域の作業療法の治療効果の一つとして，作業することが鎮静をもたらすというものがあるが，これは不安や焦燥感が強い対象者に対し，作業により脳機能の適正化を図ることで，落ちつかせることができるというものであり，これまで特に精神科領域の作業療法においては急性期における作業療法の主たる役割として位置づけられてきた（山根ら，2001）．これは先ほど述べた作業の没我性を治療に生かした例である．心理学領域においては，この没我性に近い概念として，その心理的状態をフロー体験（Csikszentmihalyi, 1990）とよんでいる．近年，作業活動におけるフロー体験と心理的効果の関連性についての研究が増えており（石井ら，2006；澄川ら，2012；Yoshida et al, 2014），目的の有無がフロー体験に影響することやフロー体験時の脳活動についての実証的研究がなされている（Harmat et al, 2015）．フロー状態と精神的健康には正の相関があることが示されており（平尾ら，2011），フロー体験そのものに医学的な治療効果がある可能性が示唆されてきている．

　Aさんに関しても，自分の生活を支えてきた板金という体験に関連したなじみの感覚が引きおこされる作業に取りくんだことで，作業の「没我生」の効用が機能し，脳にフロー状態と同様な状態がおきたと考えられる．そのためさまざまな要因が影響するパラレルな場という治療構造の中で，周りの人の存在に大きく影響をされることなく，作業に没頭し落ちついて過ごすことができ，そうした時間の過ごし方が自然に他者や社会との繋がりを取りもどすソーシャルサポート（山根，2015）に繋がったものと言えよう．

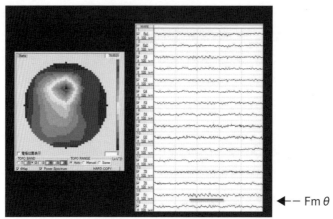

図 1-7-1　Fmθ (frontal midline theta rhythm)
（白岩ら，2018）

1・7・1　Fmθ（frontal midline theta rhythm）

　ひとが何かに没頭している時，脳はどのような状態になっているのであろうか．そのことについては，脳波を用いた研究で，1970年代から日本の研究者らによって発見されたFmθ（図1-7-1）によって明らかにされてきた．Fmθとは何かに没頭し集中している状態の際に出現する脳波であり，前頭正中部付近にもっとも優勢に出現するシータ律動で，普通は6～7 Hzの周波数をもち，精神作業等で増強され，一定の課題への注意集中状態と不必要な緊張を解く状態で出現するとされている（山口ら，1984）．

　このFmθに関する先行研究では，Fmθは精神集中や没我，無我の状態を意味すること（石原，1981），構造が明確で，解が一つの作業で出現しやすいこと（石原，1991），動機づけをした場合や興味が高いほうがFmθの出現率は高いことが示されている（山田ら，1991）．またFmθ出現者は，情緒が安定し，神経症傾向や不安水準が低く，外向性傾向が強い（船津，1987）とされており，不安の程度の指標にもなりうる可能性がある．他方，作業の習熟度と出現率は正の相関関係にあることも示されており，Fmθは学習完了後のリラックスした集中状態を表しているとされている（Laukka et al, 1995）．fMRIと脳波の同時計測の研究では，安静状態における前頭葉内側部，後楔前部，帯状皮質，両側の下前頭皮質，下頭頂皮質，中側頭皮質，小脳におけるBOLD信号変化とFmθ成分が広く有意な負の相関を示すという報告（Scheeringa et al, 2008）や，Fmθ出現と前頭葉内側部の血流量の低下とが関連している（Mizuhara et al, 2004）という報告もあり，Fmθ出現はデフォルトモードネットワーク（後述）と負の相関を示すことを示唆している．他方，抗うつ剤の応答に関連して前頭部θ帯域の脳波計測をおこなうことの理論的根拠が示されてきており（Hunter et al, 2009），Fmθの出現が脳機能の回復を表す一つの指標になりうる可能性もある．

1・7・2 脳内のネットワーク

Fmθ出現については，近年脳内のネットワークとの関連について多くの研究がなされている．ここではその脳活動のネットワークに関することについて触れることとする．

脳機能に関する研究は，初期はブロードマンの機能局在に代表されるような領域間のマッピングを対象としていた．しかしながら連合野のような複雑な認知課題において活動を示す領域については，単独で単一の活動を担っているという前提では理解できず，マッピングという研究アプローチの限界がある．つまり，脳領域と機能は一対一の関係ではなく，多対多の関係が存在するとされ，1990年代に入り異なった領域がどのように協調して認知機能を実現しているかという脳内ネットワークを探る研究へと移行していった（Mesulam, 1990；1998；Friston et al, 1993；Horwitz et al, 1998）．

その中で，代表的なネットワークにデフォルトモードネットワーク（default mode network：DMN）とワーキングメモリネットワーク（working memory network：WMN）がある．DMNとは特定の課題遂行中に比較して，安静時において活動が高くなる脳領域がいくつか認められたことから注目されるようになった脳のネットワークである．安静時に特に活動が高まる領域は，内側前頭前野（medial profrontal cortex：MPFC），前部帯状皮質（anterior cingulate cortex：ACC），後部帯状皮質（posterior cingulate cortex：PCC），楔前部（precuneus），下頭頂葉（inferior parietal lobule：IPL）など広範囲に及ぶ．このネットワークは安静時にみられることから基本的な脳活動という意味で，デフォルト脳活動とよばれている（Buckner et al, 2008；Raichle et al, 2001）．一方で，WMNは多くの高次認知課題遂行に際して重要な役割をはたし，主に外側前頭前野（lateral prefrontal cortex：LPFC）および後部頭頂葉（posterior parietal cortex：PPC）を中心とし，情報を保持しながら操作を同時におこなうというワーキングメモリや，プランニング，抑制，更新，注意の配分といった実行系機能に関係する（Baddeley, 2000；Smith & Jonides, 1999）．

そのほかにもネットワークは存在するとされているが，DMNのような安静時のネットワークとWMNのような実行系のネットワークは基本的には競合していると考えられている（Fox et al, 2005）（**図1-7-2**）．つまり，実行系ネットワークの活動が高いほど，DMNの活動が低くなるという負の相関がみられる．

しかしながら，常に競合するのではなく，場合によってはDMNとWMNの両者は協調することが示されている報告（Spreng et al, 2010）もあり，この脳内ネットワークについては，競合と協調のダイナミックな変化が起こっているとされている（苧坂, 2013）．いずれにせよ，作業課題の性質や特性によって，脳内ネットワークは複雑に活動しており，ひとが作業をすることのメカニズムや治療機序の解明には，ネットワークの変化という視点からの研究が今後必要となる．

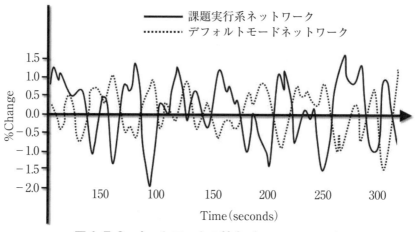

図1-7-2 ネットワークの競合(Fox et al, 2005)

1・7・3 ワーキングメモリネットワークとFmθ

では，ひとが何かに没頭することで出現するとされているFmθと，脳内ネットワークにはどのような関連があるのだろうか．浅田（2010）によるとFmθはワーキングメモリによる高次の脳機能と関連があることが論じられており，ワーキングメモリとFmθ波の関連については多くの研究がなされている．ワーキングメモリ課題の適切な遂行には，ワーキングメモリ維持のプロセスを乱すかもしれない関連性のない活動を抑制して課題に従事するというプロセスが必要であるが，Fmθ活動はその反映であることが示されている（Scheeringa et al, 2008）．Ishiiら（2014）の研究においても，暗算課題におけるFmθ出現には，神経活動の抑制に関わる右外側前頭前皮質のガンマ律動との関連も示されている．つまり，Fmθ出現は，余計な刺激を抑制する機序を表す可能性がある．この結果は，私たちが何かに没頭している時は余計な考えは浮かばないという，経験知とも一致する．

いずれにせよ，Fmθ出現はワーキングメモリネットワークと密接に関連することを踏まえれば，作業に没頭することの効果も，ワーキングメモリネットワークという観点から説明できる可能性も含み，さらなる研究が望まれる．

1・7・4 ワーキングメモリと社会脳

実はワーキングメモリ機能は，私たちが社会生活を送るうえで必要な機能にも大きく影響する．社会脳の中核機能とされている他者の意図推定が求められると，心の理論(theory of mind)を支える内側前頭前野や上側頭溝に加えてワーキングメモリネットワークを形成する前頭前野背外側部の賦活が認められている(Osaka et al, 2012)．これは高度な社会認知活動においては，社会脳ネットワークに加え，ワーキングメモリネットワークが重要な役割をはたすことを示している．たとえば，知能と社会性（社会的スキル）は相関しないといわれているが，ワーキン

グメモリと社会性は相関するということも明らかにされている．作業をすることがワーキングメモリに大きく影響をあたえ社会性を向上させるとすれば，ひとが夢中で何かをおこなう時間をもつことそのものに，リハビリテーションとしての治療的有用性がある可能性があるのではないだろうか．そして，社会脳という視座は，作業療法の効果を示すのに最も重要な概念となりうる可能性がある．

1・7・5　作業活動における Fmθ 出現時の自律神経活動

　筆者らは健常者が作業をしている際のFmθを測定し，Fmθ出現時の自律神経活動について調べた．用いた指標は心拍のR-R間隔から，交感神経活動の指標（CSI：cardiac sympathetic index），副交感神経活動の指標（CVI：cardiac vagal index）を算出する，ローレンツプロット法を用いた（Toichi et al, 1997）．その結果，安静期に比べFmθ出現期にはCVI，CSI共に有意に低下するという結果を得た（白岩ら，2018）．

　Fmθは傾眠時や（Strijkstra et al, 2003），睡眠Stage 2でも出現する（水木ら，1994）が，睡眠状態においては，交感神経活動の減弱により一見副交感神経活動が優位に見えるが，両者ともに覚醒時に比べ活動は低下するとされている（白川，2014）．覚醒時の注意集中以外に，傾眠やより深い睡眠でもFmθが出現するという矛盾をつくるが，それは眠りにつくとき，あるいは何かに注意を集中しているときに，Fmθが必要度の少ない情報の抑制の機序によって引きおこされている可能性を示している．これは，前述した先行研究の結果を支持するものでもある．

> 「モノ」を創ることがひとを夢中にさせる力
> ⇩
> 少しほっとして過ごせる時間をつくる
> ⇩
> 不必要な刺激や情報を抑制
> ⇩
> ワーキングメモリネットワークと社会脳にはたらきかける

1・8 Aさんの治療機序のまとめ

病いや事故によって生じた，日々の生活の作業における障害の治療は
現実世界に限りなく近い場で　（豊かな環境）
他者との自然な交流をもちながら　（皮質間ネットワークを促進）
日々のなじみのある活動を用いて　（エピソード長期記憶）
少し他者の手助けをうけながら　（運動イメージの再構築）
私である「身体」の確かめと　（運動主体感の回復）
私の身体の延長としての「道具」を使い　（キャノニカルニューロン，アフォーダンス）
私にとって意味のある「もの」を作り　（目的的課題によるニューロンの活性化）
私にとって大切なひとに喜ばれ　（強化学習，中脳ドーパミン作動系）
思わず我を忘れて作業に取りくむ時間が　（没我性，フロー体験）
連続性のある存在としての「私」を取りもどし　（ワーキングメモリネットワーク）
今ここにあるという安心感が社会生活に戻る基盤となる　（社会脳の再構築）
作業療法の平凡さと日常性が，脳の可塑性を最大限に引きだす

　すべては，これらを意図した作業療法士の臨床的直感と，具体的なかかわりが劇的な回復を生みだした．そして，治療者患者間の関係性の構築も大きく影響したものと考えられる．これについては次項の2「作業をもちいる療法の治療関係の構築」で詳細を述べることとする．

2 作業をもちいる療法の治療関係の構築

「作業療法を成立させているのは作業だけではない．セラピストの存在があって初めて，作業は作業療法となる．このことはどんなに強調してもし過ぎることはない」と鎌倉（2004）が言うように，作業療法の効果は作業療法士の関わり方いかんによって決定される．この厳然たる事実が，科学性が重要視されればされるほど，蔑ろにされてきたように思う．どんなに良い治療法を用いようとも，それを用いるひとのあり様がその効果には影響する．

作業療法の先達もこの関係性を重要視してきた．GS. Fidler（Fidler et al, 1963）は，作業療法を a communication process と表現し，作業活動を介した患者とセラピストが関係を構築することそのものに治療的な意味があるとしている．EC. Slagle（1927）（Peloquin, 1991による）もセラピストの人格と性格を重視しており，関係性を構築していく中でセラピストが対象者の「魂」の側面をとらえること，そのことなしに効果は生まれないということを強調している．さらに，このセラピストの関わり方ということについては，自己の治療的利用（therapeutic use of self）（Frank, 1958）として概念化されてきた．ただ長い間概念としては存在したが，系統的に整理され，理論化されてこなかった．

しかしながら，医療の進歩や慢性疾患の増加，相互参加型の医療の普及，医療のアウトカムのひとつに QOL という個別性の高いものが含まれてきたことなどを背景にして，医療面接技能（medical interview skill）やナラティブベイスドメディシン（narrative based-medicine：NBM）といった，対象者と医療者の関係構築に関する研究が近年さかんにおこなわれるようになってきた．その流れの中で，2000年代に入り作業療法の世界でも自己の治療的利用に関する実証的な研究がおこなわれるようになってきた．まずは，この自己の治療的利用という概念について触れていくこととする．

2・1 自己の治療的利用（therapeutic use of self）

自己の治療的利用という概念は，作業療法士の個人的資質を治療的に利用することで（Mosey, 1986；Schwartzberg, 1993），作業療法の成果に影響を及ぼすきわめて重要なファクターとされてきた（Norrby & Bellner, 1995；Taylor et al, 2009）．しばしば記述される自己の治療的利用の定義は，"セラピストが彼もしくは彼女の性格そして，認識を意図的に計画的に治療上の一部として使用すること"である（Punwar et al, 2000, p285）．

この自己の治療的利用に関する近年の研究で，代表的なものとして Taylor ら（2009）による568名の作業療法士に対する調査がある．その研究では，自己の治療的利用について87.9％が

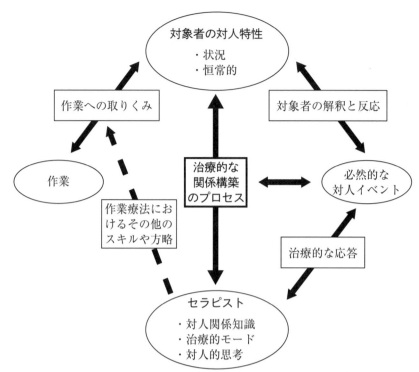

図 2-1-1　IRM（Intentional Relationship Model）
(Taylor, 2008)（筆者訳）

重きを置いており，臨床におけるシンプルでもっとも重要なスキルであるという．また，Taylorは作業療法士とクライエントとの治療的な関係構築のプロセスを概念化し，Intentional Relationship Model（IRM）としてまとめた（図 2-1-1）．そこでは，クライエントと作業療法士の関係は対話的なプロセスのなかで，意図的な言動や非言語的コミュニケーションにより治療関係を構築しながら，作業への取りくみを促進することを明示しており，さらに作業療法士の役割を，擁護すること（advocating），協力すること（collaborating），共感すること（empathizing），勇気づけること（encouraging），指導すること（instructing），問題解決すること（problem-solving）の 6 つのモードとして表している．Holmqvist ら（2013）は身体障害領域（脳卒中後の認知障害者に作業療法を提供する作業療法士）を対象に，デルファイ法を使い，自己の治療的利用を実践的に定義する研究をおこなった．その中では，自己の治療的利用は意図的な行為であり，自己をクライエントに順応させ，クライエントに主導権をもつように奨励することであり，共感し，傾聴することなどを，その実践的な技術として位置づけた．そして，その実践のためには作業療法士が自分の強みや弱さに気づく必要性も強調した．また，作業療法教育における自己の治療的利用の研究もなされており，作業療法学科を設置している 39 大学を対象に，混合研究法を用いて自己の治療的利用がどのように教授されているかが調査された（Davidson, 2011）．そこでは，自己の治療的利用は基本的なこととしてみなされているものの，その教育法は内容もその方法論も，その範囲と深さにおいて未確立とし，改善していく必要があるとしている．

日本においては，理論上の概念として示されているが，自己の治療的利用に関する実証的な研究論文はほとんどない．まず，鎌倉（2004）は自己の治療的利用について，作業療法士も作業と同じくらいに患者に影響をあたえるものとし，作業療法士の役割について，① 治療者としての役割，② 指導者としての役割，③ 共生者としての役割の 3 つに分けて説明している．山根（2017）は自己の治療的利用とは「作業療法士の年齢，性別，人生経験，職業上の役割や長所にも短所にもなりうる自己のパーソナリティの特徴など，自分自身の特性を，作業療法における対人関係のなかで自然に活かすこと」としている．石谷（1997）は特に逆転移の影響としてその概念を説明している．しかしながら，先に述べたように日本において実証的な論文はなく，研究対象としても扱われたことがない．おそらくこれは，EBP（evidence based practice）が求められ，作業療法は特に科学性がないといった批判を受け，数値化しづらい経験知が排除されていったことがその背景にあると考えられる．しかしながら，2001 年に世界保健機関（WHO）総会にて採択された国際生活機能分類（ICF：International Classification of Functioning, Disability and Health, WHO, 2001）に示されたように，人の健康とは生活機能と背景因子との相互作用で起こり，健康を向上させていくためには，心身機能・身体構造・活動・参加・環境因子・個人因子それぞれが同程度の重要な因子として位置づけられ，それぞれの因子の相互関係をとらえながら介入していくことが重要である．つまり，ひとの生活を支援するという作業療法における治療・援助関係を考える場合，その介入方法はきわめて多様性があるということである．そして作業療法が薬物療法や通常の医療と異なる点は，その多様性に対するアプローチをおこなっていくことであり，ある患者に対して有効だったアプローチが別の患者に対して有効でないということが起こりうるということである．そういった療法の特性を踏まえると，通常の治療医学と比較して作業療法士のかかわりいかんが，その効果に大きく影響を及ぼすことが予測される．

2・1・1 自己の治療的利用とはプラセボ効果の積極的利用である

プラセボ効果（placebo effect）とは偽薬効果とも言われ，偽薬を処方しても，薬だと信じ込む事によってなんらかの改善がみられることを言う．また，同じような概念にホーソン効果（Hawthorne effect）というものもあるが，これは治療を受ける者が信頼する治療者（医師など）に期待されていると感じることが，治療の結果によい影響をあたえる現象を言う．これらは，自覚症状に留まらず，客観的に測定可能な状態の改善として現われることもあると言われている．また，医薬品の効果を判定する際は，こういった治療者と対象者の影響を避けるために，被検者と治療者に薬の性質を不明にしておこなう二重盲検法（double blind test）がもちいられてきた．つまり，プラセボ効果とは観察者バイアスとも言い換えることができる．

いずれにせよ，患者と治療者の関係性が，治療効果に影響するということは，科学的に明らかになっているということであり，リハビリテーションの領域では，このプラセボ効果を最大限引きだすことが当然重要となってくるであろう．たとえば作業療法において，同じ作業活動をもちいるとしても，担当作業療法士との関係性がその治療関係に大きく影響するのは私たち

も普段の臨床で感じていることである．

　2016年に医学雑誌「Pain」に掲載されたCarvalhoらの「Open-label placebo treatment in chronic low back pain：A randomized controlled trial」というプラセボ効果に関する注目すべき論文がある．ここでは，慢性の腰痛患者を対象に「通常の治療群」と「プラセボ開示群」に分け，その効果の検証がされている．注目すべきなのは，プラセボ薬ということが被検者には開示されていたということである．結果，プラセボ薬（偽薬）とわかっていても，「通常の治療群」と比較すると痛みや身体障害が軽減した．この研究では，全員に対して15分間のプラセボ効果講習が実施されたというが，医療者の説明のしかた，いわゆるインフォームドコンセントの効果ともとらえられる面もある．2014年のWartolowskaらの「手術の効果の検証においてプラセボコントロールが使用されるべきかどうかの検討：システマティックレビュー」（Wartolowska et al, 2014）によれば，53の試験のうち39の試験（74％）でプラセボ群で向上がみられ，27の試験（51％）でプラセボの効果は手術の効果と違いはみられなかった．26の試験（49％）で手術はプラセボよりも優位性があったが，プラセボの効果を超えた手術の効果の大きさは概して小さかったとしている．つまり，プラセボコントロール試験は強力で，手術の施行の効果を示す実行可能性のある方法であるとし手術の効果を検証するうえで，よくデザインされたプラセボコントロールがなければ，効果のない治療が問題視されずに継続されるかもしれないと結論づけている．また，Wagerら（2004）の研究では，プラセボの鎮痛薬を投与した結果，疼痛発生に関連する脳領域の活動が実質的に低下したことを見いだしている．これらの研究をおこなった研究者達は，治療者と患者関係の重要性を強調している．

　以上の論文が示唆することは，治療者のかかわりがその治療効果に影響するということが科学的に証明されているということである．つまり，対象者が受け身的に受ける医療でさえ，その関係性が影響するとするならば，対象者が主体的に取りくむ作業療法では，よりプラセボ効果の影響は大きいことが予測される．自己の治療的利用とは，対象者とよりよい関係性を築くことで，プラセボ効果を最大限に引きだすことと言える．

2・1・2　むすび

　「人間は統計に支配されるべきではない」とサン・テグジュペリは言ったという．作業療法は，その科学性が問われ続けてきた一方で，一貫してひとの思いや，夢や希望といった主観的側面を大切にしてきた．同じ病気や障害をもっていたとしても，ひとの多様性に価値を置いてきた．序章のAさんの劇的な回復の要因について，先行研究の知見から説明してきたが，同時に科学的思考のなかでは十分説明できない部分があるのも事実である．それは作業療法が，科学的とよばれる道筋，理論，数字，パターン化だけで成りたっているのではないということの証であるように思う．

　本書の著者である山根は，さまざまな領域の知識を踏まえながらも，自身が対象者との出会いの中で見届けたこと，感じたことを第一の根拠として考える姿勢を凛と貫いてきた．その体

験の中から抽出された「臨床の知」に，少しずつ近代科学が追いついてきたといえよう．そういう意味において，私が担当したⅢ章が，作業療法士山根寛の「技」を客観的にとらえ，次世代の作業療法士を導く羅針盤となればと思う．

■ 引用文献

Ansari D（2012）. Culture and education：New frontiers in brain plasticity. Trends Cogn Sci 16, 93-95.
浅田　博（2010）．精神疾患と神経生理学　最近の動き—Fmθ 研究の最近の動向．臨床脳波 52，50-57．
Baddeley A（2000）. The episodic buffer：A new component of working memory? Trends Cogn Sci 4, 417-423.
Baddeley A（2002）. Fractionating the central executive. Stuss DT, et al：Principles of frontal lobe function. pp246-260. Oxford University Press, New York.
Buckner RL, Andrews-Hanna JR, Schacter DL（2008）. The brain's default network：Anatomy, function, and relevance to disease. Ann NY Acad Sci 1124, 1-38.
Callow N, Hardy L（1997）. Kinesthetic imagery and its interaction with visual imagery perspectives during the acquisition and retention of a short gymnastics sequence. Journal of Sports Sciences 15, 75.
Carvalho C, Caetano JM, Cunha L, Rebouta P, Kaptchuk TJ, Kirsch I（2016）. Open-label placebo treatment in chronic low back pain：A randomized controlled trial. Pain 157, 2766-2772.
Collins DJ, Smith D, Hale BD（1998）. Imagery perspectives and Karate performance. Journal of Sports Sciences 16, 103-104.
Csikszentmihalyi M（1990）. Flow：The psychology of optimal experience. Harper & Row, New York.
Davidson DA（2011）. Therapeutic use of self in academic education：A mixed-methods study. Occup Ther Ment Health 27, 87-102.
Decety J, Jeannerod M, Prablanc C（1989）. The timing of mentally represented actions. Behavioral Brain Research 34, 35-42.
Decety J, Perani D, Jeannerod M, Bettinardi V, Tadary B, Woods R, Mazziotta JC, Fazio F（1994）. Mapping motor representations with positron emission tomography. Nature 371, 600-602.
道免和久（2013）．運動学習とニューロリハビリテーション．理学療法学 40, 589-596．
Fidler GS & Fidler JW（1963）. Occupational therapy：A communication process in psychiatry. Macmillan Publishing, New York.
Fox MD, Snyder AZ, Vincent JL, Corbetta M, Van Essen DC, Raichle ME（2005）. The human brain is intrinsically organized into dynamic, anticorrelated functional networks. Proc Nat Acad Sci USA 102, 9673-9678.
Frank JD（1958）. The therapeutic use of self. Am J Occup Ther 12, 215-225.
Friston KJ, Frith CD, Liddle PF, Frackowiak RS（1993）. Functional connectivity：The principal-component analysis of large（PET）data sets. J Cereb Blood Flow Metab 13, 5-14.
船津守久（1987）．血小板 Monoamine Oxidase（MAO）活性，Frontal midline theta activity（Fmθ）と性格特性．久留米医学会雑誌 50，664-674．
Gauthier LV, Taub E, Mark VW, Barghi A, Uswatte G（2012）. Atrophy of spared gray matter tissue predicts poorer motor recovery and rehabilitation response in chronic stroke. Stroke 43, 453-457.
Grefkes C, Fink GR（2011）. Reorganization of cerebral networks after stroke：New insights from neuroimaging with connectivity approaches. Brain 134, 1264-1276.
Harmat L, et al（2015）. Physiological correlates of the flow experience during computer game playing. Int J Psychophysiol 97, 1-7.
冷水　誠（2012）．行動の神経学的過程としての運動イメージ．森岡　周，他・編「イメージの科学」pp102-120．三輪書店．
平尾一樹，小林隆司，沖嶋今日太，友國由美子（2011）．日本人大学生の日常生活におけるフロー体験と健康関連 QOL，唾液アミラーゼ活性との関連．日職災医誌 59，13-18．
Holmes PS, Collins DJ（2001）. The PETTLEP approach to motor imagery：A functional equivalence

model for sport psychologists. J Appl Sport Psychol 13, 60-83.

Holmqvist K, Holmefur M, Ivarsson AB (2013). Therapeutic use of self as defined by Swedish occupational therapists working with clients with cognitive impairments following acquired brain injury: A Delphi study. Aust Occup Ther J 60, 48-55.

Horwitz B, Rumsey JM, Donohue BC (1998). Functional connectivity of the angular gyrus in normal reading and dyslexia. Proc Natl Acad Sci USA 95, 8939-8944.

Hunter AM, Ravikumar S, Cook IA, Leuchter AF (2009). Brain functional changes during placebo lead-in and changes in specific symptoms during pharmacotherapy for major depression. Acta Psychiatr Scand 119, 266-273.

Ishii R, Canuet L, Ishihara T, Aoki Y, Ikeda S, Hata M, Katsimichas T, Gunji A, Takahashi H, Nakahachi T, Iwase M, Takeda M (2014). Frontal midline theta rhythm and gamma power changes during focused attention on mental calculation: An MEG beamformer analysis. Front Hum Neurosci 8, 406.

石井良和, 石井奈智子, 石川隆志 (2006). 基礎作業学実習における作業活動の主観的特性―フロー概念, 統制の所在, 興味の変化からみた作業活動. 秋田大学医学部保健学科紀要 14, 54-61.

石原 務 (1981). バイオフィードバック法によるFmθ脳波感覚の検討. 臨床脳波 23, 191-197.

石原 務 (1991). Fmθの出現要因について. 臨床脳波 33, 96-100.

石谷直子 (1997). 精神科作業療法 改訂版. 星和書店.

Janssen H, Bernhardt J, Collier JM, Sena ES, McElduff P, Attia J, Pollack MR, Howells DW, Nilsson M, Calford MB, Spratt NJ (2010). An enriched environment improves sensorimotor function post-ischemic stroke. Neurorehabil Neural Repair 24, 802-813.

鎌倉矩子 (2004). 作業療法におけるセラピストの役割.「作業療法の世界 第2版」pp112-114. 三輪書店.

Konttinen N, Lyytinen H, Konttinen R (1995). Brain slow potentials reflecting successful shooting performance. Research Quarterly for Exercise and Sport 66, 64-72.

Laukka SJ, Järvilehto T, Alexandrov Y, Lindqvist J (1995). Frontal midline theta related to learning in a simulated driving task. Biol Psychol 40, 313-320.

Mesulam MM (1990). Large-scale neurocognitive networks and distributed processing for attention, language and memory. Ann Neurol 28, 597-613.

Mesulam MM (1998). From sensation to cognition. Brain 121, 1013-1052.

Mizuhara H, Wang LQ, Kobayashi K, Yamaguchi Y (2004). A long-range cortical network emerging with theta oscillation in a mental task. Neuroreport 15, 1233-1238.

水木 泰, 末次正知, 堀田秀文 (1994). 脳波・筋電図の臨床 睡眠紡錘波および睡眠時θリズムの出現量と性質について―Fmθとの関連からの検討. 臨床脳波 36, 428-433.

森岡 周 (2016). 脳卒中後の運動機能回復の神経メカニズム.「リハビリテーションのための脳・神経科学入門 改訂第2版」pp25-56. 協同医書出版社.

Mosey AC (1986). Psychosocial components of occupational therapy. New York, Raven Press.

村田 哲 (2015). ミラーニューロンシステムの中の身体性. 認知リハビリテーション 20.

村田 哲, 前田和孝 (2015). 神経科学 ニホンザルの神経生理 社会的行動発現のための感覚運動制御システム. Clin Neurosci 33, 151-154.

Nishimura Y, et al (2011). Neural substrates for the motivational regulation of motor recovery after spinal-cord injury. PLoS One 6, e24854.

Norrby E, Bellner AL (1995). The helping encounter: Occupational therapists' perception of therapeutic relationships. Scand J Caring Sci 9, 41-46.

大住倫弘, 森岡 周 (2016). ニューロリハビリテーション. MB Med Reha 204, 40-44.

Osaka M, Yaoi K, Otsuka Y, Katsuhara M, Osaka N (2012). Practice on conflict tasks promotes executive function of working memory in the elderly. Behav Brain Res 233, 90-98.

苧阪満里子 (2013). デフォルトモードネットワーク (DMN) から脳をみる. 生理心理学と精神生理学 31, 1-3.

苧阪直行 (2010). ワーキングメモリと意識の脳内表現. 京都大学新聞社.

Peloquin SM (1991). Looking back: Occupational therapy service: Individual and collective understand-

ing of founders, part 2. Am J Occup Ther 45, 733-744.
Punwar A, Peloquin S, et al (2000). Occupational therapy : Principles and practice 3rd ed. Lippincott Williams & Wilkins, Baltimore.
Raichle ME, MacLeod AM, Snyder AZ, Powers WJ, Gusnard DA, Shulman GL (2001). A default mode of brain function. Proc Nat Acad Sci USA 98, 676-682.
Rosbergen IC, Grimley RS, Hayward KS, Walker KC, Rowley D, Campbell AM, McGufficke S, Robertson ST, Trinder J, Janssen H, Brauer SG (2017). Embedding an enriched environment in an acute stroke unit increases activity in people with stroke : A controlled before-after pilot study. Clin Rehabil 31, 1516-1528.
Rosenzweig MR (1972). Brain changes in response to experience. Sci Amer 226, 22-29.
Rosenzweig MR (2003). Effects of differential experience on the brain and behavior. Dev Neuropsychol 24, 523-540.
Scheeringa R, Bastiaansen MC, Petersson KM, Oostenveld R, Norris DG, Hagoort P (2008). Frontal theta EEG activity correlates negatively with the default mode network in resting state. Int J Psychophysiol 67, 242-251.
Schwartzberg SL (1993). Therapeutic use of self. In Hopkins H & Smith H (Eds). Willard & Spackman's occupational therapy 8th ed. Lippincott Williams & Wilkins, Philadelphia.
白岩圭悟, 西田百合香, 中尾美紀, 山田純栄 (2018). Fmθ 出現時の作業活動における自律神経活動. 第52回日本作業療法学会抄録集.
白川修一郎 (2014). 自律神経と睡眠. 女性心身医学 19, 65-66.
Smania N, et al (2012). Rehabilitation of brachial plexus injuries in adults and children. Eur J Phys Rehabil Med 48, 483-506.
Smith EE, Jonides J (1999). Storage and executive processes in the frontal lobes. Science 283, 1657-1661.
Spreng RN, Grady C (2010). Patterns of brain activity supporting autobiographical memory, prospection, and theory of mind and their relationship to the default mode network. J Cogn Neurosci 22, 1112-1123.
Strijkstra AM, Beersma DG, Drayer B, Halbesma N, Daan S (2003). Subjective sleepiness correlates negatively with global alpha (8-12 Hz) and positively with central frontal theta (4-8 Hz) frequencies in the human resting awake electroencephalogram. Neurosci Lett 340, 17-20.
澄川幸志, 小枝周平, 小池祐士, 小林千紘 (2012). 作業活動量の違いが作業中のフローに与える影響について―ペーパーブロックによる検討. OTジャーナル 46, 87-92.
Taub E, Uswatte G, Mark VW, Morris DM (2006). The learned nonuse phenomenon : Implications for rehabilitation. Eura Medicophys 42, 241-255.
Taylor RR (2008). The intentional relationship : Occupational therapy and use of self. F. A. Davis Company, Philadelphia.
Taylor RR, Lee SW, Kielhofner G, Ketkar M (2009). Therapeutic use of self : A nationwide survey of practitioners' attitudes and experiences. Am J Occup Ther 63, 198-207.
Toichi M, Sugiura T, Murai T, Sengoku A (1997). A new method of assessing cardiac autonomic function and its comparison with spectral analysis and coefficient of variation of R-R interval. J Auton Nerv Syst 62, 79-84.
Van Praag H, Kempermann G, Gage FH (2000). Neural consequences of environmental enrichment. Nat Rev Neurosci 1, 191-198.
Wager TD, et al (2004). Placebo-induced changes in fMRI in the anticipation and experience of pain. Science 303, 1162-1167.
Wartolowska K, Judge A, Hopewell S, Collins GS, Dean BJ, Rombach I, Brindley D, Savulescu J, Beard DJ, Carr AJ (2014). Use of placebo controls in the evaluation of surgery : Systematic review. BMJ (Online) 348, g3253.
渡邊正孝 (2005). 思考と脳―考える脳のしくみ. サイエンス社.
WHO (2001). International Classification of Functioning, Disability and Health (ICF). World Health Orga-

nization, Geneva（障害者福祉研究会・編，2002．「ICF 国際生活機能分類—国際障害分類改訂版」中央法規出版）．

山田冨美雄，他（1991）ビデオゲーム，アニメ視聴，およびストループテスト中の瞬目と Fmθ．関西鍼灸短期大学年報 7，73-81．

山口雄三，石原　務，水木　泰（1984）．Fmθ の定義・判定基準について．脳波と筋電図 12，87．

山根　寛（1999）．パラレルな場の利用．作業療法 18，118-125．

山根　寛，他（2001）．回復過程にそった作業療法の役割と連携のあり方に関する研究—2000 年度報告．平成 12 年度厚生科学研究「精神医療保健福祉に関わる専門職のあり方に関する研究」分担研究報告書．

山根　寛（2008）．序章．「治療・援助における二つのコミュニケーション」pp2-10．三輪書店．

山根　寛（2009）．「パラレルな場」という治療構造．コミュニケーション障害学 26，187-191．

山根　寛（2015）．ひとが作業すること．「ひとと作業・作業活動　新版」pp95-104．三輪書店．

山根　寛（2017）．自己の治療的利用．「精神障害と作業療法　新版」pp119-121．三輪書店．

Yoshida K, Sawamura D, Inagaki Y, Ogawa K, Ikoma K, Sakai S（2014）. Brain activity during the flow experience：A functional near-infrared spectroscopy study. Neurosci Lett 573, 30-34.

（白岩圭悟）

日々の章
出会いとコミュニケーション

1 出会い，かかわり，そして展開
　事例1：お腹に金魚飼ってます―統合失調症（慢性）
　事例2：おニャン子クラブ知ってますか？―反応のない少年（不明）
　事例3：かまわないでください―合併症にともなううつ状態
　事例4：歩けないの何もできないの―転換性障害
　事例5：どうして話さないの？―緘黙症
　事例6：人形を抱いて過ごす―アルツハイマー型認知症
　事例7：枯れ枝のような身体―神経性無食欲症
　事例8：モモちゃんを治して―知的障害をともなう統合失調症
　事例9：止まらない悪言―トゥレット障害
　事例10：見えてるのに，さわってもわからへん―高次脳機能障害

2 何がコミュニケーションのきっかけだったのか？
　2・1　コミュニケーションのきっかけ
　2・2　コミュニケーションの共通事項

1 出会い，かかわり，そして展開

　作業をもちいる療法は，いわゆる治療医学と異なり，対象者自身の主体的な取りくみのありようがその効果に大きく影響する．病いや思わぬ事故により，生活，社会とのかかわりを失い，奪われた人が，やすらぎ，自らの生きがいや生活を取りもどす．それは，主体性の回復があってこそ成りたつ．

　病いや障害を生きなければならない人たちの多くは，不安や混乱のなかで困惑していたり，現実の世界から身を護るように内的世界に引きこもっていたり，あきらめや不安から他者との接触を避けていることのほうが多いため，病いや思わぬ事故により，主体性を失い，奪われ，主体性を押し殺すことで，かろうじて自己を護っている．

　そうした人たちが，主体性を回復し，失い，奪われた生活とのかかわりを取りもどす．作業をもちいて治療や援助，支援にあたる者の重要な役割は，治療や援助，支援を必要としている人を，一人の生活者として，まず丸ごと受けとめ理解することから始まる．その人が，これまでどのように生活してきたのか，今どのような思いで生活しているのか，これからどのように生きようとしているのか，その人の思いを知るということから始まる．そして，その人が自分の生活を取りもどすプロセスを，共に歩みながら，必要な知識，技術を提供することであろう．

　しかし，こうした人たちの治療や援助，支援において，その生活に寄りそい，共に同じ目標にむけて進もうとするとき，ときには何もできない自分の無力感にさいなまれたり，転移感情による理想化や価値下げにあうことが稀ではない．日々の臨床における出会いは，何年経験しても変わることなく，どのようにしてこの人に寄りそい支えるかかわりを受けいれてもらえる関係になることができるだろうか，という思いから始まる．その関係が生まれる過程は，特別なものではない．その出会いとかかわりがどのように始まり，どのようにコミュニケーションが展開し，寄りそい支える関係が生まれたか，それぞれ一部倫理的配慮から少し表現を変えたが，自験例もしくは共著者としてかかわりのある事例からのエピソードを通して紹介する．

　この日々の章では，Ⅱ章で述べたようなコミュニケーションの基本的なコツに気づく背景となった臨床における出会いのエピソードを紹介する．

治療と援助のはじまりは
伝えられない
伝わらない
互いの期待を映した
誤解にはじまる
理解と共同作業への道
治療と援助のはじまりは
ただ耳をかたむけ
聴いて待ち
観せて待ち
違いに気づき
違いを受けとめ
受けとめられて
誤解は違いを超え
理解に変わる

事例　1. 出会い，かかわり，そして展開

① お腹に金魚飼ってます
―統合失調症（慢性）

　少なくなったとはいえ，わが国にはまだ社会的入院といわれ，何十年も精神科病院で暮らすことを余儀なくされ，高齢化の影響もあり入院生活をしている人たちがいる．どのような理由があるにせよ，精神科病院を終の住処とするしか他に身を置く場がなくなってしまった人たちである．そうした長期在院者の多くは統合失調症や老いにともない認知機能に支障をきたしている人たちで，その多くは，病いという自閉の世界にこもることで身を護るようにして，現実との葛藤を避けて過ごしている．

　慢性の統合失調症に長期在院者が多いのは，統合失調症の状況に依存し感覚を閉ざし自閉することで身を護るという病理性によるものや，長期保護収容を引きうけた精神科病院がそうした人たちに依存したことによるものとみられる．厳しい言い方かもしれないが，それがわが国の精神障害に対する処遇の現実であろう．

　お腹に金魚飼ってますと言うNさんも，病いに対する時代の影響やそれにともなう文化風土や人的要素の影響で，病院を終の住処とするしかなかった人たちの一人だった．Nさんは，作業療法士になるための長期臨床実習で担当した患者であるが，わたしにとって，作業療法という仕事の原点になった人である．治療や援助，支援関係におけるコミュニケーションの基本的なコツに気づくことになったエピソード紹介の筆頭としては，このNさん以外には考えられない．

［事例の背景］

　Nさんは，長期臨床実習で最初に出会ったとき，50代半ばだった．昭和時代の初期に生まれ，幼少時より人と話すのが苦手で吃音があり，兄や姉と同じように高等小学校[*1]に通うが，知的な遅れもあり学校の成績はあまり芳しくなかったようだが，音楽には興味があったという．裕福な家庭に生まれたこともあり，両親の計らいにより，放課後，通っていた学校の先生を特別に家庭教師として自宅に招いて音楽を教えてもらっていたと，20数年前に入院した当時のカルテに記載されていた．

　Nさんは，高等小学校[*1]卒業後，何か手に職をというご両親の思いから，親戚が営む店で裁

[*1] 高等小学校
　　明治から昭和初期にかけて存在した後期初等教育・前期中等教育機関の名称で，1886年（明治19年）に尋常小学校・高等小学校が設置された．高等小学校の修業年限は1990年（明治33年）の小学校令改正で2〜4年間となり，1907年（明治40年）に尋常小学校が6年間に延長され，高等小学校は2年となった．1941年（昭和16年）に尋常小学校・高等小学校は廃止され国民学校になった．

縫の仕事を手伝うことになったようだが，20代半ばに精神変調をきたした．当時は，向精神薬が世界で初めて発見され，わが国でも販売が始まったばかりで，まだ電気ショック療法やインシュリンショック療法などが，治療の主流であった時代である．

　Nさんは30歳になるまでに2度入院しているが，2度目の入院時には，無為内閉的で病識なく，常同行為，支離滅裂，衝動行為があるという理由で，3日に1度の電気ショック療法を受けていたと古いカルテに記載されていた．裕福な家庭に生まれるが，父親が亡くなった後，兄弟により措置入院に切り替えられた．さらに，母親が亡くなってからは，年に一度の外泊もとだえがちになっていたようである．

[出会いとはじまり]
　Nさんとの出会いは，臨床実習における担当患者として紹介されたときであるが，その時Nさんは，病院の一角にある作業場の畳敷きの部屋の片隅に，入り口に背を向けるようにして座り，古布で雑巾を縫っていた．その病院は当時としては数少ない，作業療法も認可されて専用の作業療法室があり，作業療法士によるプログラムがおこなわれていた．Nさんはそうした新しい作業療法プログラムではなく，昔からおこなわれていた生活療法[*2]の作業に参加していた．生活療法の作業は，作業療法室とは別棟の作業指導員が担当する作業場でおこなわれていた．その作業場に行き，実習でお世話になる作業療法の学生で，Nさんといっしょに作業をさせていただきますと自己紹介すると，作業場のあちこちからいくつもの視線がわたしに向けられたが，だれがNさんかわからなかった．作業場のスタッフからこの人がNさんと背をむけて座っている一人を紹介されたが，Nさんは振り向くこともなく，ただ背を丸めてうつむいたまま雑巾を縫い続けていた．

　聞こえなかったのだろうか．自分にかけられた声だとは思わなかったのだろうか，反応がないことが応えなのだろうかなど，実習のはじまりの緊張のなか，さまざまな思いがよぎる出会いであった．そして作業場のスタッフから，これまでも何人もの入れかわり来る実習生がNさんを担当したが，何も変わることはなかった，まあやってみたらと励ましとも言いがたい励ましをうけた．

　病棟の看護スタッフからも，身の回りのことは自分でしているが，他患との交流はほとんどなく，水道の蛇口に口をつけ長時間チュチュチュチュと，水を飲んでいるようではないが音を立てるなどの常同的で奇異な行動がいつも観られると聞かされ，カルテにもそのような記載が並んでいた．水道の蛇口に口をつけているのは，腹の中に金魚がいるので水をやっているのだと，Nさんは看護師には説明しているという．

[*2] 生活療法
　　1956年（昭和31年）頃より医師小林八郎によって提唱されたもので，「くらし療法」ともよばれた．生活指導（しつけ療法），レクリエーション療法（あそび療法），作業療法（はたらき療法）を総括したもので，ロボトミーがその体系化の契機となったともいわれ，管理的な生活指導を中心とした考え方がなされていた．

［コミュニケーションの展開］

　話しかけてもただ黙々と雑巾を縫うNさんのそばに座り，雑巾縫いの作業を共にしながら，何をきっかけにNさんにはたらきかけてよいか見当もつかないまま，しばらく時間が過ぎた．その病院は音楽療法を積極的に取りいれていたため，レコードや楽譜，音楽関係の書籍がたくさんあり，作業場の休憩室にもそうした音楽療法に関連したものがいくつか置いてあった．Nさんの入院時の古いカルテに記載されていた高等小学校時代に音楽を習っていたという記録をたよりに，何かきっかけができるかもしれないという淡い期待を抱きながら，休憩時間に休憩室に置いてあった鉄琴を叩いていると，いつの間にかNさんがそばに来るようになった．ある日，メロディを間違えて，マレットを持つわたしの手が止まったとき，Nさんが無言で一つの鍵盤をゆっくりと指さした．それは，正しい鍵盤の位置だった．そこを叩くと，Nさんはそうだというように首を縦に振った．思わず「Nさん，この曲知っていますか？　鉄琴したことありますか？　音楽好きですか？」と矢継ぎ早に聞いてしまったせいかもしれないが，Nさんは何も知らないというように首を横に振って，雑巾縫いの場に戻っていった．

　しかし，そのことがきっかけになったのか，休憩時間になると鉄琴を叩いているわたしのそばでいっしょに過ごすようになり，そのうち幼少時の話なども少しずつ語られるようになった．出会いから1か月が過ぎる頃に，作業場の年中行事であった梅の収穫作業に，みんなといっしょに参加した．そうした共同作業に，Nさんが参加するのは初めてのことだと，作業場の担当者から聞かされた．

　その頃には散歩で院内を案内してもらえるようになっていたが，顔見知りの入院患者や病棟スタッフに出会うと，手をあげて「やぁ」と挨拶する場面もみられ，病棟スタッフにNさんから声をかけ，これまでになかったことだと病棟スタッフが驚いていた．入院以来初めてという買い物にも出かけた．当時では全国にも類のない多職種により統合的な精神科治療に取りくんでいた病院であったが，金銭管理などは看護の管理になっており，大半の人は買い物もしたことがないという状態だった．Nさんも入院30年あまりの間，買い物を自分でしたことがないだけでなく，病院の外に出たこともなかったという．そんなNさんが話の中で，病院の前を流れている川（笛吹川）の向こうには村の雑貨屋さんがあって，自分は行ったことはないが，生活用品やお菓子なども売っていると教えてくれた．

　心痛む経過も含めて，このNさんとのかかわりの詳細は，終章「うひ山ぶみの」で紹介するので省略する．わたしは，Nさんとの出会いにより，こうした時代の環境の中で身を護るようにして自閉の殻に閉じこもっている人たちに，どのように声をかければよいか，そうした人を知るためにどのようにして情報を集めればよいか，その人の人生をストーリーとして読みとり，共にあり，侵襲性を少なくし，自分を観せて待つ，言葉を活かすための共有体験を活かす，といった，多くのコミュニケーションのコツを学んだ．

　その病院に，20年以上に及ぶカルテがすべて残されていたことも驚きであったが，その貴重な記録をひもとき，Nさんの生きざまを知るために，年表を作ったことで人生をストーリーとして読むことがいかに大きな意味をもつかということを，身をもって知った．それは，疾患や

障害は固有なものではなく，生活環境との相互性として存在し，病者の人生を紡いでいるという事実の重みの体感とでもいえる体験であった．奇異な常同行為や問題行動とされてきたことも，主治医や作業担当が変更になったり，両親の他界など，喪失体験といえるできごとに深く関連していたものと思われる．

事例　1．出会い，かかわり，そして展開

② おニャン子クラブ知ってますか？
── 反応のない少年（不明）

　わが国の精神科病院も少しずつ普通の病院らしくなってきたが，一昔前までは，精神科病院に入院することは，犯罪を犯して少年院や刑務所に入れられたような，いやそれ以上に人間失格の烙印を押されたようなイメージが，さまざまな誤解とともに世間に蔓延していた．今でもそうした誤解が払拭されたわけではない．思春期の子どもたちは，そんな精神科病院に，どのような思いで入院してくるのだろう．

　初めての入院，両親も最後の手段として預けた精神科病院，判断のしようがない不安のなかでアパシー状態になり，すべてに反応しなくなる子どもたちもたくさんいる．しかし，入院への抵抗が強く長く続く者のほうが，関係ができれば治療の効果も大きいように感じる．抵抗がないというのは，自分がおかれている現状に対するあきらめの表れではないだろうか．問題視される抵抗は，受容しがたい自分がおかれた現状に対する抗いであり，健康の度合いを示すバロメーターのように思われる．

　K君の唯一の抵抗は，ただ沈黙し反応をしないことだったのではないだろうか．

[事例の背景]

　初めて出会ったときのK君は中学生だった．入院時に聴取されたカルテの記録によると，学校で何があったのか不明であるが，登校しなくなり，自室にこもるようになったという．不登校のまま学校の計らいで義務教育を終え，定時制高校に入学したが，1日も登校しないまま休学し，半年が過ぎたことから，ブツブツと独り言を言うようになり，母親が何か話しかけようとすると暴れ，夜中になると2階にある自室の窓から，本やいろいろな物を外に投げたり，窓を開けて大声をあげたりするようになったため，母親に連れられて精神科病院を受診し，母親はK君に何も告げることなく（告げることが辛くてできなかったのであろう）帰り，本人には病棟スタッフからこのまま入院になると告げられたという．受診時の母親から聴取したK君の自宅での様子から統合失調症の疑いという主治医の判断により入院が決まったものと思われる．

　入院後1週間あまり，ここ（病院）に居ると何かに襲われると言って離院をはかったり，服薬も食事も拒否するなど，看護する者にすれば問題となる行動が頻回に見られるようになった．しかし，それも無駄なこととあきらめたのか，その後はまったく反応しなくなり，食事とトイレ以外は，畳部屋だった病室の自分が布団を敷いて寝る場所に，一日中横になったまま動こうとせず，声をかけても返事もせず，何も言わなくなった．

[出会いとはじまり]

　そうした状況がしばらく続き，入院して3か月あまり経った頃，K君の作業療法の処方が出

された．まったくはたらきかけに反応しなくなったK君に対し，なんとか閉ざした気持ちにはたらきかけることはできないかと思案する主治医からの，疾患のスクリーニングを兼ねた作業療法導入の依頼であった．病室を訪れ，主治医の先生の依頼があったので，作業療法が必要かどうかをいっしょに考えたいと自己紹介をしたが，一瞥しただけでそれ以上視線を合わせようとはせず，返事どころか身動きひとつしなかった．

「主治医の先生が心配して作業療法の依頼を出されたが，K君は作業療法が何をするかもわからないだろうし，作業療法に誘うことがいいのかどうかわたしにもまだわからないので，無理に誘うつもりはないが，何か役に立つことがあるかどうかを知りたいので，しばらく同じ曜日の同じ時間に病室に来ます．私が来ることも嫌なら，遠慮なく言ってください」と伝えて，初回の出会いを終えた．

それから，週2回病室を訪れ，同じ場所で同じ姿勢で横になっているK君のそばで，一言二言，問わず語りに話して帰るといった日が続いた．つらかったのは，K君の反応がないことではなく，毎回病室に来てK君のそばに座っているだけで，カルテには作業療法記録を残して帰る作業療法士に，いったい何をしに来ているのかというような，病棟スタッフの冷ややかで怪訝な色を含んだ視線であった．その間，病棟カルテの看護の毎日の記録に目を通したが特にこれといった情報はなく，食事以外起き上がることもなくはたらきかけにも無反応な状態が続いていると記載されていた．面会に来た母親に話を聞く機会もあったが，幼児期からおとなしくて友達が少なかったということ以外，特に変わったことはなかったという．母親自身が気づいていなかったのかもしれないし，認めたくなかったのかもしれない．

[コミュニケーションの展開]

そんな状態が2か月あまり続き，梅雨が過ぎ蒸し暑くなってきたある日のこと，病室を訪れるといつもの場所に彼の姿が見えない．病棟を探すと，別室の空きベッドで横になっていた．「今日はここにいたんだね」「いつもの場所にいなかったので心配したよ」と隣のベッドに腰かけると，立っていてはわからなかったが，そこはかすかに風の流れがある場所であった．「あぁ…ここは少し風が吹いてくるんだね．いい場所みつけたね」と言うと，少し間があって，K君がからだを横にずらしてくれた．

こちらに座るともっといい風がくるよと場所を少し譲ってくれたように感じて「僕もそこに座っていい？」と聞くとだまったまま頷いた．K君が空けてくれたベッドの端に座ると，やはりそこには風の流れがあり，隙間から入ってくる風が気持ちよかったので，「ここは風があるね，ありがとう」と言って座らせてもらった．そしていつものように問わず語りの会話で病棟を後にした．

その翌週，いつものように病室を訪れ，いつものような問わず語りの後，引き上げようとしたとき，「山根さんでしたね…外に連れて行ってくれますか」と，初めてK君が話しかけてきた．こんな話し方をするのか，初めて耳にしたK君の声に，こちらのほうがどぎまぎしながら，「あぁ…いいよ，行こうか」と言うが，病棟の出口まで一緒に来ると，鍵を開けようとする

わたしに,「やっぱりいいわ」と自分の部屋に戻ってしまった.

　それから2週あまりして,今度は「おニャン子クラブ*3知ってますか」と,また唐突に聞かれた.おニャン子クラブがなんなのか知らなかったために,そのときは「ごめんねよく知らないけど,それはどんなクラブなの」と聞き返したが,K君から返事はなかった.その日帰宅して子どもに病院で患者さんからおニャン子クラブについて聞かれたけどどんなクラブか知っているかと聞くと,次男坊が「お父さん古いなあ,最近若い子に人気の女性アイドルグループだよ」と教えてくれた.そうして,子どもから少し知識を仕入れ,翌日,K君の病室を訪れたとき子どもに教わったことを告げると,初めて目を合わせ,おニャン子クラブが好きなこと,コンサートがあるから行きたいと言う.一人での外出は主治医の先生が心配され許可がまだ下りないだろうから,ケースワーカーといっしょに行けるように主治医に頼んでみるので,そのためには主治医やケースワーカー,母親に相談しなければならないが相談してもいいかと聞くと,いいと言う.

　主治医やケースワーカー,母親にそのことを伝え,カンファレンスの結果,外出という形でコンサートに行き,その様子と何度かの外泊を試みて,大丈夫なら退院というところまで話が進み,K君もこれを受けいれた.その一連のできごとをきっかけに,なぜ学校に行かなくなったかということ,初めて精神科病院に入れられたことへの思いなどが,少しずつ語られるようになった.最終的には母親同伴の外出という形でコンサートに行き,帰ってきてからコンサートに行くことができたお礼とどんな様子だったかの報告を自分からしてくれ,さらにこれまで自分がどう過ごしていたのか,なぜ病院に連れてこられることになったのかなど,いろいろ話してくれた.その後数回外泊を試み,5か月あまりの入院で退院し,学校に戻っていった.

　K君とのかかわりは,予測や自信があって病室に通い続けたわけではなかった.何がおきているのか相手の心の内が見えない以上,自分の思っていることを伝え,自分のありのままを観せ,様子を観察しながら,K君に限らず対象者がこちらを判断し心を開くまで待つしかないという思いから,Schwingのかかわりが書かれた『精神病者の魂への道』(みすず書房)を読み返しながら,病棟で作業をしない作業療法士に向けられる病棟スタッフの視線に耐えて過ごす日々が続いた.作業療法士として精神科病院で働き始めて4年目のことであった.

---

*3　おニャン子クラブ
　　おニャン子クラブは,1980年代半ばテレビ番組から誕生し,2年あまり中高生の男の子たちに人気を博した女性アイドルグループ.普通にクラスの中にいるような女の子をオーディションで選んでメンバーを構成した素人集団が受けた.

事例 1. 出会い，かかわり，そして展開

③ かまわないでください
―合併症にともなううつ状態

　一般的な医学的治療と異なり，作業をもちいる療法のようなリハビリテーション技法による介入は，対象者自身が主体的に取りくまないかぎり，その効果はほとんど期待できない．身体の機能の障害や疾患は，機能的には何が問題でどのようにすればよいかはわかるので医学モデルに沿って検査診断が成されれば，どのような治療や訓練をすればいいかの判断はそれほどむずかしいことではない．しかしリハビリテーションの効果は，対象者が，どのように取りくむか，本人の主体的な取りくみの程度により大きく異なる．また，可動域の維持や制限の改善などパッシブな効果はともかく心身の機能の維持や改善は，対象者自身がその気にならないかぎり，何も変わることはない．何の効果もなく変化も生じない．すなわち，予期しない突然の事故や治癒の見込みの立たない病いに途方に暮れる病者が，もう一度自分の生活の立てなおしにむけて主体的に取りくめるようにすることが，リハビリテーションに携わる者の最大の仕事と言ってもよいだろう．

　米国の著名なリハビリテーション病院のプログラムと取りくみを見学に行ったとき，毎年の投票で十指のうちに入るという病院の経営担当理事から，入院患者の約3割が自分に生じた病いや事故による状態を受容できないため，リハビリテーションが開始できないか，開始してもプログラムが進まないことが最大の憂鬱だと聞かされたことがある．それは，マネジド・ケア*4という米国特有の民間会社による医療保険制度の影響だけではなく，治療やリハビリテーションを受ける者自身の障害の自己受容に関係することなのである．

　Tさんのうつ状態も重なったショックによるものであったと思われる．

[事例の背景]

　Tさんは，受傷する前は社会科の教師をしていた．60歳代の男性で，元来器用な人だったようで，日曜日に自宅の屋根の雨漏りを補修しようと屋根に登って，修理中に足を滑らせて転落し大腿骨を骨折したという．その治療のために入院し，手術も成功し理学療法による歩行訓練も開始された．

　そのTさんが，入院中に脳梗塞を併発した．右手は空のコップならどうにか持てる程度で実用にはほど遠く，右足にも少し運動麻痺がみられ，口元の麻痺で言葉も少しわかりにくくなっ

---

*4 マネジド・ケア managed care
　保険加入者は，保険会社（マネジド・ケア組織）に保険料を支払い，病気になって医療を受けるときは，保険会社が指定した医師にかからなければならない．患者の医療の選択を制限し，診療コストを抑える，民間の保険会社による管理された医療ケアシステム．

た．Tさんは，その重なった不幸によるショックでうつ状態になり，ふさぎ込み，理学療法で取りくみ始めていた歩行訓練にも行かなくなり，ベッドで寝たきりになってしまった．

[出会いとはじまり]

　しばらくして，一般科に身体障害の作業療法を開設していなかったこともあってか，リハビリテーションの再開にむけて心理的サポートができないかと，外科の主治医からの作業療法の依頼が精神科にあった．精神科に入院している患者の身体的なリハビリテーションや，一般科に入院している患者の精神状態を配慮しなければおこなえないリハビリテーションと同じように，心理的サポートを主な目的とした作業療法の依頼であった．病室に作業療法導入の面接に行くと，初回は返事がなく，何度目かの訪問時に，「こんな身体になって，もう仕事に戻ることもできないので，わたしのことはかまわないでください」と言葉少なに返事が返ってきた．わたしが精神科の作業療法士であったこともショックだったようである．

　「リハビリテーションは，気持ちがむかないのに無理にしてもらうということはしませんが，このままの状態が続くと，廃用性の機能低下が生じるので，あなたの身体のことが心配だから，毎日様子だけ見にこさせてください」と伝え，毎日10分か20分程度，病室に顔を出すようにした．毎日顔を見せる作業療法士への配慮なのか，ショックによるうつ状態が少し治まったのか，少しずつ，勤めていた高校が休みの日に雨漏りがする屋根を調べに屋根に登り足を滑らせて転落し，股関節を骨折し入院になり，手術が終わって術後の理学療法が始まった最中に脳梗塞により手足の麻痺がおきたことやそれに対してショックを受けているということなどが語られ始めた．病室に通い始めて1か月が経過した．教師である自分が，黒板に字も書けない身体になり，教壇には戻れないのではという無念さや，石器の矢尻集めがライフワークでもあり趣味でもあったがそれももうできないのではないかという思いが語られた．Tさんの顔がほころぶのは，ときどき学校帰りに孫が病院に立ち寄り「じいちゃん元気になってね」と学校生活の様子などを話してくれるときだけだった．

　家族も，Tさんのリハビリテーションの開始を希望しながら，担当の作業療法士が精神科の所属であることが，直接口には出さないものの少なからずTさんだけでなく家族にとっても抵抗があるようだった．Tさんに何か精神的な問題がおきたのかと心配だったのだろうと思う．その病院は，周辺に住宅が建つようになる前は，脳病院と表示された精神疾患の患者を一生預かるような病院だったからであろう．精神科病院が建設された当時は，周辺は町外れで何もなく，白レンガ，赤レンガ，黒レンガと呼ばれていた高い塀に囲まれた建物があるだけの閑散とした所だった．白レンガが脳病院，赤レンガが刑務所，黒レンガが死体焼却場，いずれも人を生活から隔離処遇するような所である．

　もちろん，Tさんが入院されたときには，地域にある大病院の一つとして，精神科主体であるが総合病院として，整形外科の理学療法を中心としたリハビリテーションがおこなわれるようになっていたが，近隣の人には，白レンガの脳病院というイメージが拭えなかったのだろうと思われる．

[コミュニケーションの展開]

　そのTさんに，もう一度何かしてみようという気にさせたのは，Tさんのライフワークでもあり趣味でもあった，石器の矢尻の模写とレプリカ作成，そしてなにより孫との遊びであった．黒板に字も書けない身体で教壇にはもう戻れない，このままそっとしておいて欲しいと言うTさんに，このまま寝て過ごすより，手の機能回復訓練になるので，趣味の矢尻の模写と石膏によるレプリカづくりを，麻痺した手でもできるように工夫して勧めてみた．

　昔から集めていた石器の矢尻には思い入れがあるようで，把持力のない手でも鉛筆が持てるよう鉛筆ホルダーも工夫し，矢尻の模写も始めた．そのうち，わたしも見舞いにやってくる孫とも顔見知りになり，お孫さんが好きなオセロでも覚えてみませんかと勧めてみた．その勧めに気持ちが動いたため，オセロのコマを患側の右手の指でつまんで裏返す動作を開始した．

　石膏によるレプリカができ，作業療法士との練習でオセロのルールを覚え，「おじいちゃん弱いなぁ，ほら，こうするんやで」と笑う孫に教わりながら，麻痺した右手を使ってするオセロがTさんの楽しみになった．

　3か月あまりで，麻痺が残る右手で学校の同僚たちに見舞いに対するお礼の葉書を書き終えて，孫に手を引かれて退院していった．お世辞ではない「お世話になりました」という家族の言葉を嬉しく受けとめた．

　Tさんにとっての石器の矢尻の模写やレプリカづくりがそうであったように，個人的な価値や意味がある作業は，ひとの人生という物語を構成する重要な要素にあたる．社会科の教師をしていたTさんにとって，仕事に関連した趣味は，「わたしが在る」という個人の存在，「わたしである」という自己同一性を支えてきたものであろう．

　悲哀の底に沈む人にとって，慰めも励ましも，精神的な負担でしかないときがある．そのようなときには，深い介入をせず，静かにまなざし，時期を待ち，問うことよりも語られることに耳を傾け，その人が失ったものとその無念さを知る．その人を支えてきたもの，それまでの生きざまと，それらを突然失った戸惑いや無念の気持ちを聴く．それに耳を傾ける者があることが気持ちの縛りを解き，自分の胸の内を話すことが心の重荷を解き放す．

　Tさんに関心をむけ，「ほら，じいちゃんの番やで」と笑顔でオセロの相手をする孫の存在は，リハビリテーションを勧める家族よりも他の誰よりも，Tさんにとっては大きな慰めと喜びだったと思われる．石器の矢尻の模写やレプリカづくりへの没頭は，自分を突然襲った不幸を忘れることのできる時間となり，それが機能の回復を助けた．個人にとっての価値や意味は，ときに社会的価値や意味を超えて，治療や援助，支援の効果に大きく影響する．病気によって失った生きがい，あきらめかけた人生に，もう一度生きる力を引きもどす力となる．

　作業をもちいたかかわりは，自分自身の体感による確からしさになり，静かであたたかに寄りそうセラピストのまなざしは，言語を越えたノンバーバルなかかわりとして不要な介入をすることなく，悲哀の底に沈む人のあきらめの闇に灯る一条の明かりになることがある．

事例 │ 1. 出会い，かかわり，そして展開

④ 歩けないの何もできないの
―転換性障害

　転換性障害（conversion disorders）における身体化症状は，受けとめきれない心の葛藤が，手足が動かない，声が出ない，目が見えない，吐き気や腹痛，下痢，便秘など，さまざまな身体機能の異常として表れる．それは「こころの声」として現れるのである．

　身体化症状は，「こころの声」が身体機能の異常として表されたもので，器質的に異常はないと言われるが，その状態が長引けば，一次的な疾病利得を得たのちも，さらに退行が続き，その状態に依存することで，二次的に疾病利得を得るようになる．そうなると遷延化し身体化された症状から抜け出すことがむずかしくなり，ときには二次的に身体の障害として残ることが多々見られる．

　身体化という症状がある者に対しては，その病理に直接ふれることなく，主訴（身体化されている身体症状に対するデマンド）を受けいれ，その身体の症状として表れていることに対処することから始まり，治療や援助，支援関係を構築し，自己洞察をはかり，生活の見なおしをするといったプロセスが必要になる．

　M子は，母親の過剰反応を静めたいという無意識の思いの力がはたらき，からだが動かなくなったものと思われる．それは身体化されたM子の「こころの声」と言えるものであろう．

[事例の背景]

　M子は，小学校時代は何も問題となることもなく手のかからない子だったという．仕事，仕事と，家を顧みない父，その父と母との不仲を気にして，両親に仲良くするように仲裁したり，家事をはじめ妹の世話をするなど，いわゆる優等生を絵に描いたような子どもだったと思われる．そうした言動の反動のように，14歳の時にアレルギー性紫斑病で入院したときから，それまでとはうってかわって，駄々をこね，わがままを言うなど，M子の母親への反抗が始まった．

　そして，中学校の健康診査で校医から，心臓に少し問題があるので激しい運動は気をつけたほうがいいが，普通の学校生活や日常生活に支障はないと言われた．そのことを聞いて一番反応したのは，M子の母親だった．普通の学校生活や日常生活に支障はないということには耳を貸すことなく，M子の心臓に少し問題があるということだけに過剰に反応し，M子が何かしようとするたびに，「あなたは動いたらだめ，心臓が悪いのよ．死ぬかもしれないのよ」と金切り声を上げて，M子の動きを静止するといったことが頻回に見られるようになった．ついには，登校するM子に付いてきて，校舎の中のM子の一挙一動，行動を窓の外から監視するようになった．そして体育の授業を見ていて，校長に，「うちの娘は心臓に欠陥があるので体育はさせないでください」と頼んだり，学年進行に沿って教室が一階から二階に移動になることがわかったときには，「階段の上り下りは娘の心臓によくないので，教室は一階のままにするか，エ

レベーターかなにかを設置してください」と要求書を出したりといった過剰な言動が始まった．母親には神経症性の障害があり，予期不安からパニック状態になることがあったようである．

　その母親の言動に影響を受けて，母親の姿があるところでは，M子は自分では動かなくなった（もしくは動くことができなくなった）．そして，腎炎で入院した頃から，母親に反抗するような言動が始まり，歩けない，手に力が入らないという訴えがみられ，ついに車いす生活になった．日常生活は全介助状態となり，治療のため地元の病院に入院したが，両親の面会を拒み，自傷行為や反復動作，独語，空笑などの精神症状がみられ始め，心身両面からの詳しい診断と治療を目的に，わたしが勤務していた大学病院に転院してきた．

　さまざまな機能検査の結果，両手の手指に軽度の廃用性と思われる拘縮があるものの，これといった器質的な身体所見は見られなかった．器質的にはなんら異常はないので精神的なことが問題ではないかということで，精神科神経科に検査依頼が出された．実際の生活の場を介して本人のデマンドを受けいれながらスクリーニングをということで，精神科作業療法の処方が出されたのである．作業療法導入のための面接では，うつむいて目を閉じたまま，こちらの問いかけには首を少し振るくらいで，言葉で話すことはなく，病棟内の日常生活はすべて介助が必要で，トイレに行きたければ，下腹部を叩いて伝えようとするといった状態が見られた．

[出会いとはじまり]

　病棟とは別棟にある作業療法室へは，看護スタッフに車いすでつれてきてもらうか，看護スタッフの肩を借りて，すがるように歩いて来た．作業療法への参加が始まったが，無表情で，作業中はずっと目を閉じ，作業療法室内でも他者の手や衣服を持たないと移動できず，話しかけには首を振るか子どものような口調の返事がわずかに返ってくるだけであった．

　作業には興味を示すが，手指に力が入らないから代わりにつくってくれと作業療法士に言う．歩けない，手に力が入らないから何もできないと言う主訴に耳を傾け，その主訴への対処として少し廃用性の拘縮が始まりかけていた手指の曲げ伸ばし，把持力の不足を補う自助具の工夫などをしながら，作業療法士が道具になって，主治医が手指の訓練にと勧めた革細工の作品づくりを始めた．

　革細工のスタンピング用の刻印棒を持とうとするが，「しっかり持てない…，手ぇに力…入らないの…」と幼児のような口調で言い，いかにも手に力が入らないといった様子で工具を落としたり，代わりにしてくれと作業の大半を治療者にまかせるような状態であった．

[コミュニケーションの展開]

　1か月あまり，作業療法士を道具に最初の革細工の作品ができた．できた作品が他患や看護スタッフの賞賛を受けたことから，表情が和らぎ，作業時の閉眼も徐々に観られなくなり，自分から工具を手にするようになった．もっとも，看護スタッフから「あら，物が持てるようになったのね」と声をかけられたとたんに，持っていた工具を落とすといったことが見られた．

　3か月あまり経過し，いくつかの作品ができ，「わたしね，トトロが大好きなの」「あのね，

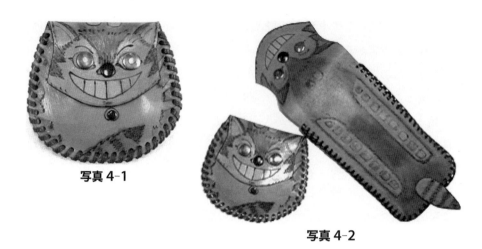

写真 4-1

写真 4-2

ネコバスで作品作れないかな」と言うので，病室を訪れてみると，病室では大小さまざまなトトログッズに囲まれて過ごしていた．そのM子の希望を受けいれ，「ネコバスの作品ってこんなのでどう？」とネコバスのコインケースをデザインすると，「わっ，これかわいい．こんなのがほしかったー」と声をあげて大喜びした．そのネコバスデザインのコインケースを作業療法士に作らせ，コインケース（**写真4-1**）ができあがると大喜びし，同じデザインのペンケースを作りたいと言い，自分から取りくむようになった（**写真4-2**）．その頃には，把持力の補助にと握りを太くしていた工具の弾力包帯も取りはずし，電気ペンで模様を描く作業も自分でするようになっていた．

　4か月が過ぎ，作業療法室への移動，作業療法室内での歩行や道具の準備や片づけもするようになったが，病棟では身辺の行為は相変わらず要介助状態が続いていた．しかし，担当の看護師へプレゼントしたいとビーズ細工を教わったり，姉に自分のものと同じネコバスのコインケースを作るなど，他者のために作品を作るようになっていた．

　5か月が過ぎ，いっしょに作業療法に参加する友達もでき，コースターの作り方を教えたりするようになり，入院後半年，「いろいろできるようになったから，病棟での身の回りのことを少しずつ自分でしてみてはどうだろう，自分でしてみて，何か困ることがあれば教えて」と，自分でしてみることを宿題として提案してみた．「できるかな，大丈夫かな」と言いながらも，2週間あまりで身辺処理もほぼ自立した．

　作業中，わたしは「他の患者さんの様子を見てくるので，できるようなら続きをしていいよ」と一人で作業をするように言って席を離れてみた．しばらくして戻ってくると，仕上がった作品（革細工のコースター）に，電気ペンで自分のサインをしていた．それを見て，「字が書けるようになってよかったね」と言うと，驚いたように「あっ，字が書けるのお母さんには内緒よ，わたしが動くと心配するから」と苦笑していた．

　そのころから，作業しながら，自分が車いす生活になったいきさつなどを話すようになった．腎炎で激しい運動をしないように校医に言われ，母親がそのことをひどく気にするようになり，登下校や体操，階段の上り下りにまで口を出すようになって，いつの間にか歩けなくなっ

表 4-1

転換症状：一時的疾病利得　（葛藤を回避）
症状固定：二次的疾病利得　（ADL 全介助）

器質的原因の否定は二次的疾病利得を強化
症状形成にいたる精神力動に着目
関心を示す，依存欲求を満たす

たことや，過剰に干渉する母親に対するアンビバレンツな感情，両親の不仲に対する不満などが少しずつ語られた．

　このようなM子の封じ込められた「こころの声」を解き放したのは，作業の身体性と精神性の相乗的作用，作業を介してのかかわりであった．身体化症状がある思春期から青年期にかけた自我の未成熟な者に対して，主訴としての「からだの声」へのかかわりから自己洞察へと歩む治療のプロセスにおいて，作業をもちいる療法の体感にともなう確からしさや作業を介したかかわりは，自我を脅かすことなく，その成長を助ける有効な手段になる．

　M子に観られた表情の理解と対処は，**表4-1**に示すように，身体化という転換症状による一時的な疾病利得により当面の母との葛藤は回避されたが，車いす生活になり二次的な疾病利得が生まれ，ADLは全介助になったものと思われる．これに対して「検査をしたけど器質的に機能の障害はないので，動くことはできるはずだよ」と身体化症状を否定すると，逃げ場を奪うことになり，妄想の否定と同様に，二次的疾病利得を強化することになる．そのため，身体化という病状形成にいたる精神的な力動に着目し，身体化された症状を否定することなく，依存欲求（身体化症状によるデマンド）を満たすようなはたらきかけをした．主訴を受けいれることで二次的な疾病利得の強化を回避し，興味を示す作業をすることで身体化症状から注意を転換し，身体化症状によるデマンドを受容することで自我を保護し，他の患者からの作品に対する賞賛などにより自信の回復と自我の成熟を支援した．過剰に干渉する母親に対するアンビバレンツな感情，両親の不仲に対する不満などが少しずつ語られるようになったことで，カタルシスとともに自分におきたことの意識化をはかることができたと言える．

　身体化にともなう病状が治まり，自分に生じたことが意識化されるようになると，ネコバスの作品を，両親や姉用にと作るようになり，退院することが決まったとき，「家に帰ったら，また歩けなくなってここに戻ってくるかもしれないよ」と，ネコバスのコインケースとペンケースを鞄に入れながら，笑って話した．M子には，まだ家族との葛藤を乗り越え，彼女自身が成熟するという本来の課題が残っていたが，わたしはM子が大きな山を一つ越えたことを確信した．

事例　1. 出会い，かかわり，そして展開

⑤ どうして話さないの？―緘黙症

　言葉を話すことができないわけではないのに，何かのきっかけから，相手や場所によって，話さなくなったり，まったく話せなくなったりする場面緘黙といわれる状態がある．話せない，話さない理由は，個々によりいろいろである．知的な遅れや聴覚障害，自閉症などにも緘黙はみられるが，幼児の分離不安や広汎性発達障害，統合失調症の経過中やトラウマ，ストレスなどで多くみられる．

　言葉を話さない，話せない状態が長期間続くことを緘黙症という．緘黙症は，話したり聞いたりする能力はあるのにできない．これは特定の精神障害や知的障害，言語障害などとは別の問題と考えられる．

　緘黙症には，まったく言葉を話さない全緘黙とある特定の場や状況などで話せない選択性緘黙（場面緘黙）とがある．日本では，全児童の 0.2% 前後に選択性緘黙（selective mutism）がみられるが，専門の医療機関を受診することはほとんどない．選択性緘黙は家庭外でみられることが多いため，親が気づきにくく，特に他児に迷惑をかけるわけではないため，学校においても大きな問題とはされないことが多い．そのため，家族も教師も治療対象という認識がなく，受診にいたらないものと思われる．しかし，社会的な交流の機会が阻害されるため，不登校やひきこもりの原因にもなる．

　何が原因かは定かではないが，転校を機に全緘黙状態になった Y 君．本人自身が原因を自覚できずにおきる幼児期，小児期の精神的な問題は，偽りのない信頼関係からしか解決の糸口は生まれない．

[事例の背景]

　Y 君は，幼少時に言葉の遅れが少しあり，発達の遅れの疑いがあるのではということで，療育センターに通うことになったが，特にこれといった問題はみられず，幼稚園に入った．幼稚園でも，さしたる問題はみられず，小学校に入学し普通学級に通うようになった．そして父の仕事の都合で転校することになったが，転校してから，情緒的に不安定になった．自傷行為などがみられ，学校だけでなく家でもまったく話さなくなり，全緘黙状態が始まったという．

　いくつかの病院を受診した後，子ども専門の医師や作業療法士のいる大学病院に通院するようになり，担当医から生活面からのスクリーニングを兼ねて作業療法士との関係づくりを目的に作業療法の処方が出された．

[出会いとはじまり]

　Y 君は，背丈は年相応でぽっちゃり型の色の白いやや幼い顔つきをした少年で，担当の女性

作業療法士との初回の作業療法導入面接では，少し困ったようにうつむいたまま，目を合わせることなく，作業療法士が話しかけると母親や物陰にそっと身を隠すようにしていたという．

簡単な問いかけには，わずかに頭を動かしたり，眉間にしわを寄せたりすることで，なんとか意志表示をするが，彼の気持ちや思いを尋ねるような問いかけには，言葉では答えないものの，身振りや筆談で「わからない」と応え，作業療法でいっしょに過ごす時間は，それほどいやではないような印象を，担当の作業療法士（女性）は受けていたという．

［コミュニケーションの展開］

2週に1回，作業療法士と二人だけの20分程度のセッションをおこなうことから，作業療法のかかわりが始まり，作業療法士との関係ができるにつれて，共に過ごす場を室内から屋外へと広げ，サッカーやキャッチボールなどの二人で向き合っておこなうスポーツや，竹とんぼ，水風船投げなどの遊びを取りいれることができるようになった．

3か月あまりが過ぎる頃には，週1回50分の作業療法セッションが定着し，ゲーム類や，デジカメやパソコン，園芸など，じっくり取りくむ作業も可能になった．気に入った作業には意欲をみせ，茶目っ気をみせたり，甘えてみたり，ふざけるなど，作業療法士との情緒的な関係も深まり，1年あまり経ち，中学に入学する頃には，Y君から自発的に指文字や筆談で話すことも増え，週末には父と出かけたり，笑顔がたびたびみられるようになり，声を出して笑いそうになるのをこらえているような場面もみられるようになった．

導入期でもちいたゲームやスポーツのような単純で粗大な運動は，心身の緊張をほぐし，自然なコミュニケーションが生まれやすく，抑圧されていた感情の発散（カタルシスの促進）という意味でも有効な作業である．言葉のない場面緘黙症のY君に対し，作業療法士がその気持ちを汲みながら，言葉に頼ることなく，作業を通して関わることが，Y君とのコミュニケーションに重要であると認識し，いっしょに過ごしたことが，Y君にとっては作業療法士を観察し確認できるゆとりとなり，緊張と不安がとれていったものと思われる．

緘黙に限らず，言葉によるコミュニケーションが十分に発達していない子どもの治療や援助，支援にあたっては，子どもの自尊心を傷つけないよう関わり，子どもが気持ちを開くのを待つことが，子どもとのコミュニケーションのコツである．じっくりと関わり，簡単で当たり前だと思われるようなことであっても，うまくできたときには，子ども自身の意志でおこなったということを認め（賞賛し），次の行動へとつながる自信となるように援助するのがいいだろう．そして，ときには作業療法士自身も，治療関係にあることを忘れて，無心にいっしょになって身体を動かしたり何かを作ることに没頭してしまう時間があるくらいがいい．

事例　1. 出会い，かかわり，そして展開

⑥ 人形を抱いて過ごす
― アルツハイマー型認知症

　認知症高齢者の生活において，自宅だけでなく病院や老人保健・老人福祉施設などでも，人形やぬいぐるみを抱いて過ごす人が多く見られる．人形をもちいたかかわりは，ドールセラピーといわれ，もちいる人形も，感触，形，大きさ，重さなどが本物の乳児のようにつくられた人形が販売されている．このような専用の赤ちゃん人形を使っている施設もたくさんある．

　人形に着替えをさせたり，抱いたり，乳児の世話をするようにして人形と過ごすことで，認知症の有無にかかわらず，気持ちが穏やかになったりいきいきしてくるという．また，赤ちゃん人形を通して共通の話題もみつけやすくなるといった効果が期待されている．ひとにとって人形を抱くということがどのような意味をもつのか，それは一人ひとりの性格や生活，人生が背景にあってのことであるが，個々の生活背景とその人が人形を抱くことの意味を理解したかかわりがあってこその療法と言える．

　グループホームの訪問で出会ったFさんは入居以来，ずっと人形を抱いて過ごしていたと紹介された．

[事例の背景]

　作業療法士が自己紹介をして，年齢を尋ねると，「何歳やったかな？　もう忘れたわ．40歳くらいやったと思うけどな，ハハハ」と答えたFさんは，実際には70歳代の女性で，産婦人科の看護師として60歳過ぎまで働いていた．退職後自宅で暮らしていたが，10年あまりして，もの忘れがひどくなり，入院して検査をしてもらったら，アルツハイマー型の認知症と診断された．しばらくは自宅での生活が続いていたが，しだいに認知機能が低下し要介護度3[*5]の状態になり，自宅での生活がむずかしくなり，家族の希望でグループホームに入居することになった．感情の起伏が激しく，グループホームの他の入居者とのコミュニケーションもはかばかしくなく，いつの間にか人形を抱いて過ごすようになったようである．

[出会い]

　Fさんは，お気に入りの人形に「かわいらしいね」「かしこいね」「おなかすいた？」などと話しかけ，子守唄を歌ったり，ごはんを食べさせたり，まるで本当の赤ん坊であるかのように

[*5] 要介護度
　　心身の状況に応じた介護の必要度（要介護度）を言う．要介護度3とは，中等度の介護を要する状態とされ，立ち上がりや歩行は自力ではできず，排泄，入浴，衣服着脱などは全介助，問題行動や理解の低下がいくつか観られる状態．

世話をして過ごすようになった.

　人形と過ごすようになってから,しばらくは周りの人とのコミュニケーションもよくなったが,しだいに,人形との世界だけが生活の中心になり,周りの人に話しかけられると拒絶し,人形に誰かが近づくと怒って追い払ったりするようになった.入浴時以外ずっと人形を抱いて過ごし,就寝時は人形を自分のシングルベッドの真ん中に寝かせ,自分はその横で寝て過ごす.

　面会に来た家族が,そんなＦさんの様子を見て,できることなら人形より人間とのかかわりを取りもどしてほしいと思ったようで,グループホームの部屋替えのときに人形を隠した.人形が見えなくなってしばらくは,「わたしの赤ちゃんはどこへ行ったの？　死んだの？」と聞くこともあったというが,そのうち一日中,タンスの中の物を出したり,入れたりを繰り返して過ごすようになり,時々,タオルを赤ん坊を抱くように抱いている様子が見られるようになった.

　グループホームのＦさんの部屋を訪問すると,ＦさんはタンスをあけてFを見せてくれた.「きれいですね」と語りかけても,何も答えず,ただニコニコとして,タンスの中の物を次々出しては見せ,またたんでしまうといったことを繰り返していた.

[閉ざされたコミュニケーション]

　父親を早くに亡くし,母親に育てられたＦさん.産婆だった母親は,自宅で開業しており,Ｆさんも子どもの頃から赤ん坊と接する機会が多かったという.産婦人科の看護師になったのも,その母親との関係からなのだろう.

　退職し,認知症になり,グループホームという新しい環境に移ることになり,Ｆさんが失ったものは計り知れないものがある.年齢や体力,社会の一員として自分を支えていた看護師という仕事と誇り,そして自分が働いて子どもたちを育て,家族をみてきたという責任感と自己有用感,住み慣れた家や家族とのつながり,そして自分が生きてきた証しとしての定かな記憶,そういったものがすべて失われていく.Ｆさんにとって,自分を支えていたことや物を喪失するという体験は,どのように受けとめられていたのだろう.

　そうした喪失体験のなかで,人形の世話をすることに自分の存在を見つけたＦさん.自分の年齢を40歳くらいといい,人形の世話をする,それはＦさんにとって産婦人科で看護師として働き盛りであった頃の自分とつながるものだからなのだと思われる.

　しかし,しだいに現実世界を離れたＦさんの様子を見て,家族は心配のあまりのことなのであろうが,人形を隠して人形と過ごすことができないようにした.人形とのかかわりを閉ざされたことで,人形を介してわずかに残っていた,Ｆさんと現実世界とのコミュニケーションは閉ざされてしまったのではないだろうか.

　家庭や施設で役割を失い,ケアを受ける受け身の生活におかれた高齢者にとって,その立場が逆転するのは,耐えがたいことのように思われる.特に認知症高齢者の場合,自分でも自分におきていることが理解しにくい,周りの人にも理解されないことによるいらだちが,徘徊などさまざまな周辺症状といわれる行動につながり,生活に支障をきたすようになる.そうした人に,赤ちゃん人形を抱き世話をしてもらうことで,自分があてにされている,そうした役割

があるという思いを抱いてもらうことができると言われている．
　しかし，人形とのかかわりは，子どものごっこ遊びのように，あくまでも虚構の世界である．Ｆさんに見られたように，人形が与えられただけでは，現実世界とのつながりが失われてしまう．人形を介した現実世界とのコミュニケーションが保たれてこそ，さらに冒頭でも述べたように，生活背景とその人が人形を抱くことの意味を理解したうえでのかかわりがあってこそ，人形をもちいるかかわりの意味がある．

事例 1．出会い，かかわり，そして展開

⑦ 枯れ枝のような身体
― 神経性無食欲症

　摂食障害（eating disorder）は，母子関係のストレスや不適応，コミュニケーションの不全などが原因とも言われているが，生物的，心理的，文化・社会的なさまざまな要因が絡みあって発症する（**図7-1**）．食行動の障害や異常の原因は，**図7-2**のように行為の障害と動作の障害があるが，神経性無食欲症ではそのいずれも観られる．具体的な障害や異常は，**図7-3**，**表7-1**に示すように，拒食，過食，異食といった摂食行動の異常と，他者と一緒に食事すること（共食）ができない，他者に食べることを強制するなど，摂食行動に関連する行動の異常がある．そして，自分がおかれた状況の理解や対処の未熟さから，食事が唯一自分が制御できる対処行動として習慣化し，気がついたときには命にまで支障が生じるといった状態にまでいたることがある．

　摂食障害には**図7-3**に示すように拒食と過食があり，いずれかが単発に観られることもあるが，周期的に拒食と過食が繰り返される場合もある．通常，その食行動の異常に目が向きがちであるが，食行動の異常やそれにともなうさまざまな問題行動の背景にある心の問題を解決しないと，摂食障害の経過はよくならない．摂食障害がみられる問題行動の背景にある要因とそれらの関連を多面的に示すと第Ⅰ章の**図2-4-1**のようになる．この図のように家族間の心理的要因や時代や社会の風潮などさまざまな社会的要因が重なり絡みあっている．そのため，患者

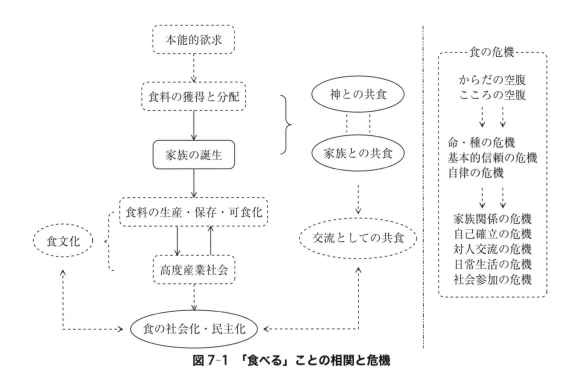

図7-1　「食べる」ことの相関と危機

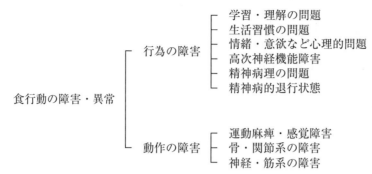

図7-2 食行動の障害・異常の原因

```
          ┌ 拒食，不食，減食など食の異常な減少
          ├ 過食，大食，気晴らし食いなど異常な食べ過ぎ
摂食行動の異常 ┼ 器質的異常はないのに嚥下が困難
          ├ 偏食，選食，早食い，食事のパターン化など偏った食べ方
          └ 異食，食糞など食べ物ではないものを食べる

          ┌ 共食をさける，共食ができない
          ├ ひったくり食い，異常な早食い，盗食，夜間摂食などの食事態度の異常
          ├ 過剰な食物への関心や他者に対する食の強制
関連行動の異常 ┼ 過度な活動性
          ├ 自己誘発性嘔吐，薬物乱用
          ├ 行動化（食品の万引きや窃盗，薬物やアルコールへの依存，自傷行為，性的
          │  逸脱行為など）
          └ 食品の貯蔵

二次的異常・障害－身体的異常（無月経，便秘，低血圧，徐脈，皮膚角化，低体温，飢餓反応
としての体毛の密生など）
```

図7-3 精神障害にともなう食に関する障害・異常

自身も治療を拒否することが多く，家族の協力が必要であり，本人や家族を含んだ治療関係をどのように構築するかが重要な課題になる．

　A子は，小学校のときに発症した神経性無食欲症（anorexia nervosa）の患者で，作業療法士が初めて出会ったのは中学校3年のときだったが，そのときの身長は140 cmあまり，体重は20 kgを少し上回る程度だった．神経性無食欲症をどう理解し対処するか，A子を通して，その背景とかかわりの経緯を紹介する．

[事例の背景]

　母親の話では，幼少時は素直で育てやすく，反抗期や人見知りもなかったという．中学受験に失敗した頃からほとんど食べなくなり，中学校2年のときに体重が20 kgを割り意識レベルが低下したため緊急入院となったようである．A子の発症は，図2-4-1（第Ⅰ章参照）に示す心理的な要因である家族内葛藤や同一性の葛藤，脅迫的性格などに社会的要因が関連しての発症で，図7-3の摂食行動の異常やそれに関連する行動の異常，そして無月経，体毛の密生など二次的な異常や障害も観られている．最初は内科に入院し，1年あまりで回復し復学したが，

表 7-1 食べる行為の障害・異常

a．器質的要因による食欲の異常な亢進・低下
b．拒食，不食，減食など摂食量の異常な減少
c．過食，大食，気晴らし食い，むちゃ食いなど異常な食べ過ぎ
d．偏食，選食，特定の食物を嫌悪，特定の食事パターンなど偏った食べ方
e．異食，食糞など食べ物ではないものを食べる
f．共食をさける，できない
j．ひったくり食い，盗食，隠れ食い，異常な早食いなど食事態度の異常
h．食事のしかたがわからない

食事量は極端に少なく，その後症状が悪化しては入院し，少し回復すると退院という，入退院を繰り返し，拒食状態が続き，経管栄養も拒否，精神運動興奮，自殺企図が観られ，ついに精神科に医療保護入院となった．

精神科での入院時は，硬い表情で母親にすがりつき，内科での入院と違って主治医や親への激しい反論，治療に対する拒絶行動が観られた．他患に殴りかかろうとしたり，カロリーを消費したいと強迫的な運動，離院行動なども繰り返し観られた．

[出会いとはじまり]

強迫的な運動欲求に対する医学的な処置として行動制限がなされていることに対する焦燥感が強いため，少しでも気を紛らわすことができればという主治医の思いから，気分転換，興味の拡大，自己評価の改善を目的に作業療法の依頼があった．

無断離院が心配されたため，週2回，1回1時間の個別作業療法を，作業療法士（女性）が閉鎖病棟を訪問しベッドサイドでおこなう形で始めた．外出が禁止されていることによる閉塞感への対処として，病棟との話し合いで無断離院への対策のため母親と共に参加することを条件に，病棟外の作業療法室も週1回利用することにした．

作業療法開始当初は，A子は緊張が高く，作業療法士（女性）の問いかけに，硬い表情で敬語を使い小声で答えていた．作業の理解に問題はないが，見本や手本，確認を求め，作品の細部に強迫的にこだわり，常に間違えないようにする完璧さと作業に対する自信のなさがうかがえた．うまくできない，むずかしいと感じたときには，作業療法士に手助けを求めるように，作品を無言で手渡したり，手をとめて作業療法士を待つという行動で援助を求めた．

また，母親が常に隣に心配顔で座って，少しでもA子の作業が進まないと，あれこれ口出しをしたり手出しをしては，「うるさいな，ほっといてよ」と患者が怒る場面も観られた．そのため，母親には作業はA子のペースにまかせ，口出しや手出しはしないように伝え，そのまま作業を進めると手直しができず失敗に終わりそうなことが予測された場合には，作業療法士がA子にそのことを伝え，確認してから援助をするよう心がけた．

［コミュニケーションの展開］

　散歩中に川に飛び込んだり，離院して数日行方がわからなくなったりしたこともあったが，3か月あまり過ぎた頃には，笑顔が見られ会話も増えてきた．初めて自分から希望した作品を作ったときは，デッサンを何度も書きなおすなどの強迫的なやりなおし行為が観られたが，A子の納得いくまでまかせることにした．母親は手出しはしなくなったものの，そう簡単にはそれまでの習性を変えることはできないようで，あれこれと口出しするため，A子が「お母さんがいろいろ言うから間違えたやないの」と失敗を母親のせいにして怒ったり，そのため母と娘の言い争いが絶えなかった．母子の距離をとるため，どのようにいっしょに過ごしてよいかわからないと言う母親に，母親にも自分の作業をすることを勧める．

　そして体重が増えるにつれ，それに抵抗するように，外泊時の自宅での粗暴行為，逃走，新しいことの体験希望，依存，攻撃，治療時間の延長要求など，揺れ動く言動が続いたが，しだいに穏やかに作業をおこなう日が多くなってきた．母も作業に集中する患者の隣で読書をするなど，それぞれの時間が過ごされるようになった．

　入院後1年あまりの経過で，体重も安定し退院の話がされるようになり，失敗に対する過剰な反応も見られなくなり，カメラで撮りためた作品の写真を見て，その作品を作ったときのことを思いだして話したり，母親と別々の作業をしながら，二人が笑顔で過ごすことが多くなった．

　A子の希望により，外来の個別作業療法を週1回継続することで退院となった．退院と同時に通信制の高校に通うようになり，友人もでき，自分で探したアルバイトもするようになった．アルバイトを始めてから，母親もパートに出るようになって，母子それぞれのペースで生活をおくっている．

　母子の共依存，強迫的なこだわりや操作的な言動など，脆弱な自我と傷つきやすい自尊心のなかで揺れる思春期心性をもつ患者との治療関係の構築はむずかしい．このような患者に対する作業をもちいる療法は，病理には直接ふれず，保護された環境で本人の希望を保障して気分転換をはかり，自己愛を充足できるような作業活動をおこなうことで興味・関心を引き出し，できたことを認めることで自己評価の改善をはかることが必要である．

　時間があれば運動をしようとする過活動は，自己同一性が低く，よりどころがない患者の空虚感や不安感を消去する行為であり，作業活動は作業活動を楽しむことで空虚感を埋め，体重や食物から意識をそらせ，作品を作る達成感や有能感を満たすことができ，かなり有効である．作業活動が自己とのコミュニケーションのはたらきをする．

事例　1. 出会い，かかわり，そして展開

⑧ モモちゃんを治して
―知的障害をともなう統合失調症

　対象となる疾患やそれにともなう障害を生きる対象者が変わってきたわけではないが，疾患の名前で誤解されたり，差別・偏見につながらないようにとか，診断する者の間で大きな違いが生じないように，同じレベルの治療を施すことができるようになど，いろいろな理由で，疾患分類や診断基準は変更される．具体的には，精神分裂病が統合失調症に，痴呆が認知症に，DSM-5の統合失調症スペクトラムや自閉症スペクトラムなどがある．また，呼称の違いではないが，対象者や家族に少しでも多く年金が支払われるようにという，治療や支援，援助にあたる者の配慮から統合失調症などの診断名がつけられることもある．

　そうした理由で，最近使われなくなった疾患名の一つに接枝分裂病がある．接枝分裂病という病名は，知的障害をともなう統合失調症にもちいられていたもので，知的な障害があり，病状が不安定になると統合失調症にみられる幻覚・妄想などの精神症状がみられるという疾患である．

　Hさんは，さまざまな対象喪失にともなう危機を，唯一自分とのつながり，なじみのある人形に依存する形で過ごしていた．

［事例の背景］
　Hさんは，詳しい現病歴は残っていないので詳しいことはわからないが，幼少時に脳膜炎を煩いその後遺症で軽度の知的障害になり，生活の詳細も不明であるが，50歳代半ばになって，生活を共にしていた両親を相次いで失い，幻視・幻聴と思われる訴えが聞かれるようになり，不眠が続き，初めての入院となった．その入院中に急性腹症になり，急性すい臓炎，胆嚢炎の疑いがあり，手術のため作業療法士が勤務していた病院に転院してきた．

　術後4か月あまり高熱が続き臥床を余儀なくされ，回復後に，下肢全体の軽度の廃用性萎縮，屈筋群の軽度の拘縮がみられた．立位や歩行に支障をきたすほどではなかったが，Hさんは身体を動かすことへの不安から，歩行が困難となり，精神科担当医より情緒の安定と起居移動の自立援助を目的に作業療法の処方が出された．

［出会いとはじまり］
　病棟に作業療法導入の面接に行くと，膝を抱え込むように身体を丸め，ベッドの中で毛布にくるまっていた．言語によるコミュニケーションは可能で，看護師に両脇を支えられながら数mくらい歩くことはできるが，ほとんど一日中ベッドで寝て過ごしていた．

　目を覚ましているときには，少し手足に触れただけで緊張からかおびえるように全身をこわばらせ，とても起居移動の訓練がおこなえる状態ではなかった．そのため，作業療法士が病室

に出向いて，話をすることからかかわりを開始することにした．Hさんは，少しうす汚れた手作りの人形を抱いたりそばに置いていたり，いつも人形といっしょにいた．その人形の話になると笑みが浮かぶため，病室訪問時はまず人形に話しかけるようにした．

しばらくして，その人形に「モモちゃん」という名前があることを教えられ，「モモちゃん元気」が挨拶代わりになった．そうして「モモちゃん」を介して，少しずつHさんの身体に触れることも可能になったため，「モモちゃん」に話しかけながら，Hさんにおこなう予定の運動を「モモちゃん，さあ，身体が動かなくならないように体操しましょうね」とおこなってみせ，「モモちゃんも体操したので，次はHさんですよ」と言って，人形にしたのと同じはたらきかけをおこなうようにした．

[コミュニケーションの展開]
そうして2か月あまりで，「モモちゃんといっしょに散歩しましょう」と誘うと，Hさんも治療者と手をつなぎ「モモちゃん」を抱いて，病室外の散歩にも行くようになった．術後の経過も安定しているため，合併症病棟から精神科病棟へ移った直後には，環境の変化に対して一時的に失禁や歩行困難などの退行症状がみられ，からだを震わせ「モモちゃん，怖くないよ，モモちゃん大丈夫だよ」と人形に言い聞かせるように人形を堅く抱きしめていた．筆者も「モモちゃん，強いね，怖いことないね」と人形に話しかけながら，新しい環境に慣れるため，少しずつ病棟内をいっしょに歩くようにした．病棟に慣れてくると，ふたたび病棟外の散歩にも出かけることができるようになった．

しかし，ほっとしたのも束の間，やっと新しい環境に慣れ落ちつき始めたとき，たまたま病状が不安定な患者がHさんが抱いていた「モモちゃん」を取り上げ，足を引きちぎってしまうという事件がおきた．そのショックで，Hさんは「モモちゃんが死んだ．モモちゃんが殺された．恐い，恐い」とパニック状態となり，ふたたび全介助が必要になった．新しい人形が弁償されるが，モモちゃんと違うと言って受け取ろうとしない．

カンファレンスで，モモちゃんを作業療法室で治してもらおうというはたらきかけをしてみることを提案し，Hさんとモモちゃんが元通りに治ったら，またいっしょに散歩をしようという約束をした．「では，これから怪我をしたモモちゃんの手術を始めます．Hさん，手術の成功を見守ってください」と，目の前で引きちぎられた人形足を胴体に針と糸で縫いつけて，元通りになった人形を見せると，Hさんは「モモちゃんが治った．モモちゃんが生き返った」と，笑みを浮かべ補修された人形にほおずりをしていた．

そして，それまでの全介助状態が信じられないほどの回復を示し，4か月あまりで，身辺行為も自立し，「モモちゃん」を身の回りの品といっしょに紙袋に入れて，「ありがとうございました」と言って退院していった．

人形を軸にした対象関係，この人形の役割を振り返ってみると，転院，急性腹症の手術，精神科病棟への転棟といった，Hさんにとっての危機状況において，人形は，不安や危険がいっぱいの現実から患者を保護するもの，依存対象，移行対象として，そして，患者に対して治療

者の行為をわかりやすくする(具現化)役割をはたしたと言える．

　作業療法士が人形に話しかけるのを見てHさんが安心したように，人形がそれに関わる治療者の行為を具現化し，予測のつかない不安を軽減するはたらきをしたと思われる．この人と物とのかかわりに見られるノンバーバルな情報がコミュニケーションを補うため，このように知的に少し障害がある人や認知機能の低下で混乱しやすい人に対しては，直接の会話よりはワンクッションおくことになり，結果的に相手の気持ちへの不用意な介入をしないですむ心理的距離を保つことになる．

事例 1. 出会い，かかわり，そして展開

⑨ 止まらない悪言—トゥレット障害

　トゥレット障害，それは本人の意志とは関係なく，繰り返してみられる音声チックと多様な運動チックが重なるもので，その重なり具合は個人により異なる．多くは就学前後に出現し，注意欠陥多動性障害，強迫性障害，学習障害などをともなうこともある障害である．
　初期には，まばたきなどの目の運動チックが多く，しだいに頭や顔，手，さらに足へと広がる．器質的な素因に，さまざまな環境因が加わって発症すると考えられている．思春期の頃が症状の出方がもっとも激しく，約半数は成長にするにしたがって徐々に収まり目立たないようになるが，完治はむずかしいと言われている．薬物による対症療法が有効なので，患者自身が，チックは自分の個性の一つととらえて，あまりこだわらずに生活できるようにもっていくことが大切である．
　T男は，自分の意志と関係なくおきる音声チック（汚言）が周囲を不愉快にするような感じがするのでなんとかしたいと，自分から希望して入院してきた．

[事例の背景]
　T男は，幼児期から，緊張するとまばたきのチック症状があり，内向的な性格だったという．父親が母親との不仲から家族と別居した8歳の頃より，音声チックが出現し，12歳の頃に，強迫行為や汚言，反響言語などが目立つようになったという．14歳の時に両親が離婚したが，その頃から母親や姉妹に対する粗暴行為が始まり，不登校気味で，登校しても教室には行かないで保健室で勉強して過ごすようになったようである．
　カウンセリングやいろいろな治療を試みられながら，なんとか卒業させてもらい定時制高校に進学するが，周りから薦められた宗教がらみの民間治療で，そこの教祖のような人物から薬は毒という理由で断薬を命じられて服薬をやめたため症状が悪化した．学校に行くと汚言が頻発し，周囲を不愉快にするからなんとか入院して治したいと本人から入院を希望して病院に来た．
　T男は描画や工芸などの創作活動が好きだということを聞いた，病棟スタッフの勧めで，入院直後から作業療法に参加するようになった．作業療法導入時の面接で，規則正しい生活をし，ボランティアをしたり友達と交流したいが，汚言が頻回に出るので周りの人を不愉快にさせているような気がすると言う．

[出会いとはじまり]
　パラレルな作業療法プログラムに参加することになるが，参加初日から，T男は自分で購入した石粉粘土を持参し，一人でペンダントやブローチなどを作って過ごしていた．活動中，会話中を問わず，表情も変えずに性器や性行動に関する短いスラングを投げつけるように大きな

声で繰り返し発する．体格はいいが，やや中性的な印象をあたえ，女性的な仕草や物言いが印象的であった．同年代の男性との交流はほとんどなく，もっぱら女性に自作のペンダントなどをプレゼントすることで周りとの交流が保たれていた．

　作業療法士とは親子ほど年齢差があるせいか，最初は少し距離をとりながらも作業療法士の存在が気になるのか，盗み見するように，作業療法士が他の患者に接している様子を見ていた．しばらくして陶芸を教えてほしいと頼んできて，陶芸やペンダントづくりから絵画や楽器づくりなど他の活動に興味が広がり，そうした関心のある作業をしながら，両親については何も語らないが，祖父との思い出などを話すようになった．汚言に対しては，言ってはいけないと思いながら出てしまい，気にはなるが出ると気持ちがすっとすると言う．

　音声チックは，「お○こ，お○こ．お○○こ，お○○こ」といった，性器や性行為を直接示す明確な言葉から「ウッウッ」という短い撥音に変わり始めたが，研修医や看護師などが来ると，「うっとい」「ほっとけ」といった言葉がチックのように発せられていた．

［コミュニケーションの展開］

　9か月あまり過ぎる頃には，作業療法で自作した楽器を鳴らしたり，絵を描いたりとのびやかに活動し，作業所の合同バザーに，作りためていた自作ペンダントを出品するようになった．出品した作品の大半が売れ，その売り上げを作業所に寄付したり，外泊時の行動にも広がりがみられるようになり，作業療法プログラム参加中や会話時の音声チックも時折「ウッ」という撥音が聞かれる程度になる．

　1年あまりで退院し，退院後は3～6か月に1度程度作業療法室に顔を見せ，近況などを話し遊んで帰るといった状態が続いた．「医者も僕の病気にはあまり役にたたんかったわ」と主治医はもう見限ったような物言いや，一人立ちするといったような強がりも言ってみたりしながら，少しずつ内的生活から現実生活への移行が進んでいるようであった．成人式もすみ，体つきや言葉も男性的になり，来室の間隔もしだいに長くなり，来室時には音声チックはまったく聞かれなくなった．

　自我の脆弱な者や思春期心性に対する微妙な配慮が必要な者にとって，病理に直接ふれるかかわりは，そのこだわりや強迫感を強め，生活が狭まり，結果的に病理の比率を高めてしまうことになりやすい．また関わり過ぎることが非治療的になることが多いことにも注意が必要である．患者の自尊心を傷つけずこちらを観察する時間を提供することで，時期が来れば治療開始当初はふれられていない症状やそれがどういったときにおきるのかといったことについても，自分から話すようになる．自我が脅かされない環境のなかで，病理はそのままに，生活を広げること，症状に囚われず，具体的な体験，身体性を通した適度な自己認知を保障することが，患者の自己開示・自己洞察を促すものと思われる．

　T男にとって，自分の病理に直接ふれられることなく，ペンダントなどを自由に作る場が保障され，得意な作業に没頭できたことが，汚言に対する葛藤，対人緊張，初めての入院に対する不安・緊張から，自分を保護する依存対象（作業依存）の役割と自己表出の手段としての機

能をはたしていたと言えよう．生活とつながりながらモラトリアムな時間や場を提供し，作業に依存できたことが，現実への移行を保障したものと思われる．

　また，作業所のバザーで自分の作品が売れて，その売り上げを寄付して喜ばれたことは，T男の自己愛を充足するとともに，自信の回復につながったようである．物を作ること，その物づくりや作った作品を通したコミュニケーションは，T男が他者や自分以外の世界と適度な距離を保ちながらかかわりをもつのに大きな役割をはたしたと考えられる．

事例 1. 出会い，かかわり，そして展開

⑩ 見えてるのに，さわってもわからへん―高次脳機能障害

　高次脳機能障害は，交通事故や脳血管性の疾患などによる脳損傷に起因する認知機能の障害をいう．高次脳機能障害は多岐にわたり，記憶，注意，作業遂行，思考，言語，社会的行動などの認知機能に障害を抱え，生活に支障をきたす．脳の損傷部位によって，障害の内容も出方も異なり，半側視空間無視，失認，失行，失語，認知機能の低下，自発性の低下，不注意などをともなうこともあるが，身体の機能障害をともなわない場合は，一見したところ何も異常がないように見える．

　感情の抑制がきかなくなったり，口数が減少したり，無気力，記憶力の低下などが観られ，気分障害（うつ病）や認知症，その他の精神疾患と誤解されやすいこともある．

　「おかしいもんやねぇ，ここ（右の手足）見えてるのに，さわってもわからへん．ぜんぜんわからへん．力入りませんわ」と言う序章で紹介したAさんも，自転車の転倒事故による高次脳機能障害で人生が一変してしまった一人である．Aさんは，序章で紹介したように，本書で扱う治療・援助における二つのコミュニケーションのいずれにも関連する人で，事例紹介の締めとして，あらためて紹介する．

[事例の背景]

　序章で紹介したように，寺社仏閣の屋根や雨樋の作成・修理から伝統的な建築板金による装飾金具まで，高度な技能を必要とする仕事を何人もの職人を使い，建築板金の匠の頭領として，請け負っていたAさん．ある日，狭い京都の路地で自転車に乗って移動していたとき，何かのはずみで電柱にぶつかり転倒し，電柱にぶつかったときに右側頭部を骨折し，右急性硬膜下血腫になった．そして電柱にぶつかったはずみで自転車ごと倒れた際に，アスファルトの路面で頭を打ち，左側頭葉の脳挫傷，外傷性脳内出血，外傷性くも膜下出血がおきた．事故後すぐに救急病院に運ばれ外科手術が施され，リハビリテーションも開始されたが，意識混濁，失見当識，失語（感覚＋運動），右片麻痺，右同名半盲などの広範な高次脳機能障害が残った．

　脳神外経科における治療は終わり，リハビリテーションもおこなわれたが，それ以上の効果も期待できないという理由で，所定の入院期間（法的に決められた3か月）が過ぎるたびに，3か月過ぎると入院費が下がるという経営的な理由で医療機関を移されていた．そうした経緯の中で，わたしたちが勤務する大学の医学部附属病院精神科神経科に紹介されたのは，受傷から1年あまり経ってのことであった．

　当時は，高次脳機能障害に対する治療やリハビリテーションが一般に広まっていなかったことや，まだわたしたちの精神科神経科に作業療法の認可施設がなかったこともあり，整形外科的なリハビリテーションに併せて，週1回，臨床心理技術者による認知機能の障害に対するか

かわりが始められた．

[出会いとはじまり]

　その後，精神科神経科にも作業療法が開設され，開設間もない頃の患者の一人としてＡさんの精神科作業療法の依頼が出された．そのときには，すでに受傷から4年あまりが経過していた．

　作業療法の初診時評価で，右半身に感覚と運動の麻痺が見られた．右手は，意識しないときには軽い物をつかむ程度のことはできるが，意識すると力が入らず振戦がおき，実用手としての機能はなかった．自立歩行はなんとか可能であるが，右足の足底感覚がないため，常に右足が地面についたかどうかを目で見て確かめなければ右足に体重をかけることができなかった．また，毎週通っているのに，バスの乗り換えなど病院への道順を覚えられず，受診手続きや治療費の支払いも一人ではできないため，毎回家族のだれかが送り迎えしなければならない状態だった．

　Ａさんが板金職人であったことから，手続き記憶を利用したアプローチを試みようと，銅板細工の下絵を写すため鉛筆を渡して，これは何でしょうと聞くと，しばらく鉛筆をじっと見つめ，「何やろね，何かな？　ウサギ‥ウサギですわ，これ」と言う．何に使うものかと尋ねると，「いあやぁ～　わかりませんわ」．毎週顔を合わせ，毎回1時間あまりおこなっているリハビリテーションについて，だれからどのような治療を受けているのかと聞いてみても，「あ，あれね，女の人ですわ‥‥だ，だれやったかな，女の人やけど」「来てますで，毎週‥‥毎週，1回来て‥‥何してたかな‥‥なんや，話してますわ．いっしょにね」といった状態であった．

[コミュニケーションの展開]

　序章やⅡ章の3「治療や援助，支援におけるコミュニケーションのコツ」でも少し紹介したので，詳細は省略するが，医療への不信感，疲弊感，先の見えなさなど，さまざまなもって行き場のない思いが，Ａさんだけでなく，奥さんをはじめ家族みんなに積もり積もっていた．そのＡさんとのかかわりは，Ａさんや家族の積もりに積もった話を聴くことから始まった．

　そして，自分の身体との関係，生活との関係を失ったＡさんに対するかかわりの糸口は，手続き記憶と目的的な作業であった．受傷前の建築板金の熟練職人としての経験に関連のある素材や道具，動作をもちいた作業を取りいれてみるが，最初は「出会いとはじまり」で述べたような状態だった．しかし，長年建築板金で培われた身体図式は，何に使う物かわからないと言いながらも，木槌とたがねを手にすると，それらを取りこんだ身体像が立ち上がるのか，少しずつ身体が素材や道具に応え始めた．

　作業療法士の直感から導入を試みた銅板細工であったが，最初は鉛筆を見てウサギですと言い，木槌や銅板を見ても，何に使うものか，どう使うものかもわからなかった．しかし，実際に木槌で銅板を打ち始めると，手は，持たされた木槌とたがねを使い，見よう見まねであるが銅板を打ち始めた．そして，銅板に少しずつ模様が現れると，不思議そうに「なんや，できて

るね．こうするんかな」，自分の手を眺めて嬉しそうに「なんで，できるんかな」と言う．
　しばらくは，力が十分入らなかったり，強すぎて銅板に穴が開いたりしていたが，しだいに身体がなじみの動作を思いだしたのか，2か月あまりかけて2つの作品ができあがる．迎えに来た奥さんが「本当にこの人が，この人がこれを‥‥」と声を詰まらせていた．半年あまりの訓練で，Aさんは一人で通院し，受診受付や治療費の支払いもできるようになる．Aさんが事故で職を失ってから，一家の生活は奥さんがパート勤務で支えていた．「前はね，わたしが働いてね．今は反対ですわ．今は奥さんが働いてね」「大変ですわ」と屈託なく笑うAさん．Aさんが一人で通院できるようになって，Aさんは家に帰ると毎日玄関先に椅子を出し，パート勤務から帰ってくる奥さんを待つようになったという．奥さんはパート勤務の回数が増えたが，仕事から家に帰ると，いつも玄関でAさんが待っていて「お帰り」と言ってくれる，それがなによりの喜びだと言われた．
　病いや事故で失い奪われた自分の身体や生活とのかかわりを取りもどすプロセスにおいて，もちいる作業や作業をおこなう場は特殊なものではない．Aさんの匠としての仕事で体得されているであろう手続き記憶に望みを託して板金作業をもちいたように，その治療や援助，支援は，対象者が暮らす場で，目的と意味のある作業をおこなうことで始まる．

2 何がコミュニケーションの きっかけだったのか？

　コミュニケーションの基本的なコツに気づく背景となった臨床における出会いを，10事例のエピソードで紹介した．臨床における体験の主観的判断であるが，紹介したエピソードに出てくる人たちとの治療や援助，支援関係を構築するコミュニケーション・プロセスにおいて，治療や援助，支援におけるコミュニケーションの重要なきっかけとなった要素を**表2-1**に示した．
　○印は，その事例と治療や援助，支援関係を構築するうえで，特に欠かせなかったコミュニケーション手段を，各事例に対して3項目に限定して主観的に選択したものである．したがって，これらの○印は，今回提示した事例に対するもので，当然事例が異なれば違ってくるものであるが，これらのエピソードを通して，治療や援助，支援関係の構築と共同作業に必要なコ

表2-1　紹介事例とコミュニケーションのきっかけ

事例	診断名	整える			まなざす	共にある	待つ		知る					伝える			話す			
		心理的態勢	物理的態勢	身体的態勢			観せて待つ	整いを待つ	聴く	観る	集める	問う	読む	声─ことばの表情	身体─からだの表情	物─拡張した自我	ことばを物として手渡す	訓読みを活かす	ことばと作業	タイミング
1	統合失調症（慢性）						○					○	○							
2	反応のない少年（不明）				○		○	○												
3	合併症にともなううつ状態					○	○	○												
4	転換性障害						○				○			○						
5	緘黙症						○	○												
6	アルツハイマー型認知症					○									○		○			
7	神経性無食欲症				○		○							○						
8	知的障害をともなう統合失調症						○										○	○		
9	トゥレット障害										○	○								○
10	高次脳機能障害												○		○					

○：事例に対して重要であったコミュニケーション手段

ミュニケーションについて振り返る.

2·1 コミュニケーションのきっかけ

基本疾患や障害が異なる10事例に対して,治療や援助,支援におけるコミュニケーションの重要なきっかけとなった要素で,共通して多かったものは「観せて待つ」「読む」,次いで「共にある」「整いを待つ」であった.

「共にある」「整いを待つ」は,基本的に「観せて待つ」と関連の深いものである.したがって,治療・援助・支援者を観察する機会や時間を対象者に提供すること,そして対象者がどのような経過を経て今在るのかをストーリーとして読むということの重要性をあらためて感じる.治療・援助・支援者のコミュニケーションの取り方の影響も考えられるが,作業を介した治療や援助,支援は,対象者が主体的に取りくまないかぎり成りたたないため,治療・援助・支援者との関係の構築をはかるために治療・援助・支援者が自分を知ってもらうとともに,対象者を知るということがいかに重要かがわかる.

2·2 コミュニケーションの共通事項

10事例のエピソードに対して○印がまったく付かなかった項目は,「(態勢を)整える」「問う」,非言語的な「からだの表情」で伝えること,「訓読みを活かす」,話す「タイミング」であった.これらは,コミュニケーションにおいて重要でなかったから○印が付かなかったものではなく,どのような事例にも共通する基本的に必要とされるものであるため,特に欠かせなかったという選択がされなかったものと考えられる.

たとえば,「(態勢を)整える」という項目は,これが整っていなければコミュニケーションそのものが成りたたない,コミュニケーションをはかるうえで前提となる項目にあたる.他の項目も,特別な項目というより,いずれもコミュニケーションをはかる前提項目に近いものばかりと言える.

■ 事例の初出文献
事例1:山根 寛(1981).慢性分裂病と診断され長期入院の中で落ちこぼれた患者.インターン実習レポート.
事例2:山根 寛 (1986).おニャン子クラブ知っていますか?―反応のない少年.臨床報告.
事例3:山根 寛 (1999).道具としての作業・作業活動.「ひとと作業・作業活動」pp47-68. 三輪書店.
事例4:山根 寛,腰原菊恵,梶原香里 (2000).からだの声に耳を傾けて聴くこころの声―身体化症状によりADL全介助となった少女の回復過程より.作業療法19, 546-553.
事例5:宮田千恵子,山根 寛 (2006).どうして話さないの―緘黙症.精神認知とOT 3, 199-203.
事例6:親松恵子,畑野相子,山根 寛 (2005).認知症高齢者が人形を抱くことの意味.精神認知とOT

2, 336-341.
事例7：腰原菊恵, 山根　寛 (2005). 神経性無食欲症に対する作業療法の役割―若年神経性無食欲症患者とのかかわりから. 作業療法 24, 484-492.
事例8：山根　寛 (1992). 作業療法における物の利用―術後歩行困難となった接枝分裂病患者. 作業療法 11, 274-281.
事例9：山根　寛 (1997).「ふれない」ことの治療的意味―汚言に葛藤する患者の対処行動と自己治癒過程より. 作業療法 16, 360-367.
事例10：山根　寛 (2006). コミュニケーションとしての作業・身体. 作業療法 25, 393-400.

終章
うひ山ぶみの

作業をもちいる治療や援助・支援とは何か？

日々のくらしのいとなみとしての作業，生活とその障害，ひとの集まりや場にはたらく力，治療構造，治療や援助，支援関係，など作業療法に関することについて考えていると，いつも作業療法のプロセスはコミュニケーションそのものではないかという思いに行き着く．そして，臨床の場において，思わぬ病いに途方にくれている人，傷ついた心を護るように心を閉ざす人，自分の思いなどだれにもわかるはずがないと思う人，自分の思ったことが意志とは関係なく人にわかられてしまう恐怖にさいなまれている人，そうした人たちに出会うとき，いつも思い出されるのは，臨床実習で初めて担当した患者さん，作業療法士として駆け出しの時分に担当した患者さんたちとのかかわりである．

本書は，序章で述べたように，「二つのコミュニケーション」という視点から作業を介した治療や援助，支援における臨床経験からの覚え書きが，これから同じ道を歩む人たちにとって，なんらかの指標になればと著した一冊である．「事例1：お腹に金魚飼ってます―統合失調症（慢性）」は，そうした本書の重要なキーワードにあたる，学問の道に初めて入る人のために，ごく基礎的なことを述べた，本居宣長の「うひ山ぶみの」の本質を理解していただく原点としての事例であり，「終章　うひ山ぶみの」としてあらためて，Nさんとの出会いとかかわりを振り返ってみる．

いつ帰ってきますか

8週間にわたる作業療法の臨床実習が終わり，担当したNさんに別れを告げる日が来たときのことだった．いつものように作業場[*1]で雑巾を縫っているNさんに，最後のあいさつをした．

……………………

「Nさん，8週間ありがとうございました．これから大阪に帰ります」

……………………

しばらく間があって，

「そうですか‥出張ですか‥‥　大阪‥遠いですね‥‥　いつ帰ってきますか‥‥」

……………………

実習が終わりに近づいた1週間前から，もうすぐ実習が終わり大阪に帰り次の実習が始ま

[*1] 作業場，生活療法

1970年代後半，日本に作業療法士教育が始まり国家資格が生まれて15年あまり，作業療法士の有資格者が全領域で1,000人にも満たず，精神科領域で勤務する作業療法士は200名たらずという時代，1950年代半ばに医師小林八郎によって提唱された，生活指導（しつけ療法），レクリエーション療法（あそび療法），作業療法（はたらき療法）を総括した「くらし療法」とも呼ばれた生活療法が，作業指導員によって実施されていた．そのため，資格を得た作業療法士が認可施設としてもちいる作業療法室などのほかに，生活療法として作業をおこなっていた作業場があった．

ということを告げ，病棟や作業療法担当者，作業場のスタッフにも，Nさん同席で引き継ぎをすませていた．その最後の別れのあいさつに対して，Nさんから返ってきたのが「いつ帰ってきますか」という言葉だった．実習ということが理解できていなかったのだろうか，実習が終わるということを受けいれられないのだろうか．

すでに次の実習の予定に追われている身にとっては，そのときそれ以上にNさんの気持ちに思いを重ねるゆとりはなかった．いや，なんとか実習を終えた，できるだけのことはしたという安堵の気持ちがあったことを否定はできない．

忘れられた時間と人生

Nさんは，慢性分裂病と診断されていたが，今思うと軽度の知的障害を伴う単純型統合失調症といわれるものではないかと思われる．2回目の入院以来20数年をその病院で過ごし，作業療法の処方は出ていたが，Nさんが参加していたのは，その病院に作業療法士が雇用され作業療法が開設される前から，生活療法[*1]としておこなわれていた作業であった．Nさんはそうした作業の一つである雑巾縫いを十数人の慢性患者といっしょに，古い作業場の片隅で1日中していた．

20年以上も入院が必要な精神分裂病（当時のママ使用する）とはいったいどのような病気なのだろうか．教科書で文字を通して習っただけで，短期間の見学や評価実習程度の出会いで，理解できることではなかった．Nさんが実習担当患者として決まり，作業場で作業を共にしながら，生育歴などの社会的背景や現病歴，治療歴から，Nさんのライフストーリーを追うことにした．幸いにして，初めて入院したときからのカルテは，ぜんぶで20冊あまりあったと思うが，すべて倉庫に残されていた．

いつからかだれにも読まれることがなくなった古いカルテは，カルテを保管する倉庫で埃をかぶって積み上げられていた．その積み重ねてあった一番下のカルテの最初のページに，Nさんは昭和初期に裕福な家庭に生まれるが，幼少時より人と話すのが苦手で吃音があったと記されていた．初回入院時の生活歴や現病歴の記録である．学校の成績はあまり芳しくないが音楽が好きで，高等小学校[*2]時代にアコーデオン，バイオリン，木琴，ハーモニカなどを，家庭教師として雇われた，学校の教師から教わっていたという．通学している学校の教師に家庭教師として自宅に来てもらうなど，特別な計らいであったと思われる．

兄や姉たちが師範学校に進学するなかで，Nさんは高等小学校卒業後，手に職をつけるためという理由で，親戚の縫製業を手伝うことになった．その後，洋裁店で働くが，20代半ばに精神変調をきたし，初めての入院時，電気ショック療法やインシュリンショック療法を受けたと

[*2] 高等小学校
　明治から昭和初期にかけて存在した後期初等教育・前期中等教育機関．1886年（明治19年），小学校令により修業年限各4年の尋常小学校・高等小学校が設置された．その後何回かの改訂で，1907年に尋常小学校6年，高等小学校2年になり，1941年（昭和16年）に国民学校に切り替えられた．高等小学校には，当時の中流以上の家庭の子息が行っていた．

カルテに記されていた．2度目の入院は30歳前で，無為内閉的で病識なく，常同行為，支離滅裂，衝動行為があり，3日に1度の電気ショック療法を受けているとあった．向精神薬が発見され，わが国でも販売が始まったばかりの時代のことである．父親が亡くなった後，兄弟により措置入院に切り替えられたとある．そして母親が亡くなってからは，それまで年一度程度はあった外泊もとだえがちになったことがわかった．

出会いそして別れ

Nさんが実習担当患者と決まり，自己紹介のためにいつもNさんが雑巾縫いをしているという作業場を訪れた．前述したように，そこは作業療法士によって運営されている新しい作業療法室ではなく，生活療法時代からの古い作業場の一室だった．病院の一角にある作業場には畳敷きの部屋があり，その部屋の片隅に，入り口に背を向けるようにして座り，Nさんは，十数人の慢性患者と一緒に古布で雑巾を縫っていた．

8週間の実習期間を共に過ごすことになる自分の紹介を兼ね，声をかけると，作業場の部屋のあちこちから，いくつもの視線が声をかけたわたしのほうに向けられたが，Nさんは背を丸めてうつむいたまま雑巾を縫い続けていた．

聞こえなかったのだろうか．自分にかけられた声だとは思わなかったのだろうか，反応がないことが応えなのだろうかと，さまざまな思いがよぎった．生活療法担当指導員からも看護の担当者からも，これまでも何度か実習生が担当したが，何も変わることはなかったと言われた．

その病院での臨床実習は，涙が涸れるほど厳しいが，本当に実習するのならそこが日本で一番よい実習ができる病院なので，しっかり覚悟していくといいと言われた．それが，いくつもの逸話が伝説のように学生間で語り継がれてきた病院での実習の始まりだった[*3]．それでもそのときはまだ，それらの逸話が針小棒大ではなく実物大であるということを，それからの実習で実感することになるとは知るよしもなかった．

Nさんは，病棟生活での基本的な身辺処理は自立しているが，他の患者さんとの交流はほとんどなく，中腰で足のつま先を手で叩いたり，水道の蛇口に口をつけ長時間チュチュ…と音を立てるなどの常同的で奇異な行動がいつも見られると，病棟のカルテに書かれていた．吃音があり，話しかけには「はいはい」と常同的に返事するだけで，理解しているわけではなかった．

雑巾縫いの作業に加わりながら，休憩室に置いてあった鉄琴を叩いて遊んでいると，Nさんがそばに来るようになった．休憩時間の鉄琴遊びは，高等小学校時代に音楽を習っていたと記されていた古いカルテの生育歴をたよりに，何かきっかけになるかもしれないと，すがるよ

[*3] 伝説の実習地
　　毎日の指導を実習担当作業療法士に受けながら，治療経過は，主任作業療法士と病院長それぞれに，1週間おきに交互に報告しながら，夕刻から深夜に渡るスーパービジョンを受け，自分と担当患者との関係やかかわりについて，分析洞察するという形態がとられていた．また，精神科医療に関連するあらゆる職種が研修に来ていて，研修のための職種を超えた診断，治療計画会議など，多くの研修システムがあった．鬼の○○，地獄の□□，生きて帰れぬ△△，といったようなことばがいくつかあった．

な思いから始めたことである．マレット1本の小学唱歌，ある日メロディを間違えてマレットの動きが止まったとき，そばにいたNさんが一つの音盤をそっと指さした．そこを叩くと，Nさんがゆっくりと首を縦に振った．

そうして鉄琴を通していっしょに過ごすようになり，昔音楽を教わったことなど，幼少時の話が少しずつ訥々と語られるようになった．20冊あまりのカルテを丹念に整理して，主治医や作業担当が替わったり，お父さんやお母さんが亡くなられたときなどに，奇異な常同行為などが増え，人との交流が減っていることもわかった．

出会いから1か月が過ぎた頃，ナスもぎや梅の収穫など，作業場でみんなでおこなう作業にもいっしょに参加した．Nさんが共同作業へ参加するのは初めてのことだと，作業を指導している職員から聞かされた．院内の散歩では，Nさんが先に立って案内し，途中で顔見知りの人に出会うと，手をあげて「やぁ」とあいさつする場面も見られるようになった．縫製の経験を活かして刺し子を勧めると，Nさんも熱心に取りくんだ．

2か月目に入った頃に，病院の川向こうにある雑貨屋に，入院以来初めてという買い物にも出かけた．緊張し時間はかかったが自分の欲しいものを選んで買った．刺し子で作った布巾を病棟の詰め所で使ってもらったり，同室の足の悪い患者さんのためにと，ベッドに上がる踏み台を木工作業でいっしょに作って喜ばれたりもした．

そうして実習も終わりを迎え，「出張ですか」「大阪は遠いですね」「いつ帰ってきますか」というNさんの言葉に後ろ髪を引かれながらも，次の実習の準備に向けて大阪に帰った．

帰ってきましたか

その後わたしは，大阪の母校に帰りすべての実習を終え，大阪で精神科主体の総合病院に勤務した．そして就職して5か月目の夏，大阪からNさんが入院している山梨の病院の近くまで，研修で行く機会があった．懐かしさと同時に，Nさんのその後が気になってもいたため，足を伸ばして病院を訪れることにした．

病院の組織に変化はあったが，病院の周りの景色や病院の建物など，何もかも1年前と同じだった．Nさんが雑巾縫いをしていた作業場を訪れると，畳敷きの部屋の片隅で，1年前と同じ姿勢で背を丸めて座り，古布で雑巾を縫っているNさんの姿があった．一瞬そこだけは時間が止まっていたかのような思いにとらわれた．

・・・・・・・・・・・・・・・・・・・・・・・・・
「Nさん‥‥」
思い切ってその背中に声をかける．
・・・・・・・・・・・・・・・・・・・・・・・・・
振り返ったNさんの顔がほころび
「ああ，帰ってきましたか」「長い出張でしたね」
・・・・・・・・・・・・・・・・・・・・・・・・・

Nさんは,本当に実習だったということがわかっていなかったのだろうか.「長い出張でしたね」という言葉に一瞬衝撃を受けた.あれから,学校を卒業し,作業療法士になって大阪で働いていること,今回,研修で近くに来たので立ち寄ったことを話した.そして1年という空白が埋まりかけたころ,ふたたび別れの時間が近づいた.そのときだった.Nさんがゆっくりと立ち上がり,覚えているかと言うように休憩室の鉄琴を指さし,病棟のほうに歩き始めた.手を引かれるような思いでついて行くと,病室にあるわずかな手荷物の中から,小さく折りたたんだ布のようなものを取り出した.手渡されたその布を広げてみると,それは,1年前に二人で作った刺し子の布巾だった.

 急に堰を切ったように涙があふれてきた.実習生としてできるかぎりのことをしたと思っていた自分がしたことは何だったのか,あれは本当によかったのだろうか.症状という殻に護られるようにそっと病院で暮らしていたNさん,そのそばにいさせてもらうことで,Nさんの心の扉を開けてしまった.配慮をしたとはいえ,わずか2か月あまりで去る実習生,扉を開けたNさんにとって,実習の終了を出張と思わなければ,開いた心の扉への対処ができなかったのではないだろうか.僕はNさんに関わり去っていった何人目の他人だったのだろう.

  ‥‥‥‥‥‥‥‥‥‥‥‥‥
 「Nさん‥‥,僕もあのときいっしょに作った刺し子もっています」
 あれはいっしょに過ごした記念の作品ですからと告げる.
 何ともとってつけたような言葉だった.
  ‥‥‥‥‥‥‥‥‥‥‥‥‥
 ゆっくり頷きながら
 「帰られますか‥‥大阪は遠いですから‥‥」
 「仕事は大変ですから,身体に気をつけてください‥‥」
  ‥‥‥‥‥‥‥‥‥‥‥‥‥

治療や援助,支援におけるコミュニケーション

 治療や援助,支援という日常とは異なるかかわりにおいて,対象となる人を知る,病いや障害により閉ざされた心と向き合い,その人が自分の身体や生活,社会とのかかわりを取りもどすプロセスを,医療の知識と技術をもち生活の障害をみるパートナーとして歩みながら,必要な知識・技術を提供し,相談に応じる.そうした作業を介した治療や援助,支援における,対象者自身の,生活,社会とのコミュニケーション,そして治療や援助,支援する者と対象者との相互のコミュニケーションという,二つのコミュニケーションの基本とコツを,作業療法の臨床事例からまとめてみた.

 本居宣長が,学問は自発的なものであると書いた学問の入門書『宇比山踏(うひやまぶみ)』の末尾に,新米の山伏が初めて山に入るときのように,学問の道に初めて入る人のために,ごく基礎的なことを述べたものであるがはたしていかがなものであろうかという意味の言葉を残

している.この二つのコミュニケーションという視点から記した,作業を介した治療や援助,支援における臨床体験からの覚え書きが,これから同じ道を歩む人たちにとって,なんらかの指標になればと願う.

「いかならむ　うひ山ぶみの　あさごろも　浅きすそ野の　しるべばかりも」

本居宣長『宇比山踏（うひやまぶみ）』より

付表

付表1　ICFに基づいた

[カンファレンスシート]　　対象者氏名　　　　　性別　M・F　診断名

年齢　0
西暦
年表

治療内容

心身の機能・構造

活　動

参　加

家族構成

カンファレンスシート

生年月日　　／　／　（　歳）　評価年月日　　／　／　　評価者

評価概略

個人因子

本人の希望

焦点化項目

リハビリテーションゴール

長期目標

環境因子

短期目標

援助計画

住居・経済事情

IMMD Rehab Sheet 2003 by H. YAMANE

新版エピローグ―二つのコミュニケーションという視点

　作業をもちいる療法の道を歩み始めたときから，「ひと」と「作業」の関係，「ひとが作業すること」とは何かを，だれでもわかる「ことば」にしたいという思いがあった．その歩みはじめは，漠としてどこに行き着くのかわからないものであったが，日々の臨床における作業を手段とするかかわりとそれにともなう自分自身の作業体験の確からしさの体感を通して，形を見せかけたり，遠のき消えたり，といったことが繰り返された．そして，機会に恵まれ，1997年に『精神障害と作業療法』（三輪書店）の初版を世に出すことになった．その書籍という形で初めての言語化をおこなったとき，作業を療法としてもちいる世界に入ってから，すでに15年が過ぎていた．

　さらに，鎌倉矩子先生との出会いにより，病いや障害がある人たちのくらしを援助する作業療法の基軸となる，作業，作業活動，場やひとと人とのかかわりなどを言語化する機会がふたたびあり，1999年に『ひとと作業・作業活動』，2000年に『ひとと集団・場』と，「ことば」に表す試みは続いた．しかし，まだ「ことば」になりきらないもの，まだ「ことば」にしても受けいれる状況が整っていないために誕生させる時期を待っていたものがあった．それらも時を経て，2003年『精神障害と作業療法 第2版』，2005年『ひとと作業・作業活動 第2版』，2007年『ひとと集団・場 第2版』，2010年『精神障害と作業療法 第3版』，と改訂版が重ねられ，『ひとと作業・作業活動』は2015年，『精神障害と作業療法』は2017年，『ひとと集団・場』は2018年にそれぞれ新版という形で「ことば」にすることができた．

　そうして，作業療法とは何か，自分が体験した確からしさとしての体感をどのように伝えればよいか，確認すればよいかを考える臨床の日々の試みのなかで，作業する「からだ」からこぼれ出た専門の用語や意味記号としての用語をもちいない「ことば」が，『作業療法の詩』（青海社），そして本書の初版執筆の過程でこぼれ出た「ことば」が『作業療法の詩・ふたたび』（青海社）になった．これらは，それまでの言語化において，論理的に書き表そうとすればするほど，言葉数が増えるだけで表現しきれない思いがこぼれ出た「言の葉」を，自分の区切りとして拾い集めたものであった．

　このような歩みのなかで，作業をもちいる療法の「治療機序」と「治療関係の構築」をどのように言語化するかということが最後の課題として残った．異なる大きな二つの課題の言語化，それが作業をもちいる療法の輪郭となる．その思いは，2006年に京都で開催した第40回の日本作業療法学会を引き受け，その主テーマを考え始めたときから，しだいに確からしさをもち始めた．そしていつものように，少し形になりかけては消え，消えては現れ，現れては消えるうちに，「コミュニケーション」が一つの重要な鍵になる「ことば」，共通のキーワードと

して浮かび上がってきた.

　第一の課題である「治療機序」については，第40回日本作業療法学会の主テーマ「ひとと作業活動―コミュニケーションとしての作業・身体」という学会長講演で，その概要が言語化された．しかし，異なる大きな二つの課題を結ぶ重要な鍵が「コミュニケーション」ということが明確になり，一つの課題の試みはしたものの，もう一つの課題「治療関係の構築」も「コミュニケーション」がキーワードであるというおぼろげな確かさは体感しているものの，二つを体系的にどのようにまとめることができるのか，その糸口はまだ見つからなかった．

　この行きづまりが開かれるきっかけは，非日常と異文化との出会いにあった．夏のなごりがいつまでも陽射しに残る2007年初秋のある日，数か月ぶりにぽっかりと空いた半日．まとまらない筆の代わりに，ハンドルを手にすること2時間弱．瀬戸内海に注ぐ淀川水系と日本海に注ぐ由良川水系の分水嶺にあたる胡麻の郷を訪れた．盛りの終わった曼珠沙華とコスモスが乱れ咲く胡麻の郷のあぜ道を歩く．福井の禅寺の本堂を移築したという「かやぶき音楽堂―迦陵頻窟」まで足を伸ばすと，その日は偶然にも，春秋に一回開かれるザイラーピアノデュオのコンサートの日であった．予約制のコンサートであったが，二人なら詰めて座ればいいので入れてもらえることになり，これも何かの縁とその場で席を求めた．その日のタイトルは花鳥風月，メンデルスゾーンのフィンガルの洞窟やドヴォルザーク，グリークらの小品が演奏された．自然の風景の中のかやぶきのコンサート会場で穏やかな時空の体験をした．

　そして，2007年末から2008年の年明けにかけて9日間のマヤ遺跡を旅した．標高2,000 mを超えるテオティワカンで，太陽のピラミッドの頂上に立ち，東から昇る陽に手をかざし，死者の大通りを通って太陽のピラミッドの西方に位置する月のピラミッドに行き，昇る陽を後光のように抱く太陽のピラミッドを眺めた．チチェンイツァの古代の天文台では，千年の時を隔てて天空を仰ぎ，水の生まれるところシェルハの透き通る水に身を浮かべ，水中でイルカと戯れた．

　すべては偶然でありながら，必然ともいえるこの非日常と異文化との遭遇により，「治療機序」と「治療関係の構築」という異なる二つの課題は，「自己と身体・生活とのコミュニケーション」と「治療・援助者と対象者とのコミュニケーション」という，それぞれのプロセスを広義の語り合い「コミュニケーション」としてとらえればよいということに気がついた．

　思い起こせば21年前，初めての言語化の書『精神障害と作業療法』初版で言語化に行きづまったときも，カシナータ夫妻を訪ねた北インドのリシケーシュへの若い仲間たちとの旅がきっかけで，日常のなかで閉ざされていた身体性を取りもどした．非日常と異文化の世界におけるコミュニケーションが，日常の生活で気づかなくなっていたものの形を照らし出すのだろう．

　今回は，時空間的な非日常や異文化ではなく，精神的なものがきっかけであった．今回の執筆に当たっては，言語化に行きづまると大原の里にある宝泉院を訪れ，竹林を抜ける風の音，静かに響く水琴窟に耳を傾けながら，樹齢700年と言われる五葉の松と対座する精神の旅であった．

BE GOOD DO GOOD

2018年8月　炎夏の夜，五山の送り火を迎えて　‥‥

山根　寛

索　引

【欧文】

Fmθ　178, 180
here and now　64, 163
NBM（narrative based-medicine）
　183
PTSD　78
there and then　163

【あ】

集める　145
アフォーダンス　173
アリストテレス　33
一者関係　109
イド（エス）[id：Es]　111
インフォームド・コンセント　119
運動　71
　──，随意　71
　──，不随意　71
運動企画　44, 47
　　──，初期　47
エス　111

【か】

外界情報　63
外観　155
　──，身体的　155
外部情報　63
学習　169
　──性不使用　169
　──，不適切な運動　169
拡張した自我　158
活動機能　57, 89
からだの表情　155
感覚　42, 48
　──情報　63
　──的クオリア　42
　──，深部　48
　──，体性　48
　──，特殊　48
　──，内臓　48
　──，皮膚　48
　──，表在　48
関係　55
　──性の回復　61

　──性の喪失　58
　──（の）喪失　55, 58
器質的要因　59
機能　55, 57
　──的要因　60
　──，活動　57, 89
　──，心身　90
　──，生活　55
　──，生活維持　56
　──，精神的　89
　──，生理的　89
　──，フィードフォワード
　55, 63
筋感覚情報　63
クオリア　42, 43
　──，感覚的　42
　──，志向的　43
幻覚　78
言語　150
　──メッセージ　159
　──，周辺　150
　──，パラ　150
国際生活機能分類　55
ことば　150
　──の表情　150
　──を活かす作業　161
　──を物として手渡す　160
　──，作業を活かす　162
コミュニケーション　150
　──，非言語　150, 153

【さ】

作業療法　173
　　──の治療機序　173
作業を活かすことば　162
自我　158
　──，拡張した　158
志向的クオリア　43
自己情報　63
失認　72, 73
　──，身体　72, 73
　──，病態　73
社会脳　180
　──ネットワーク　180
習慣的身体　63
周辺言語　150

主体性の回復　64
情報　63
　──，外界　63
　──，外部　63
　──，感覚　63
　──，筋感覚　63
　──，自己　63
　──，前庭覚　63
　──，体性感覚　63
　──，特殊感覚　63
　──，内臓　63
　──，内部　63
　──，非言語　154
　──，皮膚感覚　63
初期運動企画　47
初期身体像　44
神経性消耗症　75
神経性大食症　75
神経性無食欲症　75
心身機能　90
身体　39〜44
　──加工　155
　──機能　39
　──失認　72, 73
　──図式　39, 65
　──像　39, 41, 75
　──的外観　155
　──，習慣的　63
　──，ともにある　64
深部感覚　48
随意運動　71
生活維持機能　56
生活機能　55
成熟したパラレルな場　171
精神的機能　89
生理的機能　89
摂食障害　75
前庭覚情報　63

【た】

退行　171
　──，適応的な　171
対処行動　171
　──，適応的な　171
体性感覚　48
　──情報　63

知覚のカテゴリー化　63
治療機序　173
　　――，作業療法の　173
デフォルト脳活動　179
転換症状　77
特殊感覚　48
　　――情報　63
ともにある身体　64

【な】

内臓感覚　48
内臓情報　63
内部情報　63
ナラティブベイスドメディシン
　（narrative based-medicine：
　NBM）　183
脳　170
　　――の可塑性　170
脳地図　64

【は】

場　171
　　――が成熟　171
　　――，成熟したパラレルな　171
背景因子　55
パラ言語　150
　　――メッセージ　91
半側空間無視　73
非言語　153
　　――コミュニケーション
　　　150, 153
　　――情報　154
　　――メッセージ　90, 153, 159
非宣言的記憶　68
皮膚感覚　48
　　――情報　63
表在感覚　48
表情　155
　　――，からだの　155
病態失認　73
ファントム現象　74

フィードフォワード機能　55, 63
不随意運動　71
不適切な運動学習　169
プラセボ効果　186
プリズム順応課題　73
没我性　177

【ま】

メッセージ　90
　　――，言語　159
　　――，パラ言語　91
　　――，非言語　90, 153, 159

【ら】

離人症状　77

【わ】

ワーキングメモリ　180

〈著者略歴〉

山根　寛（やまねひろし）
1972年，広島大学工学部を卒業．船の設計の傍ら，病いや障害があっても町で暮らす運動「土の会」活動をおこなう．1982年，作業療法士の資格を取得し精神系総合病院に勤務．1989年地域支援をフィールドとするため，病院を出る（同年京都大学医療技術短期大学助教授，同教授を経て，2004年より京都大学医学部保健学科教授，2007年より京都大学大学院医学研究科教授，博士〈医学〉）．共同作業所や授産施設，グループホームなどの創設・運営相談に関わり社会参加を支援．「こころのバリアフリーの街づくり」「リハビリテーションは生活」「ひとが補助具に」「こころの車いす」を提唱し，1998年より地域生活支援に関わる市民学習会「拾円塾」主宰．
著書は『作業療法の詩』（青海社），『ひとと音・音楽』（青海社），『ひとと作業・作業活動 新版』（三輪書店），『精神障害と作業療法 新版』（三輪書店），『ひとと集団・場 新版』（三輪書店），『食べることの障害とアプローチ』（三輪書店），『伝えることの障害とアプローチ』（三輪書店）ほか．
読書，低い山のぼーっと歩き，海の素もぐり（最近時間と体力がないのが悩み），作業療法が趣味．

白岩圭悟（しらいわけいご）
2002年，作業療法士免許を取得し，同年より医療法人青藍会みどりの園病院に勤務．2011年より長崎リハビリテーション学院作業療法学科の専任講師として勤務．2016年，長崎大学大学院医歯薬学総合研究科修士課程を修了し，同年から「ひとと作業・生活」研究会に所属し，事務局代表として作業療法臨床の知を構築する活動をおこなう．2017年より特定医療法人栄仁会宇治おうばく病院に勤務しながら，京都大学大学院医学研究科人間健康科学系専攻博士後期課程で，ひとが作業をおこなうことの治療機序を脳活動から明らかにする研究をおこなっている．

治療・援助における二つのコミュニケーション　新版
作業を用いる療法の質的エビデンスの証明

発　行	2008年7月5日　第1版第1刷 2015年2月5日　第1版第3刷 2019年2月5日　新版　第1刷Ⓒ
著　者	山根　寛・白岩圭悟
発行者	青山　智
発行所	株式会社　三輪書店 〒113-0033　東京都文京区本郷6-17-9　本郷綱ビル ☎ 03-3816-7796　FAX 03-3816-7756 http://www.miwapubl.com/
装　丁	石田香里（株式会社アーリーバード）
印刷所	三報社印刷　株式会社

本書の内容の無断複写・複製・転載は，著作権・出版権の侵害となることがありますのでご注意ください．

ISBN978-4-89590-648-7　C 3047

JCOPY ＜出版者著作権管理機構　委託出版物＞
本書の無断複製は著作権法上での例外を除き禁じられています．複製される場合は，そのつど事前に，出版者著作権管理機構（電話 03-5244-5088，FAX 03-5244-5089，e-mail: info@jcopy.or.jp）の許諾を得てください．

■ 作業療法の本質を理解するテキストシリーズ

◉ 定評ある精神科作業療法テキスト、装いも中身も新たに、全面改訂。

精神障害と作業療法【新版】
病いを生きる、病いと生きる　精神認知系作業療法の理論と実践
著　山根　寛

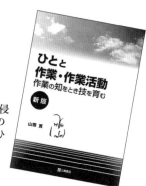

『精神障害と作業療法　第3版』の発行から7年。社会情勢の大きな変化に応じて、新版として全面改訂。
　入院医療中心から地域生活中心へという動き、疾患構造の変化などにより、大きく転換を迫られているわが国の精神保健において、作業療法は何を担うのか、ひとの生活における目的と意味のある作業「生活行為」を手段に、対象者の生活を支援するという作業療法の特性、治療・支援構造・手順といった基本の軸を示しつつ、病理の違いによる障害の特性に応じた作業療法の概要、医療・保健・福祉、各領域での作業療法の実践を示す。
　新版では疾患や障害の新たなとらえ方としてスペクトラムという視点や高次脳機能障害の項目を追加、障害受容、作業原理などの作業療法の哲学的課題についても言及。

●定価（本体 4,000 円＋税）B5　414頁　2017年　ISBN 978-4-89590-583-1

◉「作業療法―集団の活用」のテキストに最適!!

ひとと集団・場【新版】
治療や援助、支援における場と集団のもちい方
著　山根　寛

　ベストセラーテキストの新版！治療援助の場がひとが暮らす生活の場を中心として遷るなかで新版として生まれ変わった本書では、個と所属集団の間、および集団間のダイナミックスなど新たなダイナミックスや、パラレルな場（トポス）と称されている成熟させるが凝集させない、並行集団の特性を活かした作業療法特有の場の利用のしかたなどについて、職種領域を超えて利用できるようその理論、技法、臨床の知と技を紹介する。

●定価（本体 3,500 円＋税）B5　270頁　2018年　ISBN 978-4-89590-615-9

◉「基礎作業療法学」のテキストに最適

ひとと作業・作業活動【新版】
作業の知をとき技を育む
著　山根　寛

　ひとのくらし（生活）に視点をあてた初版からの基本的な考えを踏襲しながら、非侵襲的な脳機能測定の進歩、社会脳などへの作業研究の広がり、地域生活支援時代の作業療法、積み重ねられた筆者の臨床経験から見えてきた知見・視点を反映し、「ひとにとって作業とは」、「ひとが作業するとは何か」、をあらためてとらえなおした作業療法の指針となる一冊。

●定価（本体 3,500 円＋税）B5　290頁　2015年　ISBN 978-4-89590-504-6

お求めの三輪書店の出版物が小売書店にない場合は、その書店にご注文ください．お急ぎの場合は直接小社に．

三輪書店　〒113-0033 東京都文京区本郷6-17-9 本郷綱ビル
編集☎03-3816-7796　FAX 03-3816-7756　販売☎03-6801-8357　FAX 03-6801-8352
ホームページ：https://www.miwapubl.com